アディクション・ケースブック
―― 「物質関連障害および嗜癖性障害群」症例集 ――

編

ペトロス・ルヴォーニス
アビゲイル・J・ヘロン

訳

松本　俊彦

星 和 書 店

Seiwa Shoten Publishers

2-5 Kamitakaido 1-Chome
Suginamiku Tokyo 168-0074, Japan

The Addiction Casebook

Edited by
Petros Levounis, M.D., M.A.
Abigail J. Herron, D.O.

Translated from English by
Toshihiko Matsumoto, M.D.

First published in the United States by American Psychiatric Association Publishing, Arlington,VA. Copyright ©2014. All rights reserved.

First Published in Japan by Seiwa Shoten Co., Ltd. in Japanese. Seiwa Shoten Co., Ltd. is the exclusive publisher of The Addiction Casebook, First Edition, ©2014 by Petros Levounis, M.D., M.A., and Abigail J. Herron, D.O. in Japanese for distribution Worldwide.

Permission for use of any material in the translated work must be authorized in writing by Seiwa Shoten Co., Ltd.

The American Psychiatric Association played no role in the translation of this publication from English to the Japanese language and is not responsible for any errors, omissions, or other possible defects in the translation of the publication.

本原著は，米国バージニア州アーリントンに登記されている米国精神医学会の出版局によって最初に発行されたものである。本書の著作権はAPAに帰属する。
また株式会社星和書店はThe Addiction Casebook, First Edition, @2014 by Petros Levounis, M.D., M.A., and Abigail J. Herron, D.O. の日本語版の第一発行者であり，全世界に独占的に配布する権利を有する。
日本語版の内容を使用するには，株式会社星和書店から書面による許諾を得る必要がある。
米国精神医学会は，本書の英語から日本語への翻訳には関与していないため，本書の日本語訳における間違い，省略，あるいはその他の欠陥があったとしても，その責任を負うことは出来ない。

Japanese edition copyright ©2015 by Seiwa Shoten Publishers, Tokyo
Japanese translation rights arranged with American Psychiatric Association c/o John Scott & Company through Japan UNI Agency, Inc., Tokyo

はじめに

　依存症ほど心象が悪く誤解の多い病気もないだろう。物質使用障害の患者の多くは正しく診断されておらず，そのため適切な治療を受けられずにいる。しかし医療従事者にとって依存症の治療というのは，科学的見地から興味をひかれると同時に，非常にやりがいのある仕事でもある。

　物質使用やその他の依存症の診断と治療について，現在知られていることは多く，本書がその深さと幅広さを網羅しているとはいえない。それでも，せめて本書が物質使用障害の治療における基本ツールとなり，病院，クリニック，地域社会で役立つことを願っている。

　本書ではまず，DSM-IV-TR（American Psychiatric Association 2000）からDSM-5（American Psychiatric Association 2013）へと移行するにあたり，精神科診断という点でわれわれの思考がたどった経路をご紹介したい。そのため，第1章は他の章と形式も毛色も異なり，診断基準項目を変更した理由，そして依存症の概念を行動嗜癖まで広げた理由を説明している。その後に続くのは，実例とともに評価方法，治療提案まで盛り込まれた，12のケーススタディである。それぞれDSM-5の依存症診断を受けた患者（最終章のインターネット使用を除く）を1人取り上げ，症例の考察を行いながら一般的な治療への取り組み方を紹介する。また，本書のもう1つのねらいとして，この分野の経験が少ない臨床家に向けて，依存症と他の精神疾患とが交差する部分についても触れていく。

　本書は三世代の依存症専門家による共同作業である。同僚だけでなく師と教え子たちにも協力を仰ぎ，本書に載せる考えや提案が依存症治療に関わる方々にとって最も役立つものとなるよう努めた。ご協力いただいた

方々の深い見識と臨床の知恵に感謝する。また，執筆における閃きと支えの源であった患者たち，同僚，友人，家族にも深く感謝している。最後に，私たちの夫，ルーカスとドナルドにも心からの感謝を。2人が私たちの執筆スケジュールに優しい態度で耐え続けてくれたのは，真摯な愛と，さらに一層真摯な，この本から解放された夏休みへの希望のなせる技だろう。

2013年6月
ペトロス・ルヴォーニス
アビゲイル・J・ヘロン

もくじ

はじめに ⅲ

············第1部　序論············

第1章　物質使用障害のDSM-5診断基準　3
——修正案と理論的根拠——

包括的な問題　5
依存と乱用は別個の診断のままであるべきか　5／削除すべき診断基準はあるか　6／追加すべき診断基準はあるか　7／何を診断の閾とすべきか　8／重症度はどのようにあらわすべきか　11／特定用語　11（生理学的症状に関する特定用語　11／経過の特定用語　11）／物質誘発性精神障害の定義に改善の余地はあるか　13／SUDの診断にバイオマーカーは利用できるか　14／多物質依存は残されるべきか　14

特定の物質の問題　15
カフェイン，大麻，吸入剤，幻覚薬の離脱障害は追加されるべきか，その場合，当該症候群はSUD診断基準にも追加されるべきか　15（カフェイン　15／大麻　16／吸入剤と幻覚薬　16）／ニコチンの診断基準は他のSUDの診断基準と足並みを揃えることができるか　16／出生前アルコール暴露に関連する神経行動障害を追加すべきか　17

非物質関連の問題　18
ギャンブル障害，推定される他の行動「嗜癖」を物質使用障害の章に加えるべきか　18／ギャンブル　18／その他の非物資関連障害　19／章題を変更すべきか　19

現在の状況と将来の方向性　19

············第2部　物質関連障害············

第2章　アルコール　23
——併存障害という問題——

臨床例　27
考　　察　32
【要点のまとめ】　34
練習問題　35

第3章　カフェイン　39
　　　　──カフェインの表と裏──

臨床例　40
考　　察　41
　カフェインの作用　41／評価　44／エナジードリンクとシート状エナジー食品　46／カフェインとアルコールの併用　49／その他のカフェイン入り製品　50／カフェイン使用の精神的および身体的後遺症　50（不安　51／睡眠　52／頭痛　52／パーキンソン病とアルツハイマー病　52／胃腸系への影響　53／心血管系と内分泌系への影響　53／がん　54／その他の疾患　54）／カフェイン関連障害　54／カフェイン離脱　55／治療　56
【要点のまとめ】　57
練習問題　57

第4章　大麻　61
　　　　──自生のジレンマ──

大麻使用の疫学　61
大麻の俗称　64
大麻の精神薬理学　64
大麻中毒　65
大麻中毒への対処　66
大麻使用障害の人口動態的予測因子　66
「ゲートウェイ・ドラッグ」理論　67
大麻使用の医学的影響　67
大麻使用の精神医学的影響　68
大麻使用の神経認知への短期的影響　68
無動機症候群　69
大麻離脱症候群　69

大麻使用障害の治療　70
　　心理社会教育　71／大麻使用障害のための薬物療法　71（抗うつ剤　71／アセチルシステイン　72／気分調整薬　72）／大麻アゴニスト治療　72
大麻使用障害の自然経過　73
治療中の大麻モニタリング　73
大麻使用障害の予防　74
臨床例 1　74
臨床例 2　75
考　　察　77
【要点のまとめ】　79
練習問題　80

第 5 章　幻覚薬　83
　　──オズワルドの精神地帯：幻覚薬中毒患者の 1 例──
分類と作用　84
幻覚薬の文化史　88
有害作用と乱用　90
臨床例　92
考　　察　98
　　患者の脆弱性　98／幻覚薬の種類とコンテクスト　100／急性作用と持続性作用　104
まとめ　108
【要点のまとめ】　109
練習問題　110

第 6 章　吸入剤　113
　　──N_2O といおう──
臨床例　115
考　　察　122
【要点のまとめ】　127
練習問題　127

第7章 オピオイド 131
——オフスイッチを探る——
臨床例　134
考　　察　138
治療方法の選択　139
薬物治療　142
【要点のまとめ】　149
練習問題　150

第8章 鎮静薬，睡眠薬，抗不安薬 153
——眠れない夜と魔法の薬——
臨床例　159
考　　察　162
【要点のまとめ】　166
練習問題　166

第9章 精神刺激薬 169
——セックスとドラッグとテクノ：ゲイ男性とクリスタルメス——
臨床例　171
考　　察　174
　物質使用障害の診断　174 ／他の精神医学的診断　175 ／文化的配慮　179 ／治療　179
【要点のまとめ】　187
練習問題　188

第10章 タバコ 191
——標準行動から無作法へ——
臨床例　195
考　　察　196
　文化と世代に対する配慮　196 ／薬物療法　197 ／臨床医のアプローチ　199 ／心理療法　201 ／併存症　201 ／家族への配慮　202
【要点のまとめ】　203
練習問題　203

第11章　他の（または不明の）物質　207
　　　　──バスソルトの素晴らしき新世界，その他の合成ドラッグ──
臨床例 211
考　　察 215
　診断　215／治療　216
【要点のまとめ】 218
　練習問題　219

·················第3部　**非物質関連障害**·················
第12章　ギャンブル　223
　　　　──未来予想に疲れた女性──
臨床例 225
考　　察 228
　診断　228／治療　230（ギャンブラー・アノニマス（GA）　230／夫婦治療，家族治療　230／薬物療法　230／マニュアルを用いた治療　231）
【要点のまとめ】 232
　練習問題　232

·················第4部　**今後の研究のための病態**·················
第13章　インターネット　237
　　　　──ドラッグ中毒者もインターネット使用者も「ユーザー」──
臨床例 237
考　　察 247
　背景　247／有病率　248／DSM-5 の診断　249／特徴　250／病因学　252／評価　253／治療　253／提示症例に見られる臨床的問題　255
【要点のまとめ】 257
　練習問題　257

文献　261
訳者あとがき　273
さくいん　284

第 1 部

序論

第1章 物質使用障害のDSM-5診断基準

――修正案と理論的根拠――

Deborah S. Hasin, Ph.D.
Erin M. Delker, M.P.H.

1994年のDSM-IV（American Psychiatric Association 1994）の出版以来，DSMにおける物質使用障害（substance use disorders：SUD）の扱いは，厳しい目に晒されてきた。長所（特に依存診断の信頼性と妥当性）が確認される一方で，懸念の声も上がっていたからである。DSM-5 SUDワーキンググループ（Charles O'Brien, M.D., Ph.D.；Marc Auriacombe, M.D.；Guilherme Borges, Sc.D.；Kathleen Bucholz, Ph.D.；Alan Budney, Ph.D.；Wilson Compton, M.D., M.P.E.；Thomas Crowley, M.D.；Bridget F. Grant, Ph.D., Ph.D.；Deborah S. Hasin, Ph.D.；Walter Ling, M.D.；Nancy M. Petry, Ph.D.；Marc Schuckit, M.D.）はそうした懸念の内容を検討し，DSM-5（American Psychiatric Association 2013）での修正を提案した。大きな問題となったのは，SUDを2つの主要な障害（依存と乱用）に分割したままでよいのか，SUDの診断基準に追加や削除は必要か，SUDの重症度の適切な指標を特定できるかといった点である。より具体的な問題としては，いくつかの物質の離脱症候群を追加すべきか，ニコチンに関する基準は他の物質に関する基準と足並みを揃えるべきか，バイオマーカー

注：この章で示される考えや意見は筆者自身のものであり，後援組織，後援機関や米国政府の意見を代表するものではない。．

を追加すべきか，非物質の行動「嗜癖（addiction）」を含めるべきかなどがあった。本章では，ワーキンググループが検討した主要な問題とエビデンス（文献の検証および広範な新データの分析を含む）について触れる。ワーキンググループが DSM-5 に向けて行った提案には，（20 万を超える患者データから一貫性ありと判断された研究内容を根拠として）依存と乱用をまとめて SUD に一本化すること，「法律上の問題」を削除し「渇望」を追加すること，大麻とカフェインの「離脱症状」を追加すること，ニコチンの診断基準を他の基準と一律にすること，「ギャンブル障害（gambling disorder）」をこれまで物質関連の障害だけを扱っていた章へと移すことなどがあった。こうした変更によって多くの問題が解決することになるが，利用できるデータの少なかった検討課題に関しては今後の研究が必要である。

　Diagnostic and Statistical Manual of Mental Disorders（DSM：邦題『精神疾患の診断・統計マニュアル』）は，精神疾患の標準分類であり，米国内外において臨床，研究，政策，保険償還の場で利用されている。そのため，DSM は障害の診断と治療，研究のあり方にはかりしれない影響力をもっている。1952 年に初版が発行されてから，これまで 4 回にわたり見直しが行われ，修正されてきた。前版である DSM-IV-TR に提示された診断基準（DSM-IV）が最初に公表されたのは 1994 年のことである。その後，物質使用障害を含めた精神障害に関する知識はずいぶん進歩した。そうした進歩を考慮した最新版の DSM-5 が 2013 年に出版された。DSM-5 では，これまでの版（DSM-IV-TR など）で使われていたローマ数字からアラビア数字へと表記が変更になった。今後いつどのような基準の改定があっても，この数字がそれをはっきりと教えてくれるだろう。また，この変更により，研究が進んでよりよい診断方法が明らかになれば，それを踏まえてこれまでより頻繁かつ迅速に内容を調整することが可能となった。

　2007 年，米国精神医学会（American Psychiatric Association）は DSM-5 SUD ワーキンググループとして学際的な研究者チームを招集し，

DSM-IV における SUD の扱いの利点と欠点を洗い出し，DSM-5 に向けた改善案を作成するよう求めた。ワーキンググループは 2006 年のレビュー集（Saunders & Schuckit 2006）を出発点として，DSM-IV の問題点と知識の穴を指摘し，解決の可能性を求めてデータセットを探し，知識の穴を埋めるための分析をときには奨励し，ときには自ら行ってきた。そして，新たな研究論文の刊行にもたえず目を光らせながら，修正案に関する暫定的な提言をまとめたのである。また，評論や専門家のアドバイス，DSM-5 ウェブサイト（SUD 関連では 520 のコメントが得られた），30 を超える専門家会議でのプレゼンテーションを通じて，修正案へのフィードバックも受けてきた。この章では DSM-IV で見つかった問題と DSM-5 における修正内容を整理し，より進んだ SUD へのアプローチを紹介する。

包括的な問題

依存と乱用は別個の診断のままであるべきか

　DSM-IV における物質依存と乱用の診断基準を図 1-1 に示した。3 つ以上の依存診断基準に該当すれば依存と診断される。依存と診断されなかった場合，少なくとも 1 つの乱用診断基準に該当すれば乱用と診断される。このうち，依存の診断基準は一貫して高い信頼性と妥当性を示すことが確認されている（Hasin et al. 2006）。一方で問題となったのは，乱用の診断方法に関する点，依存と乱用が階層関係にあると規定されている点である。
　まず，DSM-IV に従って階層的に診断された場合，乱用診断の信頼性と妥当性は一貫性を欠いていた。そこで依存との関連を考慮せずに分析してみると，乱用診断基準の試験−再試験信頼度は大幅に向上するのである。第二に，症候群とはその名が示す通り 2 つ以上の症状を伴うはずだが，乱用と診断されたケースのほぼ半数はたった 1 つの基準，ほとんどの場合が「危険な使用」という項目にしか該当していなかった（Hasin et al. 1999）。

第三に,「乱用」は「依存」よりも軽いと考えられがちであるが,乱用診断基準のなかには,物質使用のために重要な役割の責任を果たせないというような,臨床的に重大な問題を示唆するものも含まれている。さらに,依存基準に2つ該当で乱用基準に1つも該当しない「診断孤児(diagnostic orphans)」(Pollock & Martin 1999)の場合,乱用よりも深刻な状態である可能性があるにもかかわらず,診断を受けることができない。

　第四に,依存と乱用の診断基準の因子分析を(DSM-IVに規定された階層関係を無視して)行うと,2つの基準セットは1つの因子を形成する(Krueger et al. 2004),または2つの高度に相関する因子を形成する(Grant et al. 2007)という結果が得られ,依存と乱用を単一の障害に統合すべき可能性が示唆された。最後に,因子分析の拡張版である項目反応理論(IRT)を用いたところ,2つの基準セットは潜在特性重症度のスペクトラム上に混在していることが示された。これはDSM-IVに規定された依存と乱用の階層関係を否定する結果である。このスペクトラムにおいて,乱用の診断基準は「中程度の頻度で低い重症度(危険な使用)」から「低い頻度で高い重症度(物質使用のために重要な役割を果たすことができない)」まで広がっていた。以上を総合すると,多くのエビデンスが依存と乱用という区別の廃止を支持しているといえる。

決定：DSM-5では依存と乱用の診断基準を単一の障害へと統合し(図1-1),2つの付加的な変更を行う(変更内容は以下の2項で)。

削除すべき診断基準はあるか

　診断基準項目を減らしても診断の正確性を保つことができるのであれば,臨床の場でより使いやすくなるだろう。SUDワーキンググループは,「法律上の問題」の項の削除を検討した。削除の理由としては,成人の該当率が非常に低い点(訳注：米国では,所持や売買を規制されている薬物はあるが,成人の場合,規制薬物の自己使用だけでは犯罪とならない),また,診断に対する貢献がほとんどない点が指摘された。同時に臨床家からは,これを削ること

で診断から漏れてしまう患者が出るのではと懸念する声も上がった。特に，メサドン置換療法と重複障害の治療を受けている，重度のアルコール，大麻，コカイン，ヘロイン使用者の場合には，「渇望」を訴えないことが多いため，「法律上の問題」を削除すると，診断を満たさなくなってしまうのではないかという懸念が投げかけられた（Hasin et al. 2012）。しかし，そのような患者の診断において法律上の問題が唯一の該当基準であったというケースの報告はなく，この項目がないためにDSM-5のSUD診断が消えたというケースも見られなかった。こうした理由から，法律上の問題はSUDの診断基準としては有用でないとの結論が下された。ただし，治療という面からいえば，法律上の問題が重要な焦点となるケースは十分に考えられる。

決定：DSM-5では診断基準から「法律上の問題」を削除する。

追加すべき診断基準はあるか

新しい基準を加えることで診断がより正確になるのであれば，その追加は診断基準の性能を向上させるといえる。SUDワーキンググループは渇望（craving）の項の追加を検討した。この追加の間接的な根拠とされたのは，行動，脳画像，薬理，遺伝子に関する諸研究である。また，International Classification of Diseases, 10th Revision（ICD-10：邦訳『国際疾病分類第10版』；World Health Organization 1993）では依存の診断基準に渇望が含まれているため，DSM-5に渇望を追加すれば，2つの疾病分類間の一貫性が増すことにもなる。

過去の研究では，渇望の程度を測るツールとして，その物質を使いたいという強い欲求や衝動，あるいは他のことを考えられなくなるほど強い使用欲求について問う質問セットが用いられてきた。なかには，渇望は他の診断基準と重複するため余計だとする研究（Casey et al. 2012）や，精神測定としての利点がはっきりしないとする研究もあるが，生物学的な治療標的になりうるという点（非精神測定的観点）で臨床家たちは渇望の追加

図 1-1. DSM-IV と DSM-5 における物質使用障害（SUD）診断基準の比較

	DSM-IV 乱用[a]	DSM-IV 依存[b]	DSM-5 SUD[c]	
危険な使用	○		○	
使用に関連した社会的／対人的問題	○	≧1	○	
使用のために重要な役割を果たせない	○		○	
法律上の問題	○			
離脱[d]		○	○	
耐性		○	○	
より多量の／より長期にわたる使用		○	○	≧2
使用を中止する／制限する試みを繰り返す		○	○	
使用に長時間を費やす		○ ≧3	○	
使用に関連した身体的／精神的問題		○	○	
使用のために他の活動を放棄する		○	○	
渇望			○	

a) 12 カ月の期間内で 1 つ以上の乱用基準に該当し，かつ依存の診断を受けていないこと。ニコチン以外のすべての物質に適用される。DSM-IV はニコチンに関する診断基準を設けていない。
b) 12 カ月の期間内で 3 つ以上の依存基準に該当すること。
c) 12 カ月の期間内で 2 つ以上の SUD 基準に該当すること。
d) DSM-IV では大麻，吸入剤，幻覚薬障害の離脱症候群は含まれていない。DSM-5 では大麻の離脱症候群が追加された。

に意欲的であった。

決定：DSM-5 の SUD 診断基準に，「渇望，すなわち（その物質の）使用への強い欲求または衝動」という表現で渇望を追加する（図 1-1）。SUD 診断基準における渇望の役割のさらなる研究を奨励する。

何を診断の閾とすべきか

SUD の診断基準はディメンジョナルな形をとっているため，閾となるものは備わっていない。しかし，カテゴリカルな（「はい」か「いいえ」

診断決定基準を設定できるなら，その方が便利であろう。SUD ワーキンググループは，DSM-IV の物質乱用と物質依存を合わせた有病率に最も近づく診断の閾値を探った。その結果，該当項目2つ以上（≧2項目）を閾値としたときに DSM-IV との一致率が最大となることがわかり，その値が採用された（表1-1）。

専門誌と一般誌(Urbina 2012)はいくつかの理由を挙げ（この閾値によってあまりにも不均質な集団が抽出されてしまうかもしれない，重症度の低い患者は「真の」症例とはいえないなど）を挙げ，2項目以上という閾値は低すぎるのではとの懸念を示した。この懸念はもっともであり，比較的軽度の症例（プライマリケアを受けている患者など）も含め，介入する価値のあるケースをすべて特定することの必要性と秤にかけられた。表1-1を見ると，DSM-5 の閾値では「何百万人もの人が追加で」診断されてしまうのではないかという懸念（Urbina 2012）は，（すべての物質使用者に問答無用で SUD 診断を下すようなことをせず）DSM-5 の診断基準と診断決定の規則に従って評価，診断を行う限り不要であることがわかる。その他の閾値に関する懸念は，重症度の指標（「重症度はどのようにあらわすべきか」の項を参照）によって払拭できるだろう。この指標によって，重症度は症例ごとにさまざまに異なることがはっきりと示されるのである。

なお，「2つ以上の基準に該当」という診断の閾値には重要な例外が存在する。なんらかの治療のために，医師の指導下で精神活性物質を使用している場合である。これには精神刺激薬，コカイン，オピオイド，亜酸化窒素，鎮静薬，睡眠薬，抗不安薬などが該当する。さらに地域によっては大麻が含まれることもあるだろう。こうした物質は，医療として適切に用いられた場合であっても，正常な生理的適応によって耐性や離脱の状態を引き起こす可能性がある。そして今回設定された閾値では，たとえ他の基準を満たしていなくても，この2つの症状のために SUD と診断されてしまうことになる。繰り返すが，医師の指導下で精神活性物質を使用してい

表 1-1. DSM-V SUD の閾値設定による DSM-IV 依存／乱用との一致率の変化

	母集団	有病率	k 値
NESARC			
飲酒者（過去 12 ヶ月 a）	20,836		
DSM-IV アルコール		.10	
DSM-5, ≧2 項目		.11	0.73
DSM-5, ≧3 項目		.06	0.73
COGA　発端者ではない成人			
飲酒者（生涯）	6,673		
DSM-IV アルコール		.43	
DSM-5, ≧2 項目		.43	0.80
DSM-5, ≧3 項目		.32	0.74
大麻使用者（生涯）	4,569		
DSM-IV 大麻		.35	
DSM-5, ≧2 項目		.33	0.82
DSM-5, ≧3 項目		.26	0.75
複数国の救急外来			
飲酒者（過去 12 ヶ月 a）	3,191		
DSM-IV アルコール		.21	
DSM-5, ≧2 項目		.21	0.80
DSM-5, ≧3 項目		.15	0.79
大都市臨床サンプル（N = 663）			
飲酒者（過去 12 ヶ月 a）	534		
DSM-IV アルコール		46.9	
DSM-5, ≧2 項目		48.7	0.94
DSM-5, ≧3 項目		45.7	0.96
DSM-5, ≧4 項目		42.8	0.92
大麻使用者（過去 12 ヶ月 a）	340		
DSM-IV 大麻		21.1	
DSM-5, ≧2 項目		19.6	0.85
DSM-5, ≧3 項目		16.4	0.83
DSM-5, ≧4 項目		13.4	0.73
コカイン使用者（過去 12 ヶ月 a）	483		
DSM-IV コカイン		52.9	
DSM-5, ≧2 項目		54.5	0.93
DSM-5, ≧3 項目		51.7	0.96
DSM-5, ≧4 項目		48.9	0.93
ヘロイン使用者（過去 12 ヶ月 a）	364		
DSM-IV ヘロイン		40.0	
DSM-5, ≧2 項目		41.6	0.95
DSM-5, ≧3 項目		39.2	0.97
DSM-5, ≧4 項目		36.5	0.96

NESARC=National Epidemiologic Survey on Alcohol and Related Conditions
COGA = Collaborative Study on the Genetics of Alcoholism
a) 過去 12 カ月以内に一度でも使用

る場合，耐性と離脱という2項目のみ該当したのではSUDを示しているとはいえない。したがって，SUDの診断を下すこともできない。

決定：DSM-5のSUD診断閾値を2項目以上と定める。

重症度はどのようにあらわすべきか

DSM-5委員会はワーキンググループに，診断における重症度（軽度，中等度，重度）の指標を設定するよう求めた。指標となりうるものはいくらでも考えられるが（使用の程度，機能障害，併存症など），ワーキンググループはごく単純で少々けちな方法をとることにした。該当する基準の数を指標とするのである。より多くの基準に該当すれば，危険因子が増える可能性もSUDの影響が深刻になる可能性もそれだけ高まるため，指標として十分な役割を果たすといえる。

決定：該当する診断基準項目の数を総合的な重症度の指標とする。該当項目数が2～3つ，4～5つ，6つ以上という区分を，それぞれ軽度，中等度，重度障害の区分とする。

特定用語

生理学的症状に関する特定用語

DSM-IVでは，生理学的な状態を示す特定用語がDSM-IIIから引き継がれていた。これは耐性や離脱の有無を表すための用語であったが，その予測値は一貫性に欠け，この用語の有効性を調べる研究以外では使用されていなかった。

決定：DSM-5では生理学に関わる特定用語を廃止する。

経過の特定用語

DSM-IVでは依存の経過にかかわる6つの特定用語が設けられていた。そのうち4つは寛解の時間的枠組みと完全性に関するもの，残る2つは酌量すべき状況に関するものであった。

寛解の時間的枠組みと完全性

DSM-IV にあったこうした特定用語は複雑で，ほとんど使用されることはなかった。よりわかりやすくするために，「部分寛解」を廃止し，時間枠を「早期」と「持続」という2つのカテゴリーに分けることをワーキンググループは決定した。「寛解早期（early remission）」は渇望以外の基準を満たさない状態が3カ月以上12カ月未満の期間にわたり続いていることを指す。あるデータでは，少なくとも3カ月間治療を続けた患者はよりよい結果を得られることが示されている（Hubbard et al. 2009）。「寛解持続（sustained remission）」は，渇望以外の基準を満たさない状態が12カ月以上の期間にわたり続いていることを指す。渇望が例外となっているのは，寛解の状態になっても渇望は長く後を引くためである。

SUD ワーキンググループは，多くの研究が物質使用そのものによって寛解と再発を定義するなか，DSM はそれを行っていないことに気づいた。しかし，DSM-IV の診断基準との一貫性を保つため，また，DSM-5 の診断基準は（「追加すべき診断基準はあるか」の項で述べたような理由から）物質使用の程度ではなくそれに伴う困難に焦点を置いているため，今回もそうした形での定義は行わないことを決めた。また，どの程度までの物質使用であれば不良な転帰とならずにすむのかという点については，いまだ意見の一致がないため（Tiffany et al. 2012），経過の特定用語に物質使用の程度を絡めようとすれば，事態は複雑になるだろう。

決定：寛解早期は SUD 診断基準（渇望を除く）に該当しない状態が3カ月以上12カ月未満の期間続くこと，寛解持続は SUD 診断基準（渇望を除く）に該当しない状態が12カ月以上の期間続くことと定義する。

酌量すべき状況

「管理された環境下にある（in a controlled environment）」という表現は DSM-IV から変更されていない。また DSM-IV では，メサドンや

不特定の部分アゴニスト，アゴニスト，アンタゴニストを指して「アゴニストによる治療中（on agonist therapy）」という表現を使用していた。最新の情報を反映させるために，DSM-5ではこれを「維持療法中（on maintenance therapy）」という表現に置き換え，具体例も載せることにした。

決定：維持療法のカテゴリーを以下のような具体例とともに最新の内容に更新する。アゴニスト（メサドン，ブプロピオン等），アンタゴニスト（ナルトレキソン等），および禁煙補助薬（ブプロピオン，バレニクリン）。

物質誘発性精神障害の定義に改善の余地はあるか

　物質使用と精神障害は併発することが多く，診断をより複雑にしている。多くの症状（たとえば不眠）は中毒と離脱症候群の基準であると同時に，他の精神障害の基準ともなっているからである。DSM-IV で一次性精神障害と診断されるのは，その障害が物質使用に先行して始まったか，急性離脱または重度の中毒症状が消退した後4週間以上続いた場合であった。一方，物質誘発性精神障害と診断されるのは，物質中毒，離脱，または寛解の状態で，その後4週間以内にその障害が発生した場合であった。関連障害と物質使用の中毒または離脱とに共通して見られる症状については，その重症度が予期される程度を超えた場合のみ，物質誘発性精神障害の症状として数えられることになっていた。

　上記のような DSM-IV の物質誘発性障害の規定は，診断の際に問題となる。ここには最低継続期間も症状要件も「中毒または離脱として予期される重症度を超えた」という判断の目安も提示されていないのである。さらに，「一次性（primary）」という言葉も順序や診断における階層関係を示唆するため，混乱を招く。研究の結果，DSM-IV の物質誘発性精神障害の診断が信頼性と妥当性を伴うには，予期される重症度の超過点を決める手順の標準化（非常に複雑ではあるが）と，もう1つ重要なことに，関

連する一次性精神障害に準ずる継続期間および症状要件の適用が必要であると考えられた。こうした課題を踏まえ，DSM-5 では DSM-IV の標準化を覆す柔軟なアプローチがとられた。

決定：(1)物質誘発性精神障害の診断に，関連する障害の全基準と類似という項目を加える。(2)予期される中毒または離脱症状の程度の超過という要件を削除する。(3)薬理学的に見てその精神症状を発生させうる物質でなくてはならないという点を明記する。(4)「一次性（primary）」という表現を「独立（independent）」に変更する。(5)「物質誘発性（substance-induced）」という名称を「物質／薬物誘発性（substance/medication-induced）」に変更する。これは，DSM-IV も DSM-5 も同じく薬物（medication）を含めているが，旧称ではその点が伝わらなかったための処置である。

SUD の診断にバイオマーカーは利用できるか

今回 SUD ワーキンググループが利用を検討したバイオマーカーは，(1)精神活性物質とその代謝産物の薬物動態学的測定手法，(2)遺伝子マーカー，(3)脳の構造と機能に関する脳画像指標の3つである。血液や尿，汗，唾液，髪の毛，呼気に含まれる薬物量とその代謝産物量を測定すると，ある物質が直近の限られた時間枠内で接取されたかどうかを判断することができるが，これを SUD の診断に使うことはできない。近年，遺伝や脳画像に関わる研究は，SUD の予測因子を数多く同定するのに成功しているが，それらが診断の決定に役立つという結論は今のところ出ていない。この分野を引き続き研究していくことが重要である。

決定：バイオマーカーは採用しない。

多物質依存は残されるべきか

DSM-IV では，「多物質依存」というカテゴリーがあることで，1つの物質の依存の要件は満たさないが，複数の物質にわたって見た場合にのみ該

当項目3つ以上という基準に当てはまる，複数物質の使用者の診断が可能であった。しかし，これは複数の物質について依存基準に該当するケースと誤解される場合が多く，ほとんど使用されることはなかった（Schuckit et al. 2001）。DSM-5 の SUD の診断では，該当項目2つ以上という新しい閾値が設定されたため，このカテゴリーは不要となった。
決定：多物質依存を削除する。

特定の物質の問題

カフェイン，大麻，吸入剤，幻覚薬の離脱障害は追加されるべきか
その場合，当該症候群は SUD 診断基準にも追加されるべきか
カフェイン
　DSM-IV においてカフェイン離脱症状は今後の研究対象のカテゴリーであり，さらに研究していくことが望まれていた。予備的な臨床研究や臨床研究から得られたさまざまなエビデンスは，カフェイン離脱の信頼性，妥当性，薬理学的特異性，そして臨床における重要性を裏づけている。それを受けて SUD ワーキンググループは，DSM-IV の「研究のための基準案」の改変を提案した。DSM-5 では，診断には(1)頭痛，(2)倦怠感または眠気，(3)不快気分または易刺激性，(4)集中の困難，(5)嘔気，嘔吐，または筋肉痛／筋硬直（Juliano et al ．2012）の5項目のうち3つ以上に該当することが求められる。カフェイン使用障害についてその有病率の把握，一貫性のある診断基準の設定，そして臨床における重要性の評価を行うためには，より多数の，人種的にも多様なサンプルを用いた臨床研究や疫学研究が必要である。そうした研究では，テスト－再テスト信頼度，先行／併存的／予測的妥当性の問題に取り組むことが望まれる。
決定：カフェイン離脱障害を追加し，カフェイン使用障害を第 III 部の「今後の研究のための病態」で取り扱う。

大麻

　DSM-IV はエビデンス不足を理由に大麻離脱症状を除外していたが，その後，いくつもの予備的な臨床研究，臨床研究，疫学研究によってその信頼性と妥当性が明らかになった。大麻離脱症候群の場合，大麻使用を中止した後一過性の経過をたどること（Copersino et al. 2006），また，病理学的特異性を示すことがわかっている。さらに，一般集団の常用者では最大3分の1に，治療中もしくは臨床研究に参加中の乱用者では50〜95％の人に離脱症状が見られるとの報告もある（Copersino et al. 2006）。大麻離脱障害の臨床上の重要性は，離脱症状を緩和するために大麻や他の物質が使用されること，離脱症状が大麻の使用停止をより困難にすること（Copersino et al. 2006），離脱症状の重症度と治療成果が反比例の関係にあることが根拠となっている。

決定：大麻離脱障害を追加する。離脱を大麻使用障害の診断基準に含める。

吸入剤と幻覚薬

　吸入剤と3,4-メチレンジオキシ-N-エチルアンフェタミン（エクスタシー）の離脱症候群については，DSM-5への追加を支持するエビデンスもあるが，論文や専門家の協議において不十分であることが指摘された。研究の継続が求められる。

決定：吸入剤離脱と幻覚薬離脱についてはさらなる研究が必要。

ニコチンの診断基準は他の SUD の診断基準と足並みを揃えることができるか

　DSM-IV のニコチン依存の規定は，(1)いくつかの基準項目の有用性，(2)治療結果の予測性能，(3)喫煙者間の有病率の低さなどが懸念されていた（Budney & Hughes 2006）。

　この分野の研究者の間では，DSM-5 で SUD の基準となっている渇望を依存と再発の指標と考えるのが一般的である（Benowitz 2010）。近年ますます拡大する嫌煙の風潮と喫煙に関する制限（Colgrove et al. 2011）を

見ると,「持続的または反復的に,社会的または対人的問題が発生しているにもかかわらず,タバコの使用を続ける」という項目,また喫煙に関連して「重要な役割義務を果たせない」という項目が,診断基準としての表面的妥当性を増していることがうかがえる。さらに,喫煙は火災などでの死亡とも密接に関わっており(Benowitz 2010),「危険な使用」の適用が妥当であるとも考えられる。

IRT 分析では,SUD の 11 個ある診断基準は,重症度スペクトラム上で混在しながら一元的な(一要素の)潜在特性を形成し,DSM-IV ニコチン依存の基準のみのモデルと比べて情報量が飛躍的に増した。この診断基準は(単体でもセットとしても),喫煙量や起床後すぐの喫煙など,一連の検証要素とも高い関連性を示している。さらに,DSM-IV ニコチン依存の診断基準よりも高い識別能力(Shmulewitz et al. 2013)と有病率を示し,DSM-IV の抱える問題を解決できることも明らかにされた(Hughes et al. 2006)。

決定:DSM-5 のタバコ使用障害の診断基準を他の診断基準と一律にする。

出生前アルコール暴露に関連する神経行動障害を追加すべきか

「出生前アルコール暴露に関連する神経行動障害」は,子宮内アルコール暴露が催奇形因子として働いたときに発生する(Guerri et al. 2009)。鍵となる症状には神経認知および行動面の機能障害があり,そうした障害は標準心理／教育テスト,養育者や教育者への質問票,医療記録,両親や患者のことをよく知る人からの報告,臨床観察などを通じて診断される。また,出生前アルコール暴露があったかどうかの判断は,母親の自己申告,妊娠期の飲酒に関する他者からの報告,医療やその他の記録を使って行われる。

DSM-IV では出生前アルコール暴露に関連する神経行動障害は扱われていない。DSM-5 に向けて提案された診断指針を用いると,胎児性アルコール症候群の診断要件である顔面異形が見られない場合でも出生前アル

コール暴露に関連する神経行動障害の診断が可能となり，この診断は多くの臨床の専門家に支持された（National Institute on Alcohol Abuse and Alcoholism 2011）。さらに，誤診の多さとそれが原因で必要な治療が行われていない状況を考えると，臨床のために有効な診断基準を設けるべきであると考えられた（National Institute on Alcohol Abuse and Alcoholism 2011）。しかし，DSM の項目として扱うにはまだ情報が不足している。

決定：「出生前アルコール暴露に関連する神経行動障害」は第 III 部の「今後の研究のための病態」で取り扱う。

非物質関連の問題

ギャンブル障害，推定される他の行動「嗜癖」を物質使用障害の章に加えるべきか

ギャンブル

　DSM-IV では「病的ギャンブリング（pathological gambling）」が「その他の衝動制御障害」の章で扱われていた。病的ギャンブリングは物質使用障害と併存する障害（Kessler et al. 2008）で，いくつかの症状のあらわれ方，生物学的機能障害，遺伝的易罹患性，治療方法といった点が SUD と共通する。この病的ギャンブリングという名称は，DSM-5 でギャンブル障害（gambling disorder）と改められた。病的（pathological）という語には蔑視の響きがあり，意味の面でも冗長と判断されたためである。「ギャンブリングの資金を得るために，（中略）違法的行為に手を染める」という基準は，SUD から法律上の問題が削除されたのと同じ理由で削除された。分類の正確性を増すために，診断の閾値は 4 項目以上へと削減された（Denis et al. 2012）。閾値をさらに小さくすることも検討されたが，そうすると診断の有効性が向上したことを示すエビデンスを欠いたまま，有病率だけ顕著に高まるという結果に終わった。今後の研究では，SUD と同様の基準を用いたギャンブル障害診断の可能性を探ることが望

まれる。

その他の非物資関連障害

　SUD ワーキンググループは外部の専門家からも助言を受け，インターネットゲーム使用やインターネットショッピングのような非物質関連行動に関する文献を検証した。これにはインターネットゲーム使用に関する 200 を超える文献も含まれ，そのほとんどはアジア人，または人種を問わず若い男性の症例を扱っていた。このように文献は豊富であるが，障害固有の特性や文化に依存しない信頼性と妥当性を備えた診断基準，代表サンプルにおける有病率，自然経過，関連している可能性のある生物学的要因を明らかにするためには，さらなる研究が必要である。インターネットゲーム使用以外の「行動嗜癖（behavioral addiction）」に関する研究は，さらに初歩の段階にある。

決定：ギャンブル障害を SUD の章に加える。他の変更は上記の通り。インターネットゲーム障害を第 III 部の「今後の研究のための病態」に加える。

章題を変更すべきか

　ギャンブル障害を加えたことで，章の名称変更が必要となった。嗜癖（addiction）とするか依存（dependence）とするかで意見は割れたが，評議委員会は最終的に，章題を「物質関連障害および嗜癖性障害群（Substance-Related and Addictive Disorders）」とした。

現在の状況と将来の方向性

　SUD ワーキンググループは 2007 年より，各種分析の実行と出版，新基準の設定，フィードバックを得るための基準公開を行ってきた。DSM-5 で設けられた SUD の 11 基準は，DSM-IV の物質依存と乱用の 11 基準と

比べ，研究者にとっても臨床家にとっても使いやすいものとなっているはずである。その最大の理由は，2つの階層関係にある障害だったものが，ただ1つの障害へと統合されたことである。DSM-5 では，1つのチェックリストですべての基準をカバーすることができる。いずれ診断基準の数をさらに減らすことができれば，さらに実用に役立つものとなるだろう。今後の研究に期待したい課題である。

　過去の多くの研究によって，DSM-IV の依存診断基準の信頼性と妥当性が確認されてきた（Hasin et al. 2006）。そのため，同診断基準を骨子とする DSM-5 の SUD 診断基準も，同様の信頼性を有すると推測できる。しかしながら，そこで使用されたデータセットは数年前のものであり，SUD 診断基準の信頼性と妥当性を測るためにデザインされていたわけでもない。情報の分散を最小にできるよう，標準化された手法を用いて実地試験を行い，DSM-IV と直接比較できる形で SUD 診断基準の信頼性を明らかにする必要がある。同様に，DSM-IV 依存診断基準と SUD 診断基準の先行／併存的／予測的妥当性の比較も必要である。このように課題は複数あるが,利用可能なデータの量は課題によってさまざまである。さらに，より具体的な問題を解決するためには，新たな研究が求められる場合もあるだろう。それでも1ついえるのは，現時点での DSM-5 における修正は，DSM-IV の問題点の洗い出しとその解決にねらいを定めた，長期にわたる徹底的な検討の集大成であるということである。

第 2 部
物質関連障害

第2章 アルコール
―併存障害という問題―

Faye Chao, M.D.

　アルコールは人類が初めて使った精神活性物質の1つである。ビールジョッキの痕跡は紀元前1万年まで遡ることができる。ワインが初めて登場したのは紀元前4千年，エジプトの象形文字のなかであった。現代では，アルコールは至るところに存在し，テレビや映画，屋外広告，雑誌にもその姿を見ることができる。酒屋だけでなく，スーパーやコンビニはもちろん，ガソリンスタンド，ドライブスルー，さらには電車や飛行機，船の上でも手に入る。これだけどこにでもあれば，米国における生涯アルコール暴露率の推定が86％（Substance Abuse and Mental Health Services Administration 2011）と高い数字であるのも頷けるだろう。ところが，暴露率がこれほど高いにもかかわらず，アルコール使用障害（抄出2-1）へと発展する人の割合はそう高くない。「アルコールと関連疾患に関する全米疫学調査（National Epidemiologic Survey on Alcohol and Related Conditions）」では，アルコール乱用の生涯有病率は17.8％，アルコール依存の生涯有病率は12.5％，全アルコール使用障害の合計生涯有病率は30.3％と推定されている（Hasin et al. 2007）。

　アルコール使用障害では，罹病率と致死率の高さも深刻な問題である。慢性のアルコール使用は，消化器系，中枢神経系，心血管系など，多くの

抄出 2-1. DSM-5 におけるアルコール使用障害の診断基準
A．アルコールの問題となる使用様式で，臨床的に意味のある障害や苦痛が生じ，以下のうち少なくとも 2 つが，12 カ月以内に起こることにより示される。
(1) アルコールを意図していたよりもしばしば大量に，または長期間にわたって使用する。
(2) アルコールの使用を減量または制限することに対する，持続的な欲求または努力の不成功がある。
(3) アルコールを得るために必要な活動，その使用，またはその作用から回復するのに多くの時間が費やされる。
(4) 渇望，つまりアルコール使用への強い欲求，または衝動
(5) アルコールの反復的な使用の結果，職場，学校，または家庭における重要な役割の責任を果たすことができなくなる。
(6) アルコールの作用により，持続的，または反復的に社会的，対人的問題が起こり，悪化しているにもかかわらず，その使用を続ける。
(7) アルコールの使用のために，重要な社会的，職業的，または娯楽的活動を放棄，または縮小している。
(8) 身体的に危険な状況においてもアルコールの使用を反復する。
(9) 身体的または精神的問題が，持続的または反復的に起こり，悪化しているらしいと知っているにもかかわらず，アルコールの使用を続ける。
(10) 耐性，以下のいずれかによって定義されるもの：
　(a) 中毒または期待する効果に達するために，著しく増大した量のアルコールが必要
　(b) 同じ量のアルコールの持続使用で効果が著しく減弱
(11) 離脱，以下のいずれかによって明らかとなるもの：
　(a) 特徴的なアルコール離脱症候群がある（アルコール離脱の基準 A および B を参照）。
　(b) 離脱症状を軽減または回避するために，アルコール（またはベンゾジアゼピンのような密接に関連した物質）を摂取する。

該当すれば特定せよ
　寛解早期：アルコール使用障害の基準を過去に完全に満たした後に，少なくとも 3 カ月以上 12 カ月未満の間，アルコール使用障害の基準のいずれも満たしたことがない（例外として，基準 A4 の「渇望，つまりアルコール使用への強い欲求，または衝動」は満たしてもよい）。
　寛解持続：アルコール使用障害の基準を過去に完全に満たした後に，12 カ月以上の間，アルコール使用障害の基準のいずれも満たしたことがない（例外として，基準 A4 の「渇望，つまりアルコール使用への強い欲求，または衝動」は満たしてもよい）。

該当すれば特定せよ
　管理された環境下にある：この追加の特定用語は，その人がアルコールの

入手を制限された環境下にある場合に用いられる。
現在の重症度に基づいてコードせよ：ICD-10-CM コードについての注：アルコール中毒，アルコール離脱，または他のアルコール誘発性精神疾患も存在する場合，アルコール使用障害に対して以下のコードは使用しない。その代わり，併存するアルコール使用障害は，アルコール誘発性障害コードの4番目の数字によって示される（アルコール中毒，アルコール離脱，または他のアルコール誘発性精神疾患のための「コードするときの注」を参照）。例えば，アルコール中毒とアルコール使用障害が併存する場合，アルコール中毒のみをコードとし，併存するアルコール使用障害が軽度か中等度か重度のいずれかは4番目の数字によって示される：すなわち，アルコール中毒を伴う軽度のアルコール使用障害に対してはF10.129，またはアルコール中毒を伴う中等度または重度のアルコール使用障害に対してはF10.229。
現在の重症度を特定せよ
　305.00（F10.10）軽度：2～3項目の症状が存在する。
　303.90（F10.20）中等度：4～5項目の症状が存在する。
　303.90（F10.20）重度：6項目以上の症状が存在する。

Reprinted from *The Diagnostic and Statistical Manual of Mental Disorders*, 5th Edition, Washington, DC, American Psychiatric Association, 2013. Used with permission. Copyright ©2013 American Psychiatric Association. 日本精神神経学会（日本語版用語監修）,髙橋三郎，大野裕（監訳），染矢俊幸，神庭重信，尾崎紀夫，三村將，村井俊哉（訳）　DSM-5 精神疾患の診断・統計マニュアル．医学書院，2014

臓器系に有害な影響をおよぼす。アルコールの中毒症状（呼吸抑制，誤嚥による窒息）や離脱症状（振戦せん妄）も死に至る危険をはらんでおり，中毒状態では脱抑制や致死的な危険行為（自動車事故，転落，火器の誤射など）につながるおそれもある（抄出2-2，2-3）。しかし，これほど重大な影響があるにもかかわらず，治療機関を利用する人はごく一部である。ある調査では，アルコール使用障害の治療を一度でも受けたことのある人は，アルコール依存の基準を満たす患者のわずか24.1％であった（Hasin et al. 2007）。アルコール使用障害の治療では，グループ療法，カウンセリング，個人心理療法，薬物療法，自助グループなど多様な手法が用いられることが多く，患者が安定した断酒状態になるまでには何度か治療プログラムを受けなければならない場合もある。以下の症例を通して，アルコール使用障害患者のための治療環境および治療方略のいくつかをご紹介する。

抄出 2-2. DSM-5 におけるアルコール中毒の診断基準
A．最近のアルコール摂取
B．臨床的に意味のある不適応性の行動的または心理学的変化（例：不適切な性的または攻撃的行動，気分の不安定，判断能力の低下）が，アルコール摂取中または摂取後すぐに発現する。
C．以下の徴候または症状のうち１つ（またはそれ以上）が，アルコール使用中または使用後すぐに発現する。
(1)ろれつの回らない会話
(2)協調運動障害
(3)不安定歩行
(4)眼振
(5)注意または記憶の低下
(6)昏迷または昏睡
D．その徴候または症状は，他の医学的疾患によるものではなく，他の物質による中毒を含む他の精神疾患ではうまく説明されない。

コードするときの注：ICD-9-CM コードは 303.00, ICD-10-CM コードはアルコール使用障害の併存の有無による。軽度のアルコール使用障害が併存する場合 ICD-10-CM コードは F10.129，中等度または重度のアルコール使用障害が併存する場合 ICD-10-CM コードは F10.229。アルコール使用障害の併存がない場合には ICD-10-CM コードは F10.929 となる。

Reprinted from *The Diagnostic and Statistical Manual of Mental Disorders*, 5th Edition, Washington, DC, American Psychiatric Association, 2013. Used with permission. Copyright ©2013 American Psychiatric Association. 日本精神神経学会（日本語版用語監修），高橋三郎，大野裕（監訳），染矢俊幸，神庭重信，尾崎紀夫，三村將，村井俊哉（訳）DSM-5 精神疾患の診断・統計マニュアル．医学書院，2014

抄出 2-3. DSM-5 におけるアルコール離脱の診断基準
A．大量かつ長期間にわたっていたアルコール使用の中止（または減量）
B．以下のうち２つ（またはそれ以上）が，基準 A で記載されたアルコール使用の中止（または減量）の後，数時間～数日以内に発現する。
(1)自律神経系過活動（例：発汗または 100/分以上の脈拍数）
(2)手指振戦の増加
(3)不眠
(4)嘔気または嘔吐
(5)一過性の視覚性，触覚性，または聴覚性の幻覚または錯覚
(6)精神運動興奮
(7)不安
(8)全般性強直間代発作
C．基準 B の徴候または症状は，臨床的に意味のある苦痛，または社会的，職業的，または他の重要な領域における機能の障害を引き起こしている。

D．その徴候または症状は，他の医学的疾患によるものではなく，他の物質による中毒または離脱を含む他の精神疾患ではうまく説明されない．

該当すれば特定せよ
　知覚障害を伴う：この特定用語は，現実検討が保たれた状態での幻覚（通常，視覚性または触覚性），または聴覚，視覚または触覚性の錯覚がせん妄の存在なしに生じるという，まれな場合に適用される．

コードするときの注：ICD-9-CM コードは 291.81．ICD-10-CM コードは，知覚障害を伴わないアルコール離脱では F10.239 であり，知覚障害を伴うアルコール離脱は F10.232 となる．ICD-10-CM コードでは，アルコール離脱は中等度または重度のアルコール使用障害の存在下でのみ発生しうるという事実を反映して，中等度または重度のアルコール使用障害の併存を必要とすることに注意せよ．アルコール離脱を併存する軽度のアルコール使用障害をコードすることは許されない．

Reprinted from *The Diagnostic and Statistical Manual of Mental Disorders*, 5th Edition, Washington, DC, American Psychiatric Association, 2013. Used with permission. Copyright ©2013 American Psychiatric Association. 日本精神神経学会（日本語版用語監修），高橋三郎，大野裕（監訳），染矢俊幸，神庭重信，尾崎紀夫，三村將，村井俊哉（訳）DSM-5 精神疾患の診断・統計マニュアル．医学書院，2014

臨床例

　レベッカは 34 歳の白人女性で，入院したそもそもの目的はアルコールの解毒であった．それまで 5 年間つき合っていた男性と一緒に暮らしていたが，この 1 年はレベッカの飲酒を巡るいさかいが絶えなくなっていた．とうとう関係が破局し，相手が出て行くと，自分では家賃を払いきれないうえ，失業したこともあって，実家に戻ることを余議なくされた．両親と暮らすのは大学 2 年生以来のことだった．両親は娘の飲酒と生活の変化を心配し，頑張って飲酒量を減らすよう説得したが，3 週間前にはけいれんを起こして救急外来へ運ばれた．そのときには頭部 CT スキャンで異常所見がないことを確認したのち家へ帰された．その後は以前と変わらない飲酒量を続けていたが，3 週間が経ったところで入所型の解毒ユニットへ入ることに同意した．そこで何事もなく解毒治療を終え，リハビリユニットへ移された．過去の治療歴としては，4 年前に通院型の解毒治療を行い，さらにその後，アルコール依存症回復施設（sober living house：SLH）に 3

カ月間入所したこともあったが，解毒とリハビリとが一緒になった入所治療はこれが初めてだった。リハビリユニットでは，グループ療法，12ステップのミーティング，カウンセラーとの個人心理療法に参加した。担当したセラピストは，レベッカはセッションの間，不安げで落ち着きがなく，いまにも泣きそうな状態になったと報告している。別のセラピストは，レベッカはグループにいても静かで，不安そうに見えたと述べている。リハビリユニットでは，正式な評価のために精神科医との面接も行われた。以下の個人歴はそのなかでわかったものである。

　レベッカが語ったところによると，初めての飲酒は14歳のとき，友人たちとのパーティーの席だった。そのときの経験に特別なことはなく，アルコールを気に入ったわけでも嫌いになったわけでもなかったと振り返っている。しかし飲酒は高校時代を通して続き，主に週末，「つき合いで」飲んでいたという。大学に入ると状況はややエスカレートし始め，週末の大量飲酒はいっそう激しさを増し，ときには平日にも飲むようになった。週末のパーティーでの飲酒量は友人たちとたいして変わらなかったというが，平日まで飲んでいた人はそうはいなかったことをレベッカ自身も認めている。また，一度パーティー中に気を失って意識が戻らなくなり，学生保健センターへ連れていかれたこともあったという。それでも学業には影響がなく，大学を優秀な成績で卒業し，広報会社の通信部門に就職して西海岸へ引っ越すことになった。

　レベッカは，飲酒量が際立って急激に増えたのはこの頃だったと述べている。平日でも仕事帰りに同僚と飲むことはよくあり，週末の友人との席を除いても，週に3日はハッピーアワーのお店に行っていたという。仕事は楽しんでいたが，同時にストレスもあり，プロジェクトが終わったときに「ごほうび」として飲むことも，長い1日のストレスを発散するために飲むこともあった。最初のうちは仕事もよくでき，順調に昇進していたが，責任が増えるとともにストレスも増え，飲酒頻度もそれに比例して多くなり，最終的には毎日飲むまでになった。レベッカによると，24歳から30

歳まで毎日ワインを1本は空けていたという。その結果，病欠が多すぎる，締め切りを守れない，同僚との関係が悪化するなど，徐々に仕事に影響が出始め，勤務中に飲んだことはなかったが，最終的には成績の不振を理由に解雇されてしまう。レベッカが初めてアルコール使用の治療を考え，外来での解毒治療を受けたりSLHに入所したりしたのはこの頃であった。しかし，治療が終わってわずか数週間で飲酒は再発してしまう。そしてその後は，気が向けばアルコホーリクス・アノニマス（AA）のミーティングに出たりもしていたが，正式な治療を受けることはなかった。

　レベッカは自分の過去を振り返って，いつも強い不安感と戦っていたと述べた。心配性の子どもだといわれることが多く，レベッカ自身，幼い頃より，他人に監視されているような感覚があり，それゆえにいつでも「正しい」言動をせねばと神経質になっていたことを覚えていた。その傾向が強まったのは，一家が別の街に引っ越した4年生のときだった。新しい学校では，自分が「違っている」ことや「学校の新入り」であることを意識するあまり，同級生への態度がぎこちなくなり，からかいの対象となってしまった。不安感は大人になっても続き，親しい友人を作れるようになってもなお，新たな社交の場に置かれると気持ちが呑まれてしまうように感じていた。レベッカの不安は社交の場面に限定されるわけでなく，学校，仕事，請求書など，さまざまなものが対象となっていた。その日あった出来事や翌日の計画が頭から離れず，いつまでも思い悩んで眠れないこともよくあったという。また，レベッカは家族の中で母親に一番似ており，その母親も「神経質」な性格で，家族には「心配性」だといわれていたそうだが，正式な精神障害の診断を受けたことはないとのことだった。他の家族の病歴を見ると，レベッカの女きょうだいはうつ病で薬を服用していた。父親と祖父はいずれもアルコール依存症だった。レベッカは，アルコールは不安を鎮めるのに非常に有効であるという自論を隠そうとせず，目の前にある重大なストレス要因（仕事と自立できる住まいがないこと，最近の失恋）が飲酒再発の引き金となる可能性ばかり気にしていた。

レベッカはまた，自分は気分が不安定になりやすく，ときには「気分がよく，かなり楽」と感じられるのに，次の瞬間には突然涙が出てきたり怒りっぽくなったりすることがよくあったとも語っている。この気分の波は一定期間続くようなものではなく，日々変動したが，傾向としては抑うつ状態になることが多かったようである。2年程前に抑うつの症状と消極的な自殺念慮がひどくなって専門機関を頼ったときは，しばらくの間入院し，精神状態の評価を受けた。そこでは大うつ病性障害と診断され，退院後，個人心理療法と選択的セロトニン再取り込み阻害薬（SSRI）でフォローアップの治療が行われたが，レベッカはそれを数カ月でやめてしまう。このときの治療については，心理療法はいくらか助けになると感じたが，薬物療法の方は薬のせいで「神経質になりすぎる」と感じ，耐えられなくなったと語っている。また，睡眠欲求が減った時期はなかったという一方，不安感のために寝つきが悪くなったことはあると認めている。精神病症状（幻覚や誇大妄想）や一定期間にわたる高揚感を経験したことはないようであった。ほかにレベッカが語ったなかでは，誰かへのプレゼントを買うために所持金以上の買い物をしたり，請求書やローンの支払いを滞らせたりすることがあったという。レベッカの経過の後の方で家族との面接を行ったときには，母親が同様の出来事について話している。それによると，レベッカは一度，突発的に米国を横断する旅に出て，帰りのチケットの購入を両親に頼む羽目になったということである。先述の不安感と抑うつ状態に話を戻すと，こうした症状はSLHにいる間も改善せず，気分は頻繁に上下していた。

　レベッカは当初，薬物療法に乗り気ではなかったが，最終的に，自分の状態は「なんでも試してみたい」と思うほど長期にわたって「正常ではない」と判断した。そしてラモトリギンのリスクと作用，代替薬について説明を受けた後，リハビリユニットで少量から服用を始めた。また，1日3度のブスピロン10 mgの経口投与も続けた。こちらはプライマリケアの医師が不安の症状のために処方したものである。ただ，効果を感じられたのが最

初の頃だけだったため，後に使用を中止した。

　個人心理療法では，レベッカが抱いていた，不安の症状が飲酒の再発を招くのではという恐れについて話し合った。レベッカは，2杯も飲めば悩みがどんどん小さくなっていき，「自分はほとんど正常」と感じられることもあったと認めている。レベッカは飲酒がもたらす，こうした作用のおかげで「自分はもっと社会的で活躍できる」と自分に思い込ませることができていた。それだけに，そのような感覚を手放すことを恐れていた。ただし，飲酒が生活の他の領域でも助けになっていたかと聞かれても，はっきりと答えることはできなかった。

　その時点でもまだ，飲酒は仕事のストレスを発散するのに役立っていたと信じていたが，毎日飲むようになったら結局は仕事の障害となったことも自覚していた。担当のセラピストはこうした主張に反論しようとはせず，代わりに，レベッカが飲酒をやめたい理由を明確にできるよう助け，アルコールから得られる一見役に立つ効果がなくなるとどうなるのかを考えるよう導いた。そのような対話を重ねるにつれ，昔親しかった友人たちとずいぶん長い間会っていないことや，アルコール使用障害が進行してからはかなり孤独だったことに気がつくようになった。レベッカはまた，アルコールが自分の健康に与えてきた影響も心配していた。かつて離脱けいれんに襲われたときもひどく動揺し，それが治療を考える直接的な要因の1つとなっていた。

　レベッカはリハビリユニットで目覚ましい成果を上げた。グループ療法ではつねに積極的な姿勢を見せ，個人心理療法では不安に対処するためのスキルの習得に励んだ。同時にAAのミーティングにも出席していたが，断酒だけのアプローチで長期的にやっていけるとは最後まで思えなかったようである。ただし断酒を始めた直後には，断酒を目指そうと考えていた時期もあった。ラモトリギンの処方は1日2回50 mg経口投与まで漸増されたが，問題となる副作用は出現しなかった。むしろ本人の報告によると，全体的な不安のレベルが下がり，気分もいくらか上向き，気分の上下する

頻度が減ったという．レベッカは28日後に退院し，集中通院プログラムでの治療へと移った．

考　察

　治療計画を立てるときの初めの一歩は患者に治療環境を選んでもらうことになるだろう．幸いなことに，レベッカの場合はニューヨークにいたために，選択肢が豊富だった．解毒が必要な患者（アルコール，ベンゾジアゼピン，オピオイドなどの使用者）は，入所治療も通所治療も可能である．レベッカが入所を選んだ最大の理由は，離脱けいれんが起こったことだった．この症状はアルコール依存患者のおよそ3％に見られるため，解毒治療中は密なモニタリングと医療サポートが求められる．レベッカはその後，入所リハビリ治療へと移った．これは，その頃に機能の低下（失業，彼氏との別れ，住まいの問題）が見られたのと，ほかの精神障害の併存が疑われたためである．他の選択肢としては，集中的な通所治療プログラム（こちらも適切な選択であったかもしれない），長期居住型リハビリテーション（レベッカには集中的すぎたと思われる），そしてクリニックなどでの通院治療（レベッカにはより集中的な治療が必要だったと思われる）があった．

　この症例で重要なのは，レベッカに精神医学的症状が見られ，それがアルコール使用に関連している可能性と，アルコール使用に関連しない，別の精神障害が併存している可能性のいずれも考えられたという点である．気分障害や不安障害は，アルコール使用障害と併発しやすい．全米併存症調査（National Comorbidity Survey）によると，気分障害と不安障害の12ヵ月有病率は，アルコール乱用患者でそれぞれ12.3％と29.1％，アルコール依存患者で29.2％と36.9％であった（Petrakis et al. 2002）．レベッカの場合，強い不安と気分の揺れ（高揚よりも落ち込みの頻度が高い），睡眠障害といった症状があり，さらに，突発的な買い物やその他の衝動的な行

動に没頭する時期も一度ならずあった。また，過去に少なくとも一度の大うつ病エピソードを経験しており，そのときにはしばらくの間入院し，精神状態の評価を受けた。こうした一連の症状が物質誘発性であるか併存障害であるかを明らかにするためには，症状発現の時系列の検討と過去に飲酒を中止した時期の症状評価が必要であった。本人が子どもの頃の気質を「不安になりやすい」と評したことに加え，それが4年生のときの環境変化で強化されたことを考えると，不安の症状が物質使用（15歳で始まり20代でアルコール使用障害にまで悪化）に先行していたのは明らかである。うつ的な症状があらわれたのは大学時代で，SSRIはあまり効果がなかった。レベッカの治療チームは，SLHで3カ月断酒した間も気分の揺れがやまなかったこと，また衝動的な買い物や大陸横断旅行のような前歴があったことから，双極II型障害の診断が適当と判断した。ラモトリギンは気分の安定に効果を見せ，不安の程度も治療プログラムへ効果的に参加できる範囲に収まるようになった。

　レベッカはアルコール使用障害に対する薬物療法を希望しなかったが，もしも希望するならば選択肢としては，米国食品医薬品局（FDA）の認可を受けた薬剤が3種類ある。そのうち2つ，アカンプロサートとナルトレキソンは「渇望抑制」作用があるとされている。残る1つのジスルフィラムは，服用中の飲酒が引き起こす有害反応によって飲酒を断念させる薬剤である。このうち最初に認可されたジスルフィラムは，アルデヒドデヒドロゲナーゼによるアセトアルデヒドの分解を阻止する。そのため，服用中にアルコールを摂取すると，嘔気，顔面紅潮，心悸亢進，頭痛などの症状があらわれる。この薬は，回復の動機づけがなされており，専門家と直接会って観察を受けられる治療環境にある患者に適しているだろう。ただし渇望を減少させる効果はないので，数日で服用をやめて飲酒を再開してしまう可能性がある。アカンプロサートはN-メチル-D-アスパラギン酸（NMDA）受容体の調節薬，ナルトレキソンはオピオイドのアンタゴニストである。いずれも毎日の服用で渇望を抑制することができる。またどち

らもその有効性を支持するエビデンスが存在するが，ある大規模なランダム化対照試験では，ナルトレキソンの優位が示されている（Anton et al. 2006）。

　レベッカの回復のプロセスにおいて，注目すべきは，担当の心理士が共感的で患者中心のアプローチを用いた点であろう。これは動機づけ面接の肝といえる。このセラピストは，断酒すべき理由や飲酒のもたらす問題を直面化することはせず，レベッカが感じた飲酒の利点を自由に語らせ，断酒によって失うものがあることを認めている。また，レベッカ自身も飲酒が引き起こす問題を認識していたので，そうした問題をより明確にし，回復の動機づけを強化するよう努めている。このようなアプローチがレベッカの治療意欲を引き出し，変化を受け入れるための共感的な場を作り，治療の次の段階へと進む心理的状態を準備したのである。

【要点のまとめ】
- アルコール使用障害は非常に一般的な精神疾患である。大多数の人間は生涯のうちに多少ともアルコールへの暴露を経験し，人生のいずれかの時点でアルコール使用障害の基準を満たす人の割合は3分の1にものぼる。
- 患者のニーズに合わせた治療環境の検討と選択は，治療計画の重要な一部である。
- 精神医学的症状が物質誘発性であるか，併存する精神障害であるかを特定することは，ときとして非常にむずかしい。しかし最終的には，併存精神障害を正しく診断し治療することが，患者の回復を助ける。
- 心理社会的治療の補助として，薬物療法が有効な場合がある。

練習問題

2.1 ヴィクトリアは，過去3カ月にわたる気分の落ち込み，アンヘドニア（無快楽），睡眠や食欲の減少，やる気の低下，集中力の低下を訴えて訪れた。1人でいることが増え，理由もないのに涙が出てくることもあるという。また，過去5年間は毎晩ワインを1瓶空けていたが，3週間前に解毒治療を終え，今は完全に断酒状態であることがわかった。次の行動として最も適切なものはどれか。

A．6カ月後のフォローアップの予定を組む。気分障害の正しい診断と治療のためには，そのくらいの期間アルコールを断つ必要がある。

B．さらに個人歴を聴取する。特に，過去の断酒の経験とその間の気分に関する症状を明らかにし，治療に先んじて診断を行えるようにする。

C．少量のベンゾジアゼピンを処方し，そこから1カ月かけて徐々に量を減らしていく。残留アルコールの離脱症状の可能性がある。

D．回復プログラムの一環としてアルコホーリクス・アノニマスへの参加を勧める。経験の共有によって気分が改善し，外出できるようになるかもしれない。

解答 ▶▶▶ B

患者の症状が物質誘発性であるか，それとも別の精神障害の併存であるかを特定するのは，物質使用障害患者の治療の中で，最もむずかしい局面の1つである。治療の第一歩として，まずは症状発現の時系列を明らかにすることが考えられる。この患者は断酒したばかりであるが，過去にはより長期にわたってアルコールを断った経験があるかもしれない。その場合，その間の気分障害の症状の有無が診断に役立つ可能性がある。また，習慣的な物質使用が始まる以前のことも知る必要があるだろう。なお，6カ月様子を見るという選択は，適切とはいいがたい。この患者の気分障害が併存症ではなかった場合，それだ

けの期間問題を放置すれば，飲酒の再発を招くおそれがある。

いずれにしても報告された症状が離脱だけに関連するものとは考えにくい。患者は，症状は解毒治療が終わる何週間も前からあったと述べている。アルコホーリクス・アノニマスは，回復プログラムの補助としては有効かもしれないが，この時点から治療を始められる気分障害であるかどうかを判断する役には立たない。

2.2 マイケルは54歳の男性である。全般性強直・間代性発作（GTCS）が起こっていたところを通報され，救急車で救急外来へと搬送されてきた。個人歴はつき添っていた妻から聴取された。患者自身は当初，発作後のやや混乱した状態にあったためである。妻によると，マイケルは過去15年にわたり大量飲酒が習慣となっており，毎日最大で1.5パイント（およそ700 ml）のウォッカを飲んでいた。最後にアルコールを摂取したのは発作が起こる72時間前である。また，過去にも一度発作を経験しており，そのときは最終的にアルコール離脱の症状と判断されたそうである。診察したところ，振戦と発汗が見られ，血圧は150/90，脈拍は90〜100であった。頭部CTの結果は陰性と出た。再評価の時点になっても患者の精神状態は安定しておらず，名前を読んだときにしか反応を見せない。態度は徐々に攻撃的になり，帰宅するといいだしている。次の行動として最も適切なものはどれか。

A．ロラゼパム2 mgを筋肉内投与し，入院型の物質使用リハビリユニットへ収容する。

B．ロラゼパム2 mgを筋肉内投与し，入院型の解毒ユニットへ収容する。

C．ロラゼパム2 mgを筋肉内投与し，診察結果はともかくとして帰宅させる。

D．ロラゼパム2 mgを筋肉内投与し，入院型の精神病ユニットへ収容する。

解答 ▶▶▶ B

マイケルが今回またアルコール離脱の発作を起こしたことはほぼ間違いない。そして，現時点でもアルコール離脱の兆候と症状を示している。混乱状態は発作後であるせいか，あるいは振戦せん妄に関連していると考えられる。以上を考慮すると，この患者には即時のアルコール離脱の治療が必要である（離脱けいれんの既往は振戦せん妄のリスクを高め，治療を受けない場合の致死率は20%に達する）。また，リハビリの実施や精神病棟への収容よりも，入院での解毒治療が適当である。入院型解毒治療によって行われることが多いが（州によって異なる），ここでは患者が治療を拒否している。しかし，日付や場所が認識できないため，医学的な意思決定能力に欠けると判断できるであろう。そのため，生命の危険にかかわる状況での緊急処置として，患者の意思に関係なく入院させることができる。

2.3　ジョンはオピオイド使用障害の病歴があるが，現在はメサドンの維持投与により安定しており，ヘロインはここ10年使用していない。しかし最近アルコール摂取量が増えており，毎日ビールを6缶飲んでいた。現在はちょうど通院での解毒治療が終わったところで，次は集中的な通院プログラムに参加し，アルコール使用からの回復に専念しようと考えている。この時点でジョンはプライマリケアのオフィスを訪れた。断酒を助けてくれる薬について相談したいのだという。「メサドンのおかげで立ち直ることができ，ヘロインを使わずに済むようになりました。飲酒に関しても助けてくれる薬がないかと考えているのですが」。この患者の治療計画を補助するのにふさわしいものはどれか。

A.　ナルトレキソン
B.　ジスルフィラム
C.　ロラゼパム
D.　アカンプロサート
E.　ジスルフィラムとアカンプロサート

F. ナルトレキソン，ジスルフィラム，アカンプロサート
G. 上記のすべて

解答 ▶▶▶ E

　アルコール使用障害の継続的な治療を目的として米国食品医薬品局が認可した薬剤は，ジスルフィラム，アカンプロサート，ナルトレキソンの3つだけである。ロラゼパムは急速な解毒には有効だが，オピオイド使用障害の治療におけるメサドンのような，「維持」投薬用の薬剤としての効果は明らかにされていない。また，この患者はメサドンを服用中のため，ナルトレキソン（オピオイドのアンタゴニスト）は選択肢から除外される。残るはジスルフィラムとアカンプロサートである。

第3章 カフェイン

――カフェインの表と裏――

Gary P. Katzman, M.D.

　カフェイン（1,3,7-トリメチルキサンチン）は世界で最も広く使用されている向精神薬であり，最も社会的に許容されている精神刺激薬である。カフェインは多様な植物に含まれるが，ほとんどはコーヒーか茶の形で摂取される。主要な摂取経路としては他に，カフェイン入りソフトドリンク，ココア製品，一部の薬剤などがあり，なかでも近年その数を増やしているのがエナジードリンクやサプリメントである。

　世界の成人人口を見ると，およそ9割が日々の食事のなかでカフェインを摂取している。イングランドとアイルランドを除く先進国では，茶よりもコーヒーを好む傾向がある。反対に発展途上国では茶の方が好まれており，特にアジアではその傾向が顕著である。しかし最近では茶のさまざまな効能が取り上げられている影響で，米国における茶の消費量は増えている。米国民の平均コーヒー消費量は1日およそ2杯で，これはカフェイン280 mgに相当する。1日の平均消費量が4杯以上になると，ヘビーユーザー（習慣的大量摂取者）と見なされる。性別を見ると，女性よりも男性の方が消費量は多い。カフェイン入りソフトドリンクも大きなカフェイン摂取源であり，特に子どもではその傾向が強い。この種のソフトドリンクのカフェイン含有量は，1本（缶・ボトルなど）で50 mgから500 mg超と幅

がある（Howland & Rohsenow 2013）。

　カフェインが依存性を秘めた物質であり，エナジードリンクの消費が爆発的に増えている昨今の状況を考えれば，いずれ何らかの規制が必要になるであろう，という意見も出始めているのも無理はない。しかしその一方で，カフェインの健康効果への注目が増していることも事実である。確かにカフェインは中枢神経系や心血管系，内分泌系，消化器系など，複数の器官に作用することがわかっており，それに関するデータも続々と報告されている。しかし現時点では，カフェインの毎日の摂取を奨励するエビデンスも，また思い留まらせるエビデンスも不十分といわざるをえない。

臨床例

　ジョージは28歳，独身男性で，全般性不安障害，年に2，3度のパニック発作，強迫性障害，および軽度の胃酸逆流の病歴があった。このうち強迫性障害については，フルボキサミンと継続的な認知行動療法で十分にコントロールされていた。最近職場の工場で昇進し，勤務時間が長くなったのだが，それを境に不安感が強まったという。日中でも体がだるく，本人はこれを，最近の寝つきの悪さと副鼻腔炎のために服用している抗ヒスタミン剤が原因ではないかと考えていた。

　さらに話を聞くと，毎朝大きなカップで2杯コーヒーを飲み，その後も1日のうちに「もう何杯か」飲んでいることがわかった。数カ月前からそこにエナジードリンクが加わり，最近疲れが増したこともあって多いときには1日4本飲んでいた。エナジードリンクの本数は，出かけるときや午後になって，今日は勤務が長引きそうだと思うと増える傾向にあった。またジョージと友人たちは，飲酒時にカフェインを摂ると酔いが回るのが遅くなって酒量を増やせることに気づき，アルコールの鎮静効果を弱める目的でカフェインを使ってもいた。特に気に入っていたのは，巷でも人気を増しているレッドブルとウォッカの組み合わせだという。外で飲むときは

何本かタバコを吸うことも多かった。過去にはマリファナやコカインを試したこともあったが，最近4年間はどちらも使用していないとのことだった。

ジョージはまた，毎朝仕事前にジムで汗を流すことを習慣にしていたが，毎日のように頭痛に襲われるようになったため，行くのをやめてしまった。頭痛は1時間程度続いてその後治まることが多かった。

そんな状況のなか，2週間前，ちょうど感染性副鼻腔炎の治療のため抗生物質のシプロフロキサシンの服用を始めてから4日，耳鼻咽喉科医のアドバイスで「きっぱりと」喫煙をやめてから6日が経ったころ，胸痛と発汗，呼吸困難の症状を訴えて救急外来へと運ばれた。

考　察

数ある食品のなかで，米国成人の最大のカフェイン摂取源はコーヒーであり，子どもではソフトドリンクである。近年は茶の消費量も右肩上がり，またソフトドリンク製品の70%がカフェインを含むため，ここ数十年でソフトドリンクからのカフェイン摂取量も年代を問わず劇的に増加している。しかし最も急激な変化が起こっているのは，エナジードリンクとサプリメントの分野である。カフェイン含有飲料がこれだけ消費者の心をひきつけるのは，多種多様な風味が用意されていることもあるかもしれないが，セイレーンの魅惑の歌声のように一度つかんだ心を離さないのは，アルコールと同じでカフェインの効能を期待するからであろう。

カフェインの作用

カフェインを摂取すると，やる気や注意力，集中力が増す。特に疲労時はその効果が顕著である。このような主要効果は，中枢および末梢神経系のアデノシン受容体に対し強力なアンタゴニストとして働くことに由来する。この働きが最終的に興奮性神経伝達物質の放出を刺激するのである。

複数の研究で，カフェインは 30 mg 以下という少量でも気分と行動に影響を与えること，また毎日 100 mg の摂取を続ければ生理学的依存を呈するようになり，摂取を停止した際には離脱症状を生じることが明らかになっている。気分を向上させる効果の程度は，摂取量，その人のカフェインに対する感受性，そしてカフェインの代謝速度によって変わってくる。非カフェイン使用者や断続的なカフェイン使用者の場合，通常は少量のカフェイン摂取（20 ～ 200 mg）で覚醒や注意力の向上，幸福感といった期待される効果を得ることができる。習慣的なカフェイン使用者が一晩カフェインを断ったのち，翌朝再び摂取すると，眠気や嗜眠など，軽度の離脱症状から来る鎮静効果を経験することが多い。多量のカフェイン（通常 500 mg 以上）を摂取すると，気分にマイナスの影響をおよぼすこともある。そうした場合，不安の増大や神経過敏，いら立ち，胃のむかつきといった症状があらわれるが，いずれも軽度かつ一時的であることが多い。また症状の程度は主として摂取量，感受性，耐性によって異なる。さらに多量のカフェイン摂取は，中毒を引き起こす可能性がある。特徴的な症状としては興奮，不安，振戦，頻脈，利尿，胃腸系の障害，筋れん縮，不眠が挙げられるほか，談話心迫や思考の駆け巡り，パラノイア，睡眠欲求の減少のような躁病に似た症状も見られる（抄出 3-1）。カフェイン摂取量が 5 ～ 10 g と極端に多量になると，死亡例も報告されている。死因のほとんどは不整脈である（Heatherley 2011）。

　カフェインは気分と活力に影響するだけでなく，持久力と瞬発力の両面で運動機能を向上させる。事実，国際オリンピック委員会は，尿のカフェイン含有量の上限を 12 mcg/ml と定めている。これはおよそコーヒー 3 ～ 6 杯分（クリアランスに影響を与える要因によって異なる）に相当する。

　カフェインは消化管での吸収が早いため，すぐに効果があらわれる。血中濃度が最大に達するのは摂取後 1 時間以内である。食物の同時摂取はカフェイン吸収を遅らせるが，阻害することはない。半減期は一般的に 2 ～ 7 時間と幅があり，平均は 5 時間である。カフェイン代謝に時間

抄出3-1. DSM-5におけるカフェイン中毒の診断基準　　305.90（F15.929）
A．最近のカフェインの消費（典型的には250 mgを十分に超える高用量）
B．以下の徴候または症状のうち5つ（またはそれ以上）が，カフェインの使用中または使用後すぐに発現する．
　(1)落ち着きのなさ
　(2)神経過敏
　(3)興奮
　(4)不眠
　(5)顔面紅潮
　(6)利尿
　(7)胃腸系の障害
　(8)筋れん縮
　(9)散漫な思考および会話
　(10)頻脈または心拍不整
　(11)疲れ知らずの期間
　(12)精神運動興奮
C．基準Bの徴候または症状は，臨床的に意味のある苦痛，または社会的，職業的，または他の重要な領域における機能の障害を引き起こしている．
D．その徴候または症状は，他の医学的疾患によるものではなく，他の物質中毒を含む他の精神疾患ではうまく説明されない．

Reprinted from *The Diagnostic and Statistical Manual of Mental Disorders*, 5th Edition, Washington, DC, American Psychiatric Association, 2013. Used with permission. Copyright ©2013 American Psychiatric Association. 日本精神神経学会（日本語版用語監修），髙橋三郎，大野裕（監訳），染矢俊幸，神庭重信，尾崎紀夫，三村將，村井俊哉（訳）　DSM-5 精神疾患の診断・統計マニュアル．医学書院，2014

がかかる人の場合，カフェインを摂取したのが午前中だけであっても，1日中いら立ちを感じることや，寝つきの悪さや睡眠維持の困難といった症状が出ることもある（Substance Abuse and Mental Health Services Administration, Center for Behavioral Health Statistics and Quality 2013）．

　代謝の働きは，主に肝臓で，シトクロムP450 1A2（CYP1A2）酵素による脱メチル反応と酸化を通じて起こる．CYP1A2経路の遺伝的多型とCYP1A2の生成に作用する物質は，カフェインの半減期と効果の持続期間に影響を与えうる．2つの代謝産物，テオフィリンとテオブロミンもまた，中枢刺激作用をもつ物質である．

CYP1A2の誘発物質と阻害物質のなかにも，カフェインの効用と持続期間に影響を与えうるものがたくさんある。選択的セロトニン再取り込み阻害薬（SSRI）であるフルボキサミンは，主に強迫スペクトラム障害の治療に使われている。この障害の治療薬として初めて米国食品医薬品局（FDA）に認可された薬剤であるからだが，実はフルボキサミンは強力なCYP1A2阻害薬でもある。フルオロキノロン系抗生物質であるシプロフロキサシンもまた，CYP1A2の有力な阻害薬として働く。したがって，この2つの薬剤が臨床で用いられた場合，カフェイン血中濃度が上昇する可能性がある。一方，タバコは強力なCYP1A2誘発物質であり，カフェイン代謝をより速める働きをするが，タバコ使用を突然中止するとカフェイン効果への感受性が著しく高まることがある。これは使用中止に伴う変化をカフェイン総量の増加と体が判断するためである。先述の臨床例にある通り，ジョージは気づいたときには最悪の状況であった。カフェインの血中濃度は上がり，パニック発作にも見舞われ，いつの間にか病院にいたのである。これを引き起こした一因として考えられるのは，強迫性障害のためのフルボキサミン維持投薬が続いており，さらにその頃カフェイン摂取量が増加するという状況のなか，シプロフロキサシン服用の開始とタバコ使用の急な中止で，CYP1A2の阻害が起こったことである。カフェイン摂取量の増加は疲労感が増したことに対処するためだったが，その疲労感は，副鼻腔炎への感染，鎮静効果のある抗ヒスタミン剤の使用，そして体を動かす活動の減少に端を発するものだったと考えられる（Substance Abuse and Mental Health Services Administration, Center for Behavioral Health Statistics and Quality 2013）。

評価

　患者が申告する物質使用の量と頻度は，実際の使用状況を正確に反映していないことが明らかになっている。正確な物質使用歴の把握をさらに困難にするのは，飲料の種類や量，淹れ方などによってカフェイン含有量が

大きく変化する点である。茶やソフトドリンクに含まれるカフェインの量は，通常コーヒーの半分から3分の1程度だが，それも製品やその作られ方によって大きな幅がある。また，昔はカフェイン入りの炭酸飲料はコーラだけだったが，現在ではルートビア，オレンジソーダ，クリームソーダなど，多くの炭酸飲料にコーラと同程度のカフェインが添加されている。すべてではないが，一部のコーヒーアイスやコーヒー味ヨーグルトにも相当量のカフェインが入っているし，チョコレート牛乳やココア，チョコレート菓子も，ほとんどの製品に少量のカフェインが含まれている。ダークチョコレートともなれば1食分で30 mgのカフェインを摂取することになり，効果が目に見えてあらわれる域に達する。前記の臨床例の記述では，ジョージのカフェイン使用の実態はほとんど見えてこない。綿密な評価のためには，具体的なカフェイン摂取源，その成分や淹れ方，摂取量と頻度，カフェインの効果，カフェイン使用の影響，治療を考えた動機，過去の摂取量削減や摂取中止の経験などのデータも必要である。

　完全なアセスメントのためには，しばしば見過ごされるが一般的に用いられる薬品や嗜好品，食品などに含まれるカフェインに特に注意が必要である（表3-1, 3-2, 3-3）。NoDozやVivarinなどの眠気防止の市販薬は1錠あたり100〜200 mg，Anacinやエキセドリン，Midolといった鎮痛剤は1回分64〜130 mgのカフェインが含まれる。エナジー食品やエナジードリンクも，爆発的に人気が高まっていることを考えると，治療に際して考慮する必要がある。特にジョージのような若い男性患者の場合には，エナジードリンクの使用について聴取の必要がある。

　評価は，重要なデータを収集するのみならず，患者がカフェイン含有製品に対するとらえ方を見直すのを支援する重要なステップとすることができる。多くの人がカフェイン含有製品を無害で気にかける必要もないものだと思っているのである。

表 3-1. 各種飲料のカフェイン含有量

飲料名	液体量（オンス）	オンスあたりカフェイン量（mg）	合計カフェイン量（mg）
24:7 Energy	16	10	160
5-Hour Energy	2	69	138
5150 Juice（濃縮）	32	500	16,000
7-Up	12	0	0
70 mg Energy mix（濃縮）	2.5	280	700
Arizona Iced Tea	20	1.9	38
Arizona Caution Energy Drink	16	12.5	200
Barq's Root Beer	12	1.9	23
チョコレートミルク	8	0.6	5
Coca-Cola Classic	12	2.8	34
コーヒー（抽出）	8	13.4	108
コーヒー（デカフェ，抽出）	8	0.7	6
コーヒー（ドリップ）	8	18.1	145
Dr Pepper	12	3.4	41
McDonald コーヒー（L）	16	9.1	145
Monster Energy Drink	16	10	160
Mountain Dew	12	4.5	54
Pepsi-Cola	12	3.2	38
Pure KWK energy drink	12	25	300
Red Bull	8.46	9.5	80
Snapple Tea	16	2.6	42
Starbucks コーヒー（Grande）	16	20.6	330
Sunkist orange soda	12	3.4	41
紅茶（抽出）	8	5.9	47
紅茶（抽出，輸入物）	8	7.5	60
緑茶	8	3.1	25
Venom Death Adder	16	10	160
Vitamin Energy Attention	20	4.3	87
WhoopAss Energy Drink	16	6.2	100
Xtreme Shock energy drink	12	16.7	200
Yerba Mate tea	8	10.6	85

1 オンス＝およそ 29.57 ml

エナジードリンクとシート状エナジー食品

　エナジードリンクが初めて米国市場に登場したのはほんの十数年前，1997 年のことである。2010 年には全米でおよそ 60 億本が販売されてお

表 3-2. 各種食物のカフェイン含有量

製品名	合計カフェイン量 (mg)
Häagen-Dazs アイスクリーム（コーヒー味）	48／カップ（8 oz）
Starbucks アイスクリーム（コーヒー味）	60／カップ（8 oz）
Ben and Jerry's アイスクリーム（コーヒー味）	70／カップ（8 oz）
Bang!! アイスクリーム（カフェイン入り）	250／カップ（8 oz）
Clif Energy エナジーバー（Peanut Toffee Buzz 味）	50／本
Alien Energy Jerky（ビーフジャーキー）	110／袋
製菓用チョコレート（板状）	23／ピース（29 g）
Hershey's Special Dark Bar（チョコレートバー）	9／本（1.55 oz）
Hershey's Milk Chocolate Bar（チョコレートバー）	18／本（1.45 oz）
Hershey's Kiss（粒状チョコレート）	1／粒
Stay Puft マシュマロ（カフェイン入り）	100／個
メープルベーコン味ロリポップ（カフェイン入り）	80／個
Energy Sheets（シート状エナジー食品）	50／シート
AMP Energy Gum（ガム）	40／枚
Jolt Energy Gum（ガム）	45／枚
Revive Energy Mints（タブレット菓子）	102／粒

表 3-3. 各種薬剤のカフェイン含有量

製品名	合計カフェイン量 (mg)
Anacin	32／錠
エキセドリン	65／錠
Alka-Seltzer（Wake-up Call）	65／錠
NoDoz	100／錠
NoDoz Maximum Strength	200／錠
Vivarin	200／錠
Hydroxycut Harcore	100／錠
Pharmacia Latex Aktiebolaget コンドーム	円滑剤に含まれる
Turbo Snort 栄養鼻スプレー	1／プッシュ
Spot On 栄養パッチ	20／パッチ

り，その後も等比級数的に増加している。主な消費者は 18 〜 24 歳の男性である。いくつかの研究では，最大で若者の約半数が習慣的にこうした製品を摂取していると報告されている（Reissig et al. 2009）。先日自宅近くのスーパーで，レジ脇の通路の前にあった商品陳列棚が目にとまった。そこには 7 つのエナジードリンクブランドの製品が，数種類ずつ並べられ

ていた．サイズも 8 〜 20 オンスと多様で，急速に成長するエナジードリンク市場の，市場シェアをめぐる争いが見て取れた．北米では現在，500 種のエナジードリンクが販売されており，モンスターエナジー（Monster Energy Drink）のレーベルだけでも 25 の製品が存在する．キャッチーな名前のつけられた製品も多い．繊細さの時代は終わりを告げ，元気を出したい（pepped up）人がドクターペッパー（Dr. Pepper）を注文する情景はもはや過去の遺物である．今日，人はエクストリームショック（究極の衝撃：Xtreme Shock Energy Drink）やヴェノムデス・アダ（毒牙による死を与える者：Venom Death Adder）を注文し，フープアス（Whoop Ass Energy Drink）の台頭により「フープアスの缶を開ける（opening a can of Whoop Ass；《殴る，やっつける》の意の慣用句）」という表現が文字通りの意味をもつようになった．コカイン（Cocaine）という名のエナジードリンクは，最近名称が変更されたが，イーベイ（訳注：eBay，米国のインターネット通信販売・オークションサイト）では今も取引されている．

　多くのエナジードリンクは 1 オンスあたりおよそ 10 mg のカフェインを含んでいる．製品の容量を考慮すると，消費者は 1 缶あたりおよそ 160 〜 240 mg のカフェインを摂取することになる．コカコーラ（Coca-Cola Classic）12 オンス缶のカフェイン含有量は 35 mg だが，スーパーやコンビニで売られている 2 オンス缶のモンスターエナジー（Monster Energy Drink）では 120 mg，同じく 2 オンス缶の 5 アワーエナジー（5-Hour Energy）では種類により 157 〜 206 mg にものぼる．薄いシート状のエナジー食品（energy strips）は，1 食 2 シートあたり 100 mg 程度のカフェインを含むものが多い（Sepkowitz 2013）．NBA のスター選手，レブロン・ジェイムズ氏を共同設立者とするある大手メーカーは，他社製品に比べ安く手軽で，楽に持ち運べることを売りにして，シート状エナジー食品を売り出している．販売予測見積りによれば，シート状エナジー食品が 3 〜 5 年内に 10 億ドル規模の分野になると予想されている．

　栄養ドリンクにはカフェインだけでなく，薬草成分や「自然の」成分と

見なされる物質も含まれているため，サプリメントのカテゴリーに入る。したがってカフェイン含有量を明らかにする義務はないのだが，多くの製品では表示を行っている。「自然の」添加物には，タウリンやガラナのような活性化合物，カフェインと同様の中枢刺激物質，糖分などがある。

カフェインとアルコールの併用

　大学生の約半数は，栄養ドリンクをアルコールに混ぜて摂取しているという。ウォッカにレッドブル（Red Bull）を加えたカクテルは，ウォッカレッドブル，VARB，VRB，VKRB，レッドブル＆ウォッカ，RBV，スピードブル，ヴォドボム（Vod-Bomb）などと呼ばれ，18 〜 30 歳程度の年齢層に人気である。愛称や別称の多さからも，その人気のほどがわかるであろう。一般的なレッドブルとウォッカの比率は 3 対 1 である（Howland & Rohsenow 2013）。最近では，さまざまな比率でカフェインとアルコールを混ぜた飲料も市販されている。また，カフェインとアルコールを混ぜて飲むのではなく，別個に飲んで胃の中で合わせるという人も多い。

　2 つを組み合わせて使用するのは，アルコールの鎮静効果を和らげ，より多くアルコールを摂取するためである。確かにカフェインは，アルコールの作用を覆い隠し，アルコールによる酩酊を自覚しにくくすることができるかもしれない。しかし複数の研究により，カフェインによってアルコール使用者の反応時間は向上したが，エラー率についてはアルコールだけを摂取したグループと大差なかったと報告されている。むしろカフェインも摂取したからという誤った安心感が，罹病率と死亡率を高める結果につながりかねない。米国の 10 大学の学生を対象に行った調査では，カフェインとアルコールを併用した場合，性的暴行の被害者または加害者となるリスクが倍増していたことがわかった。さらに，自動車事故に巻き込まれる可能性も倍増していた（Howland & Rohsenow 2013）。

　2010 年，政府と法曹界からの高まり続ける要望を受け，アルコール・エナジードリンクの最大手メーカーは製品の成分を見直し，精神刺激薬の

使用をやめた。2012年には，FDAがカフェインとアルコールの併用は危険であると公式に発表した。

その他のカフェイン入り製品

　昔ながらのカフェイン摂取源から目を移してみると，もっと広範な製品にカフェインが添加されていることが見えてくる。たとえばセックスに刺激が欠けているなら，Pharmacia Latex Aktiebolagetというスウェーデンの会社が販売している，円滑剤にカフェインの入ったコンドームがある。子ども心を忘れていない人にはStay Puftというカフェイン入りマシュマロがある。これはマシュマロ1つにつき100 mgのカフェインが含まれている（だから，お好みのカフェインフリーのダイエットソーダと組み合わせるのがよいだろう）。時間がない人や卵をきらしている人はカフェイン入りメープルベーコン味ロリポップを朝食にすればよい。こちらは1つにつき80 mgのカフェインが含まれている。

カフェイン使用の精神的および身体的後遺症

　潜在的に依存性を有していると考えられる物質のなかでも，カフェインは特にその危険性と有益性の両方が積極的に研究されてきた。カフェインが精神・神経系に何らかの影響をもたらすことは明らかであるが，それ以外の臓器系におよぼすリスクと効果を調べた研究でも，コーヒーと茶は頻繁に取り上げられている。どちらの飲料にも薬理作用のある化合物が複数含まれており，そのほとんどは抗酸化物質である。

　2011年に米国内の総合病院救急外来に受診したエナジードリンク関連の患者は2万人を超える。2007年の2倍に近い数字である（図3-1参照）。重度のカフェイン使用は，しばしばタバコやアルコールなど他の依存性物質の使用を伴っている。また，たいていのカフェイン入り飲料にはカフェイン以外の添加物も使用されており，それが健康に害を与える可能性もある。たとえば，生クリーム，植物性クリーム，牛乳，砂糖のような製品

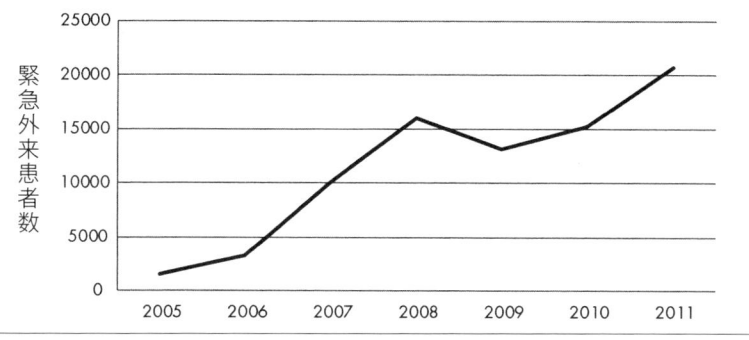

図 3-1. エナジードリンク関連の救急外来患者数（2005-2011）
Source: Substance Abuse and Mental Services Administration, Center for Behavioral Health Statistics and Quality 2013

や，エナジードリンクに含まれることの多いタウリン，クレアチン，カルニチンのような添加物は，内分泌系や心血管系にさまざまな影響を与えうる（Sepkowitz 2013）。

不安

　筆者はこれまで，不安の原因はカフェインではないし，カフェインで悪化しているわけでもないと断言する患者を何人も見てきた。それでもなかには，カフェイン摂取量を減らしていくことに同意し，多少はカフェインが含まれていることを知ったうえで上質なデカフェ（カフェイン無含有）製品へと切り替えた人もいた。そして筆者のもとには，摂取量を減らしたら不安感が減ったという報告も，ふつうのカフェイン飲料に戻したら不安感が戻ったという報告も届いた。多量のカフェイン，通常 200 mg 以上の量を摂取すると，一般集団のなかで不安の申告が増え，パニック発作の可能性まで出てくることが複数の研究で明らかになっている。不安障害をもつ人は特にカフェインの効果に敏感で，より少ない量でも作用することがある。そうなると不安が非常に強い人はカフェインを避けるだろうと考えられる。しかし，カフェインと不安の関係を知らない人は多く，自分もそ

の影響を受けていることに気づいていない人も多い。毎年何千という人が，不安やパニック発作の症状により救急外来を訪れるが，その多くは刺激物の使用によって引き起こされた，あるいは悪化したものである。そこにはもちろんカフェインも含まれている。

睡眠

　神経興奮作用を持つ物質であるカフェインは，通常，睡眠に悪影響をおよぼす。就寝前や夜遅い時間に摂取すれば，睡眠潜時の増加と合計睡眠時間の減少につながる。さらに，眠りの深い徐波睡眠が減少し，睡眠途中で目を覚ます頻度が増す。しかしカフェイン常用者は，概して睡眠への影響を受けにくい。また，朝コーヒーを1杯程度飲んだだけでも睡眠の妨げになることはあるが，一般的にはカフェインの摂取量と摂取した時間が大きく影響する。先述のカフェイン代謝速度に作用する要素は，睡眠についても同様に作用すると考えられる（Substance Abuse and Mental Health Services Administration, Center for Behavioral Health Statistics and Quality 2013）。

頭痛

　カフェインは緊張性頭痛と偏頭痛の緩和に一定の効果がある。鎮痛剤の効力を最大で40％引き上げ，さらにその吸収も促進する。こうした働きのためには，通常65 mgを超える量が必要である。含有量は異なるが，多くの市販薬および処方薬にもカフェインは含まれている。そのような薬剤を慢性的に用いると，カフェインの投与間欠期における離脱症状として，反跳性頭痛が起きる場合がある（Reissig et al. 2009）。

パーキンソン病とアルツハイマー病

　コーヒーや茶の摂取は，パーキンソン病のリスクに影響すると考えられている。閉経後のホルモン補充療法を受けている女性の場合，カフェイン

消費によってパーキンソン病のリスクが高まる可能性がある。こうしたデータからは，コーヒーとホルモン使用に関連性のあることが示唆される。

2009～2012年のマウスと人間を対象にしたいくつかの研究によって，カフェインにアルツハイマーに対するわずかな防護作用があることが示唆された。この効果をいくらかでも得るために必要なカフェイン量は，コーヒーに換算して1日3～5杯である。

胃腸系への影響

カフェイン摂取は急激な胃酸分泌につながる。さらに，カフェインの平滑筋上での動きによって上部食道括約筋が緩み，胃の内容物が食道へと逆戻りする。こうした作用は胸やけや胃食道逆流症を引き起こす要因となる。

心血管系と内分泌系への影響

少量から中程度の量であれば，カフェイン摂取は心筋梗塞の予防につながる可能性がある。また，特にヘビーユーザーの場合，摂取によって不整脈のリスクが高まるおそれがある。ただし，カフェインに対する感受性が高ければ，少量の摂取でも起こりうる。不整脈の症状をきっかけに一般外来や救急外来を訪れる人もいる。

カフェインは糖尿病のリスクを減らすと考えられている。これまで，いくつかの長期的な前向き研究によって，コーヒーや茶の摂取が糖尿病患者のインシュリン感受性の向上，および食後血糖コントロールの改善と相関関係にあることが示されてきた。しかし最近のある研究では，インシュリン感受性は性別に関わらず用量依存的に減少することが示唆されている。前述の糖尿病への効果はおそらく，コーヒーや茶に含まれる，カフェイン以外の化合物に起因するものであろう。実際，カフェイン抜きのコーヒーもⅡ型糖尿病のリスク低下やHbA$_1$c濃度の低下と関連づけられている。

がん

コーヒーや茶の摂取が各種がんに与える影響については，一貫した結論が得られていない。両者に含まれる多量の抗酸化物質に予防効果があるのではという推測に留まっている。

その他の疾患

カフェインは痛風のリスク低下と関連づけられている。同じカフェインを含む飲料ではあるが，コーヒーは，特に多量に摂取した場合，骨密度低下の要因となり，茶は逆に骨密度上昇の要因となると考えられている。また，コーヒーは，特にカルシウム不足の女性の場合，骨折のリスク増加につながるおそれあるが，茶がリスクを低下させるかどうかは明らかになっていない。茶が骨密度を上昇させるのは，フラボノイドの含有量が多いためであると考えられる。よくいわれる「コーヒーは子どもの成長を阻害する」という説を支持するデータはない。カフェインには利尿作用があるが，最近の研究結果が示している通り，その効き目は以前考えられていたよりも穏やかである。

カフェイン関連障害

依存の可能性のある物質ではたいてい同じだが，カフェインは自己強化子として作用する。カフェイン使用そのものが，その影響とは別個に，それが望ましいことであるか否かにかかわらず，再び使用される可能性を高める。カフェインの耐性を示すケーススタディもあるが，明らかなカフェイン依存を示す臨床指標ははっきりと立証されてはおらず，耐性が起こるかどうかさえもまだ結論が出ていない。DSM-5（American Psychiatric Association 2013）はカフェイン中毒とカフェイン離脱を妥当な独立した障害として診断基準を示しているが，カフェイン使用障害という診断には言及していない。

抄出 3-2. DSM-5におけるカフェイン離脱の診断基準　　　292.0（F15.93）
A．長期にわたる毎日のカフェイン使用
B．カフェイン使用の突然の中断または使用していたカフェインの減量後24時間以内に，以下の徴候または症状のうち3つ（またはそれ以上）が発現する。
　(1)頭痛
　(2)著しい疲労感または眠気
　(3)不快気分，抑うつ気分，または易怒性
　(4)集中困難
　(5)感冒様症状（嘔気，嘔吐，または筋肉の痛みか硬直）
C．基準Bの症状は，臨床的に意味のある苦痛，または社会的，職業的，または他の重要な領域における機能の障害を引き起こしている。
D．その徴候または症状は，他の医学的疾患（例：片頭痛，ウイルス性疾患）の生理学的作用に関連するものではなく，他の物質による中毒や離脱を含む他の精神疾患ではうまく説明されない。

Reprinted from *The Diagnostic and Statistical Manual of Mental Disorders*, 5th Edition, Washington, DC, American Psychiatric Association, 2013. Used with permission. Copyright ©2013 American Psychiatric Association. 日本精神神経学会（日本語版用語監修），高橋三郎，大野裕（監訳），染矢俊幸，神庭重信，尾崎紀夫，三村將，村井俊哉（訳）DSM-5 精神疾患の診断・統計マニュアル，医学書院，2014

カフェイン離脱

　突然カフェイン摂取をやめると，多くの人が不快な兆候や症状を経験する。これは一般に，カフェイン離脱と呼ばれる（抄出 3-2）。カフェイン離脱を経験する人の割合は最大で 50 %である。その兆候や症状は典型的には摂取中止後 12～24 時間で発現するが，36 時間も経ってから発現した例も記録されている。多くの場合，離脱の継続期間はおよそ 1 日だが，1 週間続くこともある。カフェインの半減期が比較的短いことを考えると，慢性的なカフェイン使用者のほとんどは，実は毎朝離脱を経験しており，それを朝のコーヒーや茶で緩和していることになる。最もよく見られる離脱症状は頭痛である。最初は徐々に痛みが出て，次第に痛む場所が広がっていくことが多い。痛みはたいてい軽度だが，ときにはズキズキとひどく痛むこともある。他によく見られるのは，疲労感，眠気，精神運動遅滞，

集中力の低下，いらだち，不安，気分の低下などである。インフルエンザに似た症状まで出ることもある（Heatherley 2011）。

治療

　カフェイン過剰使用の治療の第一歩は，患者が使用に伴う危険を知り，使用と結果の因果関係を理解することである。それには，機能分析を利用することができる。機能分析とは，物質使用前と使用後に起きた出来事の連鎖を評価する方法である。物質使用パターンを変えるためには，患者自身に先行条件，つまり物質使用の潜在的な引き金と，使用がもたらす結果とを理解してもらうことが重要である。

　離脱のリスクを避けながら物質を断つには，1週間かけて徐々にカフェイン摂取を減らすことが推奨される。ただし，離脱症状は全員が経験するわけではない。離脱症状の発現には，使用期間と使用量，そしてアデノシンA2A受容体の遺伝子多型も影響する。アデノシンA2A遺伝子が同型である人がカフェイン摂取量を減らした場合，離脱症状の出現パターンには一貫性がある。突然カフェイン摂取をやめても離脱症状の出ない使用者は多く，症状が出た場合でも，そのほとんどは軽度である。そのため一般的には，突発的で急な中止（例：応急処置の結果）があったとしても，離脱のある他の物質の場合のような，代替薬を用いた治療は行われない。

　カフェイン解毒を扱う治療施設もあるが，ほとんど利用されていない（Heatherley 2011）。

> **【要点のまとめ】**
> ● カフェインが健康にもたらすリスク，およびその作用が広範な使用者におよぶことに多くの人は気づいていない。
> ● シトクロム P450 の相互作用には，カフェインの代謝速度と効果のあらわれ方に影響を与えうるものが多い。
> ● 近年のカフェイン消費量は，主にエナジードリンクを摂取源として，増加傾向にある。
> ● カフェインとアルコールの併用は，近年ますます人気を増しているが，相互作用が危険をもたらす可能性もある。

練習問題

3.1 エナジードリンクの使用者として最も可能性が高いのは
　　A. 18～24 歳の男性
　　B. 10～24 歳の女性
　　C. 35～50 歳の男性
　　D. 35～50 歳の女性

解答 ▶▶▶　A

エナジードリンクの消費者の大半を占めるのは，18～24 歳の男性である。しかし，さらに上の年代でも性別を問わず消費が増えている。

3．2　喫煙は，シトクロム P450 1A2 酵素の強力な（　　　）となることで，カフェイン代謝に影響を与える。

 A．基質

 B．阻害物質

 C．誘導物質

 D．上記のどれも該当しない

解答 ▶▶▶ 　C

喫煙は，シトクロム P450 1A2 酵素の生成量の増加につながる。その結果，カフェイン代謝が上昇し，そのクリアランスを速める。喫煙の急な中止は，カフェイン血中濃度の急な再上昇を引き起こす可能性がある。

3．3　カフェインの効果に影響を与えるのは

 A．遺伝的性質

 B．摂取量

 C．CYP450 システムと他の物質の相互作用

 D．上記のすべて

解答 ▶▶▶ 　D

カフェインの効果には，さまざまな要因が関係している。遺伝子，摂取量，シトクロム P450 1A2 酵素による代謝速度もその一部である。

3．4　カフェインとアルコールの併用は

 A．アルコールの鎮静効果を減少させ，アルコール関連事故の発生率を低下させる。

 B．性的暴行の発生率を上昇させる。

 C．多くの州で違法である。

 D．人気が低下している。

解答 ▶▶▶ 　B

カフェインとアルコールを併用すると，性的暴行の被害者または加害者となるリスクを高めることが明らかになっている。

3.5 カフェイン離脱の症状で最もよく見られるのは
  A. 嘔気
  B. 振戦
  C. 頻脈
  D. 頭痛

解答 ▶▶▶ D

頭痛はカフェイン離脱に関連して最もよく見られる副作用である。

第4章 大麻

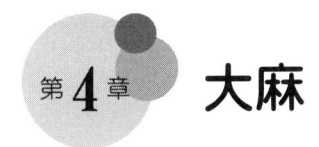

――自生のジレンマ――

Timothy K. Brennan, M.D., M.P.H.
Saadiq J. Bey, M.S.W., CASAC, ICADC

　大麻，別名マリファナは，自然界に自生する植物であり，世界中で精神刺激薬として使用されている。人間が大麻を使用（そして乱用）した例は，歴史的にも文化的にも無数に存在する。最近になって大麻を合法と認める国や州も出てきているが，合法化の是非は本章の守備範囲ではない。大麻もまたアルコールやタバコ，その他のドラッグと同様，個人にも社会にも害をもたらしうる物質であることに変わりはないのである。

大麻使用の疫学

　大麻草は，地球上のほぼすべての国で栽培されており，最も広く使用されている非合法ドラッグである（Kaminer 2008）。世界保健機関（WHO）によると，2004年には15～64歳の世界人口のうち，最大4％が大麻を使用している。米国では，17歳以上の人口のうち，最大42％が一度は大麻を使用，9％は生涯のある時点で大麻使用障害の基準（抄出4-1）を満たしている。米国において大麻の積極的使用を続ける人口の割合は，9％前後の数字を保っている。年齢別では，18～25歳の若者が最も割合が高く（23％），26～34歳（14％），35～49歳（7％），50歳以上（1％）と，年

抄出 4-1. DSM-5 における大麻使用障害の診断基準
A．大麻の問題となる使用様式で，臨床的に意味のある障害や苦痛が生じ，以下のうち少なくとも 2 つが，12 カ月以内に起こることにより示される。
- (1) 大麻を意図していたよりもしばしば大量に，または長期間にわたって使用する。
- (2) 大麻の使用を減量または制限することに対する，持続的な欲求または努力の不成功がある。
- (3) 大麻を得るために必要な活動，その使用，またはその作用から回復するのに多くの時間が費やされる。
- (4) 渇望，つまり大麻使用への強い欲求，または衝動
- (5) 大麻の反復的な使用の結果，職場，学校，または家庭における重要な役割の責任を果たすことができなくなる。
- (6) 大麻の作用により，持続的，または反復的に社会的，対人的問題が起こり，悪化しているにもかかわらず，その使用を続ける。
- (7) 大麻の使用のために，重要な社会的，職業的，または娯楽的活動を放棄，または縮小している。
- (8) 身体的に危険な状況においても大麻の使用を反復する。
- (9) 身体的または精神的問題が，持続的または反復的に起こり，悪化しているらしいと知っているにもかかわらず，大麻の使用を続ける。
- (10) 耐性，以下のいずれかによって定義されるもの：
  - (a) 中毒または期待する効果に達するために，著しく増大した量の大麻が必要
  - (b) 同じ量の大麻の持続使用で効果が著しく減弱
- (11) 離脱，以下のいずれかによって明らかとなるもの：
  - (a) 特徴的な大麻離脱症候群がある（大麻離脱の基準 A および B を参照）。
  - (b) 離脱症状を軽減または回避するために，大麻（または密接に関連した物質）を摂取する。

該当すれば特定せよ
　寛解早期：大麻使用障害の基準を過去に完全に満たした後に，少なくとも 3 カ月以上 12 カ月未満の間，大麻使用障害の基準のいずれも満たしたことがない（例外として，基準 A4 の「渇望，つまり大麻使用への強い欲求，または衝動」は満たしてもよい）。
　寛解持続：大麻使用障害の基準を過去に完全に満たした後に，12 カ月以上の間，大麻使用障害の基準のいずれも満たしたことがない（例外として，基準 A4 の「渇望，つまり大麻使用への強い欲求，または衝動」は満たしてもよい）。

該当すれば特定せよ
　管理された環境下にある：この追加の特定用語は，その人が大麻の入手を制限された環境下にある場合に用いられる。

現在の重症度に基づいてコードせよ：ICD-10-CM コードについての注：大

麻中毒，大麻離脱，または他の大麻誘発性精神疾患も存在する場合，大麻使用障害に対して以下のコードは使用しない。その代わり，併存する大麻使用障害は，大麻誘発性障害コードの4番目の数字によって示される（大麻中毒，大麻離脱，または特定の大麻誘発性精神疾患のための「コードするときの注」を参照）。例えば，大麻誘発性不安症と大麻使用障害が併存する場合，大麻誘発性不安症のみをコードし，併存する大麻使用障害が軽度か中等度か重度のいずれかは4番目の数字によって示される：すなわち，大麻誘発性不安症を伴う軽度の大麻使用障害に対してはF12.180，または大麻誘発性不安症を伴う中等度または重度の大麻使用障害に対してはF12.280。

現在の重症度を特定せよ
305.20（F12.10）軽度：2～3項目の症状が存在する。
304.30（F12.20）中等度：4～5項目の症状が存在する。
304.30（F12.20）重度：6項目以上の症状が存在する。

Reprinted from *The Diagnostic and Statistical Manual of Mental Disorders*, 5th Edition, Washington, DC, American Psychiatric Association, 2013. Used with permission. Copyright ©2013 American Psychiatric Association. 日本精神神経学会（日本語版用語監修）,高橋三郎，大野裕（監訳），染矢俊幸，神庭重信，尾崎紀夫，三村將，村井俊哉（訳）DSM-5 精神疾患の診断・統計マニュアル. 医学書院，2014

齢が上がるにつれて減っていく。どの年齢においても，大麻使用（依存や乱用ではない）は女性より男性に多く，白人（8.9％）やヒスパニック（8.6％）よりも黒人（10.6％）に多い。また，離婚後や別居中の成人に多く，最終学歴が大卒の者よりも高卒の者に多い。大麻依存や大麻乱用へと発展するのにかかる時間は，初めて使用した時点から平均2年以内である。人種，あるいは人口動態的な危険因子は認められない。大麻を継続的に使用している患者は，そうでない患者に比べ，他の精神活性物質も乱用する傾向が強く（Dutra et al 2008），大麻使用者の90％はアルコール，68％はニコチン，12％はコカインも使用している。また，大麻使用者は，非使用者に比べ，精神障害の併存率も高い。精神障害の診断別の大麻使用者の割合は以下の通りである（Conway et al. 2006）。

- 統合失調症　31％
- 躁状態　30％
- 気分変調症　22％

- 軽躁状態　21％
- 大うつ性障害　16％
- 広場恐怖を伴うパニック障害　26％
- 全般性不安障害　19％

大麻の俗称

　大麻の人気は幅広く、さまざまな文化を持つ集団に広がっている。主だった活字メディアやテレビ放送の中でも、大麻使用に関する話題にこと欠かない。大麻の俗称としてよく使われるものには、ポット（pot）、ウィード（weed）、メアリージェーン（mary jane）、リーファー（reefer）、ガンジャ（ganja）、デュベ（dube）、グラス（grass：草）、ハーブ、クロニック（chronic）、ローチ（roach）などがある。

大麻の精神薬理学

　大麻は、通常、煙として吸引され、肺で吸収される。その後、全身の脂肪細胞に運ばれ、そこからゆっくりと血液中に放出されていく。大麻に含まれる精神活性物質、Δ-9-テトラヒドロカンビノール（THC）は、血液脳関門を越え、脳のいたるところに存在する内因性Gタンパク質共役受容体（CB1）に結合する。THCには中脳辺縁系のドーパミン報酬系を調整する働きがあり、それが大麻のポジティブな精神活性効果につながると考えられている。脱感作と耐性は、一般的な神経化学的段階を経て進行し、大麻のヘビーユーザーが急に大麻を断った際には、不快な離脱症候群を引き起こしうる。一般に取り引きされる大麻のTHC含有量は、かつては1〜5％程度だったが、ここ50年で10〜15％にまで増加した。

抄出 4-2. DSM-5 における大麻中毒の診断基準
A. 大麻の最近の使用
B. 臨床的に意味のある不適応性の行動的または心理学的変化（例：協調運動障害，多幸症，不安，時間延長の感覚，判断低下，社会的引きこもり）が，大麻の使用中または使用後すぐに発現する。
C. 以下の徴候または症状のうち2つ（またはそれ以上）が，大麻使用後2時間以内に発現する。
 (1)結膜充血
 (2)食欲亢進
 (3)口腔乾燥
 (4)頻脈
D. その徴候または症状は，他の医学的疾患によるものではなく，他の精神疾患（他の物質中毒を含む）ではうまく説明されない。

該当すれば特定せよ
 知覚障害を伴う：現実検討が保たれた状態での幻覚，または聴覚，視覚，触覚性の錯覚がせん妄の存在なしに生じる。
 コードするときの注：ICD-9-CM コードは 292.89。ICD-10-CM コードは大麻使用障害の併存の有無，知覚障害の有無による。
 大麻中毒，知覚障害を伴わない：軽度の大麻使用障害が併存する場合 ICD-10-CM コードは F12.129，中等度または重度の大麻使用障害が併存する場合 ICD-10-CM コードは F12.229 である。大麻使用障害の併存がない場合には ICD-10-CM コードは F12.929 である。
 大麻中毒，知覚障害を伴う：軽度の大麻使用障害が併存する場合 ICD-10-CM コードは F12.122，中等度または重度の大麻使用障害が併存する場合 ICD-10-CM コードは F12.222 である。大麻使用障害の併存がない場合には ICD-10-CM コードは F12.922 である。

Reprinted from *The Diagnostic and Statistical Manual of Mental Disorders*, 5th Edition, Washington, DC, American Psychiatric Association, 2013. Used with permission. Copyright ©2013 American Psychiatric Association. 日本精神神経学会（日本語版用語監修），高橋三郎，大野裕（監訳），染矢俊幸，神庭重信，尾崎紀夫，三村將，村井俊哉（訳） DSM-5 精神疾患の診断・統計マニュアル．医学書院，2014

大麻中毒

　大麻中毒の精神活性効果（抄出 4-2 を参照）は，吸煙による経気道的摂取であれば数分以内，焼き菓子などによる経口摂取であれば数時間以内にあらわれる。大麻が非合法に使用される物質であることに加え，耐性や代謝速度にも個人差があるため，摂取した量からその臨床効果を予測するこ

とは困難である。多くの使用者は，大麻使用後，最大で4時間にわたり中毒の状態を経験する。最も一般的な中毒作用は，軽度の多幸感や抗不安，気分の高揚を伴って「ハイになる」ことだろう。

　驚くことではないが，大麻使用者（特に初めての使用者）は，ときに不安やパニック，パラノイア，精神病的症状，不快を訴える。身体にあらわれる症状としては，高血圧，頻呼吸，食欲亢進，結膜充血，口腔乾燥などがある。

大麻中毒への対処

　患者のなかには，大麻使用によって促された激しい興奮状態で救急外来を訪れる人もいるだろう。大麻は，フェンシクリジンやコカインといった副次的な精神活性物質の影響で「修飾されている」ことも多い。そのような患者の場合，精神病，精神運動興奮，パラノイア，重度の不快，動悸など，より重篤な症状を発現する可能性がある。そうした場合の治療としては，暗く静かな部屋で環境刺激を制限する，あるいは，ベンゾジアゼピン（ロラゼパムなど）や抗精神病薬（ハロペリドール，リスペリドンなど）による薬物療法を用いて鎮静させるなどの方法をとるのが一般的である。

大麻使用障害の人口動態的予測因子

　思春期や青年期に大麻を試してみる若者は少なくないが，その大部分は大麻使用障害へと発展することはない。複数の長期的研究によって，最終的に大麻使用障害へと至る割合は，思春期や青年期の若者の1〜2％であることが明らかになっている（von Sydow et al. 2001）。

　あるオーストラリアの研究では，長期におよぶ大麻使用の危険因子として，男性，頻回の使用，若年での使用開始，不快感情を緩和する目的での使用，他の非合法薬物の使用が同定されている（Swift et al. 2000）。大麻

使用障害へと発展するリスクが最も高い年齢は，18歳である。

「ゲートウェイ・ドラッグ」理論

　これまで何人もの研究者によって築かれてきた理論がある。それは，大麻自体はさほど危険なものではないが，それを入り口（gateway）としてコカインやオピオイドのようなより危険な物質へ連鎖的につながっていくという理論である（Kaminer 2008）。これを聞くと，「初めからコカイン中毒者だったやつはいない」という昔ながらのいい回しが頭をよぎる。ただし，現在でも大麻が「ゲートウェイ・ドラッグ」であることがはっきり証明されたわけではない。複数物質の使用や精神障害の併存の影響を無視することはできず，その意味で，この種の研究はとにかくむずかしい。

大麻使用の医学的影響

　大麻使用の健康への影響については，多くの論文がそのページを割いてきた。軽度から中等度の大麻使用者に関していうと，医学的影響はごくわずかであるという研究結果が出ている。大麻使用ががんに与える影響については，疫学者とがん研究者との間で意見の一致を見ていない（Hashibe et al. 2005）。大麻使用による長期的な神経認知障害という観点では，2003年のメタ分析と1999年の疫学的研究があるが，どちらにおいても大麻が長期的な影響を与えることを示すエビデンスは見つかっていない（Grant et al. 2003）。しかし，2012年の大規模な前向き研究で，持続的な大麻使用と長期的な神経心理学的機能の低下との関連性を調べたところ，教育水準を調整を行った後でさえ，IQ値の有意な低下が見られた（Meier et al. 2012）。特に低下が著しかったのは，思春期に大麻使用障害を発症した者である。各国で大麻の合法化が討議されている今，神経認知への長期的な影響に関する研究を続けることが議論の重要な要素となるだろう。

大麻使用の精神医学的影響

　大麻使用が精神の健康に負の影響を与えることは，多くの研究によって示されてきた。2007 年にランセット誌（The Lancet）に掲載された系統的レビューでは，大麻使用者は非使用者に比べ精神病のリスクが著しく高いことが明らかにされている（Moore et al. 2007）。統合失調症患者を対象とした研究では，大麻を使用していた患者の方が発症時期が早いという結果も報告されている。なお，大麻がうつを誘発する可能性は明らかになっていない。

大麻使用の神経認知への短期的影響

　これまで大麻中毒が直接の死因とされた死亡事例の報告はない。しかし，大麻中毒に伴う注意力や集中力の低下が自動車事故を引き起こし，死亡者を出した例は，他の薬物の過剰摂取による事故死と同じくらいある。自動車の運転についていえば，大麻を使用しているドライバーは，そうでないドライバーに比べ，事故を起こす可能性が 7 倍に高まるという調査結果もある（Leggett and United Nations Office on Drugs and Crime 2006）。大麻中毒に関連して起こる精神運動制止の持続時間は，大麻で「ハイになる」時間よりはるかに長く，ときには摂取後 24 時間にもおよぶ。パイロットを対象とした研究では，大麻吸引後 24 時間は飛行シミュレーションの成績が低下したという結果が出ている。さらに懸念されるのは，被験者となったパイロットのうち，自らの運行能力に支障が残っていることを自覚できたのが，わずか 1 人だったという点である。残る 8 人は，自分の状態に問題はないと感じていたのである（Leirer et al. 1991）。

無動機症候群

　多くの論文が，大麻使用と無動機症候群と呼ばれる状態との関連性に言及している。現在のところ，大麻そのものが無動機症候群を誘発する可能性は立証されていない。無動機症候群を抱える人の多くは大麻使用障害に罹患しているが，併存するうつ病や年齢や性別によって異なる意欲といった要因をコントロールした研究を実施するのは，非常に困難である。

　子どもや若者の大麻使用は，学校中退，他の違法薬物使用，犯罪行為の増加，失業と関連していることが指摘されている。一方は大麻を使用し，他方は大麻を使用していない双生児を対象とした研究では，前者が大麻を断つことができると，社会人口動態的指標が後者と同じ水準まで戻るらしいことが示されている（Elkashef et al. 2008）。

大麻離脱症候群

　もう1つ，数々の論文で論じられてきたのは，大麻離脱症候群の有無である。新たに公表されたDSM-5（American Psychiatric Association 2013）では，大麻離脱症候群が定義されている（抄出4-3）。WHOのInternational Classification of Disease, 10th Edition（ICD-10，邦題『国際疾病分類第10版』；World Health Organization 1992）もまた，大麻離脱症候群の存在を支持している。大麻離脱症候群は，コカイン，精神刺激薬，コカイン離脱と同様に，不快ではあるが生命の危険は伴わない。

　大麻離脱の兆候（物質を断ってから2日以内）には，倦怠感，過眠，易刺激性，精神運動遅滞，食欲減退や体重減少，うつ，不安と，振戦，発汗，発熱，頭痛，悪寒などの身体的症状がある。離脱の症状は，物質使用をやめてから3週間後に消退する傾向にある。

抄出 4-3. DSM-5 における大麻離脱の診断基準

A．大量かつ長期にわたっていた大麻使用（すなわち，通常の場合，少なくとも数カ月間にわたる毎日またはほぼ毎日の使用）の中止
B．以下の徴候と症状のうち 3 つ（またはそれ以上）が，基準 A を満たしてから約 1 週間以内に発現する．
　(1)易怒性，怒り，または攻撃性
　(2)神経質，または不安
　(3)睡眠困難（例：不眠，睡眠を妨げる夢）
　(4)食欲低下，または体重減少
　(5)落ち着きのなさ
　(6)抑うつ気分
　(7)有意の不快感を引き起こす以下の身体症状のうち少なくとも 1 つ以上：腹痛，震え / 振戦，発汗，発熱，悪寒，または頭痛
C．基準 B の徴候または症状は，臨床的に意味のある苦痛，または社会的，職業的，または他の重要な領域における機能の障害を引き起こしている．
D．その徴候または症状は，他の医学的疾患によるものではなく，他の物質中毒または離脱を含む他の精神疾患ではうまく説明されない．

コードするときの注：ICD-9-CM コードは 292.0．大麻離脱の ICD-10-CM コードは F12.288．ICD-10-CM コードでは，大麻離脱は中等度または重度の大麻使用障害の存在下でのみ発生しうるという事実を反映して，中等度または重度の大麻使用障害の併存を必要とすることに注意せよ．大麻離脱を併存する軽度の大麻使用障害をコードすることは許されない．

Reprinted from *The Diagnostic and Statistical Manual of Mental Disorders*, 5th Edition, Washington, DC, American Psychiatric Association, 2013. Used with permission. Copyright ©2013 American Psychiatric Association. 日本精神神経学会（日本語版用語監修），高橋三郎，大野裕（監訳），染矢俊幸，神庭重信，尾崎紀夫，三村將，村井俊哉（訳） DSM-5 精神疾患の診断・統計マニュアル．医学書院．2014

大麻使用障害の治療

　大麻使用障害の治療には，入所型治療から短期通所型カウンセリングまでさまざまな選択肢がある．大麻には臨床的に危険な離脱症状はないため，解毒治療の必要はない．大麻使用障害の患者は，他の物質依存も併存している場合が多いことから，併用物質によって生じた問題をきっかけに治療を考える患者もいるであろう．併用物質に関する治療の際には，同時に大麻使用についても治療すべきことを念頭に置かねばならない．メサドン

を用いたオピエートアゴニスト治療プログラムで用いられることの多い，ハームリダクションに基づく治療法では，大麻使用障害の有病率があまりに高いために，そのケアにはほとんど力を入れないこともある。このやり方は，薬物依存の専門家の間でも議論を呼んでいる。国際的に認められているどの治療法を見ても，事実上の最終目標は大麻使用を断つことである。ただし，患者が使用中止を目指すなかで，短期間での達成がむずかしいと思われた場合にはハームリダクションが役に立つかもしれない。その場合はたとえば運転中や重機の操作中に大麻を使用しないことや，使用を週末や夜に限定することを目標にする方法もあるだろう。

心理社会教育

大麻使用障害治療の代表選手は，今も昔も変わらず，心理療法，動機づけ面接，集団療法といった心理社会的介入である。複数の研究が明らかにしているところによれば，心理療法で大麻使用を減らすことはできても，完全に断つのはむずかしいようである。動機づけ面接，認知行動療法，家族療法，集団療法についても，使用の低減に効果があることはわかっているが，目立って効果の高いものはない。いくつかのプログラムでは，継続的な断薬を誘導するために，報酬としてクーポン券（多くは金銭的な見返りと引き換え）を用いることの有効性を検討している。その結果，クーポン券を使用しないプログラムに比べ，成功率が高まることがわかった。しかしこの種の方法は，もちろん注目すべきものではあるのだが，実社会で大々的に実施するには，財源をいかにして確保するかという問題がつきまとう。

大麻使用障害のための薬物療法

抗うつ剤

ネファゾドンとブプロピオンの有効性を確かめるために，これまでいくつかのランダム化対照試験が行われてきた。いずれも大麻使用，大麻依存

重症度，大麻離脱症状のどの点においても有効性を示すことはできなかった（Elkashef et al. 2008）。

アセチルシステイン

データは単一の試験のみではあるが，それによれば，N-アセチルシステインは思春期前後の若者の大麻使用停止率を向上させうるという結果が出ている。これは，N-アセチルシステインが側坐核におけるグルタミン酸の生成を調整するためであると考えられる。しかし，アセチルシステインが大麻使用障害の治療薬として一般に使われるようになるには，さらなる研究が必要である（Gray et al. 2012）。

気分調整薬

ジバルプロエクスを用いた研究では，大麻使用障害への有効性を示す結果は出なかった（Haney et al. 2004）。

大麻アゴニスト治療

市販されているカンナビノイド・アゴニストのなかには，AIDS患者の痛み緩和や食欲増進，あるいは癌患者の化学療法誘発性嘔気の治療を目的として，米国食品医薬品局（FDA）の認可を受けたものある。そうした化学物質，特に経口THCは，大麻使用を中止する際の離脱症状と渇望の軽減にいくらか効果があることがわかっている。またTHCとロフェキシジン（米国では使用不可）を組み合わせて用いることで，離脱症状の防止と大麻使用再発の減少に効果があることもわかっている（Haney et al. 2008）。現時点では，大麻アゴニストを大麻使用障害の治療に使うことは認められていないが，この分野の研究は今も続けられている。ただ残念なことに，オピオイド使用と大麻使用とを比べれば，両者の死亡率や犯罪性には大きな差がある。大麻使用障害のためのアゴニスト治療が，検討すべき健康政策の一環として国会議員の注意を引く確率は低いだろう。

大麻使用障害の自然経過

　大麻使用障害の基準を満たしたのが大学時代であった場合，専門家の介入がなくとも大麻使用をやめられる人が多い。この事実はときに大麻使用障害治療の逆風となる。大麻使用障害という疾患には正当性がないとか，「簡単に克服できるもの」と考えられ，専門家の助けを借りるまでもないと思われてしまうのだ。だが残念ながら，何年にもわたって大麻を乱用していれば，長期間使用をやめられている確率は格段に低くなる。ある研究によると，大麻を長年常用（最長で15年）していた患者の50％は，14週間の通所型治療プログラムの後，再び習慣的な使用を始めたという（Swift et al. 2000）。目に見える身体へのリスクがないことが，大麻乱用者と治療の間に立ちはだかる大きな壁である。

治療中の大麻モニタリング

　どんな物質使用障害についてもいえることだが，患者の治療に対する反応のモニタリングは重要である。依存性薬物のクリニックで繰り返し唱えられるフレーズは，「信ずれども確認は欠かさず」である。大麻使用障害の兆候や症状は，他の物質使用障害や精神疾患のそれと重なることが多いため，評価と治療には客観性のある薬物検査が欠かせない。大麻化合物の検査は血液，尿，口腔粘膜，毛髪のいずれでも行うことができる。科学捜査機関や政府機関のなかにはより進んだ証拠採取技術を用いるところもあるが，最も広く使われ，同時に最も安価でもある大麻の検査方法は，依然として尿検査である。大麻は脂溶性という特性をもつため，体液中にゆっくりと放出される。その結果，多用者であれば使用中止後から数カ月経っても，より軽度の使用者であれば最大で10日経っても，尿検査に陽性を示すことになる。偽陽性の存在を訴える患者がどれほどいようとも，現代の検査技術ならその可能性は皆無である。

大麻使用障害の予防

どうすれば学齢期の子どもが将来,大麻に手を出さないようにできるのか,その最も有効な予防策を探る試みが,これまで数多くなされてきた。4つの先行研究のメタ分析を行ったある研究では,6年生と7年生(中学1年生)に積極的な介入を行うと,その1,2,5,6年後の大麻使用追跡調査において大麻の経験率が有意に低下することがわかった(Elkashef et al. 2008)。昨今の大麻合法化の動きが将来的に若者の大麻使用にどのような影響を与えるかは,これから明らかになってくるであろう。

臨床例1

デリックは23歳の黒人男性である。大麻使用歴は5年で,本人の申告によると,過去3年間は1日に5〜10本のマリファナたばこを吸っているという。初めて使用したのは18歳のとき,とあるパーティーの席上だった。当時デリックは,米国北東部にある有名私立大学の1年生だった。そこでデリックはマリファナたばこがもたらす社交における好ましい効果を気に入り,これまで抱えてきた社会的な不安が和らぐのも感じたという。さらに,大麻を吸うことで音楽の響きが増幅され,ラッパーが伝えるメッセージにより感情移入できる気がしたともいう。大麻の使用を始めた後,すぐに何か問題が起こるようなことはなかったが,それでもデリックは,毎日吸っているわけではないから大丈夫と,すでに自分のなかで大麻使用の正当化を試みていた。本人の言葉を借りると,「ツリー(tree)*は週末に友達と吸うだけで,大学の勉強にも支障はない」という弁明だった。しかし,時間の経過とともに耐性と頻度は増し,週末だけでなく平日にも使ってしまうことも出てきて,最終的には毎日使うまでになった。

デリックの大麻使用頻度が上昇曲線を描くにつれて,授業への出席回数

＊注:マリファナの俗称。1994年にニューヨーク州のブルックリンで使われ始めた。

と成績はそれに伴って下降した。仮進級の措置を取ってもらってもなお意欲と気力が湧かず，授業の欠席が続いた結果，成績不振が理由で退学処分となった。実家に戻ったデリックは，自分の薬物使用と収入を支えるため，自分でもマリファナを売り始めた。それからの1日の過ごし方は，遅くまで寝て，大麻を吸い，大麻を売り，いくつものナイトクラブを巡るというものだった。特筆すべきは，徐々に違法行為が増え，処方薬も扱うようになっていったことであろう。デリックはニューヨークで夜遊びする人間の間では知られた存在となったが，その後，販売と輸送を目的とした規制薬物の所持で逮捕，起訴され，4年から8年の不定期刑に処された。収監場所はニューヨーク州立刑務所である。仮釈放は2017年まで行われない。

デリックの話は悲劇であるが，刑務所にいる間に心理評価が行われれば，その結果によっては，薬物乱用と精神衛生に対するケアのため，治療施設に紹介してもらえる可能性もある。無害という迷信があるが，実際には，マリファナは他の薬物と変わらない破壊的な影響をもたらしうる物質である。デリックはいう。「マリファナを吸ったらどうなるか知っていれば，5年前にマリファナたばこが回ってきたとき，もっとよく考えていたと思う。これから4年半は，あのときの自分の選択を思い知らされることになる。正確にいえば，選択肢をもっていなかったことを，かな」。

臨床例2

デイヴは9年生（中学3年生）のとき，成績優秀でさまざまな課外活動を行っていた。クラスでは人気者だったし，テニス，野球，サッカーが得意だった。読書も映画も好きで，両親と旅行に行くのも好きだった。デイヴは誰もが認めるよい子だった。両親はその頃を振り返り，高校へ進む息子が何か大きなこと成し遂げるだろうと期待していたと述べている。一方デイヴが振り返ったのは，高校生になって初めて参加したパーティーであ

る。場所はマンハッタンの高級アパートだった。主催した生徒の両親が週末家を空けるというので，そのアパートは全校生徒が集まったようなにぎわいを見せていた。アルコール，たばこ，そしてマリファナが回され，他の生徒がそうしていたように，デイヴもそれを1つずつ試していった。

　数カ月後，デイヴはほぼ毎週末マリファナを吸うようになっていた。「だからって何かが変わったわけじゃない。みんなそうしてたっていうだけだよ」とデイヴは語った。高校でも優秀な成績は維持され，東海岸の有名大学に入学した。しかし大学が始まると，状況は徐々に低下していった。デイヴは，「ふつうの大学生がそうするように」，飲酒もしていた。週末に行われる学生社交クラブのパーティーに出れば，たいていは大量に飲むはめになるので，つらい二日酔いを避けるため，朝起きて授業に行かなくてはならない平日は，できるだけ飲まないようにしていた。しかしマリファナの方は，3年生になる頃には就寝前の使用がほぼ習慣化し，授業前に吸う日も多くなったという。そう語ったデイヴは，しかし成績に影響は見られなかったと急いで言葉を継いだ。健康状態もよかったし，友人もいたし，すべて問題はないように感じていた。

　大学卒業が近づくにつれ，友人たちは忙しく就職や進学の計画を立てていた。優秀で名高い大学だったため，マンハッタンの有名銀行や有名コンサルティング会社の面接を受ける同級生も多かった。一方，「申込用紙の記入だってしなかったことは覚えてるよ。ただのんびりしたかったんだと思う」というデイヴは，卒業後ニューヨーク市へ戻り，両親のマンションにある懐かしい自室へと収まった。そして，マンハッタンのロウアーイーストサイドにある流行のレストランでウェイターの職を得た。デイヴにとってその仕事は刺激に欠けたため，シフト前には必ずマリファナを吸った。デイヴは22歳にして，とうとう毎日朝昼晩，マリファナを吸うようになったのだった。マリファナの入手に困ることはなかったし，薬物所持で逮捕されることもなかった。のちに本人が語ったように，「街でマリファナを吸っていても，気にするやつはいない。ぜんぜん大きな問題じゃないんだ」。

筆者が初めて会ったとき，デイヴは30歳になっていて，大麻乱用と大麻依存の治療のためニューヨーク市にある薬物・アルコールのリハビリ施設に入所していた。本人の申告によると，コカイン（1回）やマジックマッシュルーム（数回）など，大麻以外の違法薬物を使用したこともあるが，違法なオピオイドやメタンフェタミン（覚せい剤）の使用経験はないとのことだった。アルコールはつき合いで飲み（友人と週にビールを2，3本），たばこは1日1箱吸っていた。デイヴは全米で最も優秀とされる大学の1つを卒業し，比較文学と経済学の学位をもつにもかかわらず，ウェイター以外の職に就いたことがなく，出会ったときは失業3年目だった。「大学時代の友人はみんなマリファナをやめた。おれはどうしてもやめられないんだ」と本人が語った通りである。

　デイヴは30日間の入所型治療プログラムを終了した。このプログラムは，動機づけ面接の手法を基盤とする集団心理療法および個人心理療法を専門にしていた。デイヴの回復の経過は目覚ましいもので，薬物投与がまったくない状態での帰宅となった。退院から90日後には，完全に薬物を断ったことが認められ，数度にわたって尿検査結果が陰性だったことがその報告を補強した。デイヴはその後，ある書店の正社員となり，今は高校教師になることを目指して大学院の授業も受講している。たばこは吸わなくなり，ニューヨークシティマラソンに参加するためのトレーニングを行っている。

考　　察

　デリックとデイヴの例は，いくつもの点で多くの患者，医療従事者の共感を呼ぶことであろう。2人とも大麻との出会いはまったく典型的で，高校時代のパーティーの席だった。依存の進行は潜行性で，何年も経つまでほとんど気づかれることはなかった。2人とも大麻使用に起因する身体症状は見られず，成人期初期までかなりの健康体を維持していた。特にデイ

ヴの場合，おそらく数年にわたる喫煙が原因で運動するのがつらくなっていたことを除けば，まったく健康な若者だった。刑事司法と関わったこともないし，大麻の依存と乱用以外，精神障害の診断を受けたこともない。だが，それでもデイヴとデリックは，大麻に人生の少なくない部分を台なしにされたと，われ先に競って訴えるはずである。デイヴは青年期を完全に大麻の影響のもとで過ごした。デリックは今も刑務所に収監されたままである。デイヴは22歳のときから，出席したすべての結婚式で，すべてのガールフレンドとのすべてのデートで，その間にとったすべての食事の席で，ハイだった。本人がいうように，「ハイではないデイヴなんていなかった」のだ。

　子どもがマリファナを試すのは，思春期の初期から後期にかけてであることが多い。その時期は，適応と他者の視線という2つの社会的プレッシャーに満ちた成長段階にあたる。デリックがまさにそうで，マリファナを吸うことでずっと抱えていた社会的不安が和らいだと述べている。精神疾患の家族歴もなく，精神保健サービスを利用したこともなかったが，未診断の全般性不安障害を抱えていた可能性もあるだろう。また習慣的な大麻使用は，動機や熱意，目的を達成しようというやる気を奪っていく。その結果，違法薬物使用（例：ヘロイン，オキシコドン，クラックコカイン，アルプラゾラム）や，依存状態を維持するための不適応行為へとつながることもある。

　大麻のゲートウェイ・ドラッグたる所以は複数ある。たとえば，シャイで臆病な少年少女にとって，マリファナの回し呑みは仲間との出会いのきっかけになるだろう。それは，アイデンティティ——生まれ育った家庭から与えられたものと衝突するかもしれないアイデンティティの確立を許すのである。また，さらに重要な点として，まだ診断されていない精神障害に対する自己治療薬として使われることもある。

　患者，特に若者の大麻使用障害を見抜くのはきわめてむずかしい。潜在的な依存を示唆する行為を「典型的な若者の行動」と区別して浮き上がら

せるのは，実に骨の折れる作業である。さらに前述の通り，大麻使用者の大半はいずれ自分で回復していく可能性が高い。多くの研究が，結婚，昇進，子どもの誕生といった「現実世界の」イベントが，大麻依存の回復によい影響を与えると推測している。しかし残念なことに，その裏ではデイヴやデリックのような例も必ず存在し，われわれ専門家による継続的な治療を必要としているのである。

【要点のまとめ】

- 大麻に含まれる精神活性成分は，Δ-9-テトラヒドロカンビノール（THC）である。THCは脳のいたるところに存在する内因性Gタンパク質共役受容体（CB1）に結合する。
- 大麻中毒の治療のためには，暗く静かな部屋で環境刺激を制限する方法，またベンゾジアゼピンや抗精神病薬を用いて精神薬理的に鎮静させる方法も考えられる。
- 大麻を継続的に使用している患者は，そうでない患者に比べ，他の精神活性物質を乱用している可能性が高い。
- 多くの研究によって，大麻使用の精神衛生への悪影響が指摘されているが，長期的な神経認知障害の存在は証明されていない。
- 大麻使用障害は，コカインやオピエートといったより危険な物質使用へと発展していく可能性がある。
- 子どもや青年の大麻使用は，学校中退，他の違法薬物使用，犯罪行為の増加，失業と密接な関係がある。
- 大麻中毒を直接の原因とする死亡例は報告されていない。しかし，大麻中毒による集中力の低下に起因する交通事故による死亡者数は非常に多い。
- 大麻使用障害の治療方法は，入所型治療から短期の通所型カウン

> セリングまで幅広い選択肢がある。
> ●大麻使用が長年にわたると，長期的に大麻を断つことができる確率は格段に下がる。

練習問題

4.1 ジェニーはプライマリケア医のもとを訪れ，およそ3年間大麻に依存していることを打ち明けた。相談のきっかけは，夫との間に子どもをもつことを考え始めたためであった。ジェニーは治療方法に関するアドバイスを求めている。この患者に最も適した治療は次のうちどれか。

A．1日150 mgのブプロピオン服用を2週間続ける。その後1日300 mgに増やし，8週間続ける。

B．大麻使用にはどんな医学的影響もないことを伝え，安心させる。

C．地元にある物質乱用患者向けの施設を紹介し，心理社会的カウンセリングのための聴き取りの予約を取ってもらう。

D．より詳しい評価のために，地元の精神科医のもとへ送る。

解答 ▶▶▶ C

Aは，大麻乱用にブプロピオンのような抗うつ剤が有効であるかどうかは明らかになっていないため誤り。Bは，確かに大麻使用はどんな医学的問題とも関連づけられていないが，広範な社会的問題は引き起こしうるためである。Dについては，何カ月，何年にもわたり自分をだまし続け苦しんだ後，ようやく物質乱用を打ち明ける患者が多い。患者のほとんどは自分の病気に対する態度が非常に曖昧である。臨床医は動機づけのある患者を素早く見抜かなくてはならない。そのまま精神科へ行かせれば，治療の開始が遅れ，その間に動機づけが失われるおそれがある。

4．2 ダグは35歳の成功したコンピュータープログラマーで，最近NASAと契約を結んだ。雇用前の適性審査の一貫として，1カ月後に尿中薬物検査が行われるが，ダグは何年も大麻を使用しているため，検査に引っかかることを心配していた。そこで今，大麻の「解毒」について相談している。この患者に対する最も適切なアドバイスは次のうちどれか。

A．すぐに大麻吸引をやめ，体内の大麻を「洗い流す」ために市販のマルチビタミンを買うよう勧める。おそらく検査は通るだろう。

B．大麻離脱症候群の可能性を説明する。大麻使用を止め，離脱の症状があらわれた場合は対症療法を受けるよう勧める。検査に関する指導は行わない。

C．「ゆっくり下へ降りる」ことができるよう，毎日少しずつ吸引の量を減らすことを勧める。検査の1週間前には十分薬が抜けているだろう。

D．N-アセチルシステイン1,200 mgを1日2回，4週間分処方する。尿検査前には「十二分に水分補給しておく」よう助言する。

解答 ▶▶▶ B

Aは，マルチビタミンをはじめとする市販の「解毒」サプリメントは，どんな疾患についても米国食品医薬品局の認可を受けていないため誤り。また，大麻を何年にもわたって慢性的に多用してきたダグの場合，検査に引っかかる可能性の方が圧倒的に高い。このような使用者は，数カ月物質を断った後でさえ尿検査が陽性と出ることがある。Cは，毎日の摂取量を徐々に減らしたところで，大麻離脱に影響はないため誤り。Dは，N-アセチルシステインは進行中の心理社会的カウンセリングを補強する目的でのみ用いられるため誤り。尿検査前の水分補給も無意味である。

4.3 大麻使用障害に対して最も効果があるとされている治療法は次のうちどれか。

A. 動機づけ面接
B. グループカウンセリング
C. 社会心理的教育
D. 選択的セロトニン再取り込み阻害薬（SSRI）
E. A，B，C はいずれも有効

解答 ▶▶▶ E

Dは，抗うつ剤は大麻使用障害の治療に効果がないため誤り。

第5章 幻覚薬

――オズワルドの精神地帯(マインドフィールド)：幻覚薬中毒患者の1例――

Elias Dakwar, M.D.

「幻覚薬」という用語が指すものには，さまざまな物質がある。そのすべてに共通する一義的な作用は，知覚，経験，意識における独特の変化である。後ほど作用の神経生物学や現象学にも触れるが，その前に1つ強調しておくべきことがある。幻覚薬と呼ばれる薬物はその名前とは裏腹に，幻覚（つまり，現実世界に指示対象がないにもかかわらず現実として経験される感覚現象）を生じさせることはほとんどない。サイケデリック（psychedelic：精神発現薬），ファンタスティカント（phantasticant：幻想誘発薬），オネイロゲン（oneirogen：夢生成薬），せん妄発生薬（deliriant）といった「幻覚薬」に代わる名称が提案されてきたのは，そうした事情からである。しかし，今も医療の現場では幻覚薬（hallucinogen：ラテン語で精神のさまよいや夢見をいう alucinor が語源）という呼び方が最も一般的である。本章でも，この名称の限界を承知のうえで，あえてそれに倣うことにしたい。

本章で扱う臨床例の背景説明は，他章と比べるとやや冗長に感じられるかもしれない。だがそれは，この一風変わった薬物に付随する複雑さとニュアンスを，できるだけ正確につかんでいただくためである。その土台があれば，オズワルドの症例（実在の患者がモデルである）がいかに微妙なむ

ずかしさを含んでいるかを，よりよく理解できるであろう。背景説明のなかでは，産業革命以前の集団における幻覚薬使用，および1960年代の米国における幻覚薬使用の文化史にも簡単に触れる。幻覚薬の社会文化的重要性を理解するのに役立つはずである。オズワルドの例でも見ていくが，社会文化的要因は幻覚薬使用の重要な一側面を成しており，治療の際のアプローチ方法についても貴重な手掛かりを与えてくれる。

分類と作用

幻覚薬は，(1)分子構造，または(2)その直接的な神経生物学的活動によって分類される (Bakalar & Grinspoon 1997)。最も一般的な下位分類は2つ，インドールとフェネチルアミンである。インドールにはリゼルグ酸ジエチルアミド (LSD)，ジメチルトリプタミン (DMT)，シロシビン，イボガイン，ハルマリンがある。フェネチルアミンには，メスカリンのような自然に発生する化合物や，4-ブロモ-2,5-ジメトキシフェネチルアミン（2C-B），3,4-メチレンジオキシ-N-メチルアンフェタミン（MDMA），3,4-メチレンジオキシアンフェタミン（MDA），2,5-ジメトキシ-4-メチルアンフェタミン（DOM）などがあり，こうした合成薬物は今もその数を増し続けている。

古くからある幻覚薬は，5-HT_{2A} セロトニン受容体の直接的なアゴニストとして作用するもので，シロシビン，LSD，メスカリン，DMTなどがこれに当たる。どれも神経生物学的活性は共通しているが，入手方法は大きく異なる。たとえばシロシビンは，ある種のキノコから抽出される。DMTは南米のつる草の一種に含まれているが，松果体において内因的に生成もされる。メスカリンは米国南西部に生息するサボテンの一種から抽出され，麦角誘導体であるLSDは化学的に合成される。

幻覚薬の精神活性作用は，セロトニン放出や不特定のセロトニン受容体の活性化によって起こる場合もあり，MDMA（別名エクスタシー，モリー）やフェネチルアミンのいくつかがこれにあたる。ケタミン，フェンシクリ

ジンなどの解離性麻酔薬のように，グルタミン酸の調整を行う N-メチル-D-アスパラギン酸（NMDA）受容体による場合もあれば，カンナビノイド受容体の活性化による場合もある。また，サルビア・ディビノラムのように，カッパ受容体のアゴニスト作用による場合もある。もちろん，幻覚薬の作用の生じ方はこれだけではない。他にもまったく別のメカニズムをもつ化合物もある（例：亜酸化窒素，ベニテングタケ）。しかし興味深いことに，最近のある研究では，一見まったく異なる神経生物学的活動を行う種々の幻覚薬が，その最終局面においては前頭前野のグルタミン酸調節という共通の過程を経ていることが示唆されている（Vollenweider & Kometer 2010）。

幻覚薬の場合，化合物の違いが精神活性作用の違いという結果を生むことがある（抄出5-1および5-2を参照）。同じ下位分類にある化合物（例：DMTとシロシビン）でさえ，まったく異なる影響を引き起こす可能性がある。したがって，幻覚薬それぞれの独自の作用を細かく分析しようとすれば，本章には収まりきらない。ここでは代わりに，すべての幻覚薬に共通して潜在する効果に言及したいと思う。古くからある各種幻覚薬は，典型的には最も広範な作用を見せる下位グループである。

幻覚薬が引き起こす変化は3種に分類できるが，2種以上が同時にあらわれる場合もある。幻覚薬経験者の話を聞くと，意識変容の発現には段階があり，ある種類の変化の発現には別の種類の発現が条件となっているという。最初にあらわれる最も基本的な変化は知覚変化である。これには，感覚現象の強大化，隠れた現象（例：ふだんなら注意を払わないような模様や質感）に対する感受性の増大，時間や空間の認識の変化，共感覚に見られるような感覚の融合，直感像（例：らせん，さまざまな図形，唐草模様）の生成，美的観賞力の増大，（現実検討を保ったままの）偽幻覚，身体感覚の変化などがある。

第二の変化は，経験的なものである。気分の変化（多幸感,浮かれ,恐怖,不安），他者との関連性の変化（共感，疎外，連帯，融合），哲学的つまり

抄出 5-1. DSM-5 におけるフェンシクリジン中毒の診断基準

A．フェンシクリジン（または薬理学的に同様の物質）の最近の使用
B．臨床的に意味のある問題となる行動変化（例：反抗性，攻撃性，衝動性，予測困難性，精神運動興奮，判断力低下）が，フェンシクリジン使用中または使用後すぐに発現する．
C．以下の徴候または症状のうち2つ（またはそれ以上）が，1時間以内に発現する．
注：その薬物が喫煙，"鼻腔吸引"または静脈注射で使用された場合には，発現は特に急速であるかもしれない．
(1)垂直の，または水平の眼振
(2)高血圧または頻脈
(3)知覚麻痺または痛みへの反応の低下
(4)運動失調
(5)構音障害
(6)筋強剛
(7)てんかん発作または昏睡
(8)聴覚過敏
D．その徴候または症状は，他の医学的疾患に起因するものではなく，他の物質による中毒を含む他の精神疾患ではうまく説明されない．

コードするときの注：ICD-9-CM コードは 292.89。ICD-10-CM コードは併存するフェンシクリジン使用障害の有無による。軽度のフェンシクリジン使用障害が併存する場合，ICD-10-CM コードは F16.129 となり，中等度または重度のフェンシクリジン使用障害が併存する場合，ICD-10-CM コードは F16.229 となる。フェンシクリジン使用障害の併存がない場合には，ICD-10-CM コードは F16.929 となる。

Reprinted from *The Diagnostic and Statistical Manual of Mental Disorders*, 5th Edition, Washington, DC, American Psychiatric Association, 2013. Used with permission. Copyright ©2013 American Psychiatric Association. 日本精神神経学会（日本語版用語監修），高橋三郎，大野裕（監訳），染矢俊幸，神庭重信，尾崎紀夫，三村將，村井俊哉（訳）DSM-5 精神疾患の診断・統計マニュアル．医学書院，2014

存在意義に関する悩み，洞察力の向上，解離，妄想様観念や過剰に価値が付与された観念の発現（例：もうすぐ世界が終わる），被暗示性，過去にあったまたはすでに解決とした思われる対立の復活，臨死体験や誕生体験などがある．

　第三は，神秘体験や超個人体験である．精神性や神秘思想の高まりを特徴とし，歴史上の神秘主義者や宗教家たちが報告している経験と類似する

抄出 5-2. DSM-5 における他の幻覚薬中毒の診断基準
A．幻覚薬（フェンシクリジン以外）の最近の使用
B．臨床的に意味のある問題となる行動変化または心理学的変化（例：顕著な不安または抑うつ，関係念慮，"正気を失う"という恐怖，妄想様観念，判断力低下）が，幻覚薬使用中または使用後すぐに発現する．
C．覚醒および注意が十分保たれる状態で出現する知覚の変化（例：知覚の主観的な増強，離人症，現実感消失，錯覚，幻覚，共感覚）が，幻覚薬使用中または使用後すぐに発現する．
D．以下の徴候のうち2つ（またはそれ以上）が，幻覚薬使用中または使用後すぐに発現する．
　(1)瞳孔散大
　(2)頻脈
　(3)発汗
　(4)動悸
　(5)霧視
　(6)振戦
　(7)協調運動障害
E．その徴候や症状は，他の医学的疾患によるものではなく，別の物質による中毒を含む他の精神疾患ではうまく説明されない．

コードするときの注：ICD-9-CM コードは 292.89．ICD-10-CM コードは併存する幻覚薬使用障害の有無による．軽度の幻覚薬使用障害が併存する場合，ICD-10-CM コードは F16.129，中等度または重度の幻覚薬使用障害が併存する場合，ICD-10-CM コードは F16.229 である．幻覚薬使用障害の併存がない場合には，ICD-10-CM コードは F16.929 である．

Reprinted from *The Diagnostic and Statistical Manual of Mental Disorders*, 5th Edition, Washington, DC, American Psychiatric Association, 2013. Used with permission. Copyright ©2013 American Psychiatric Association．日本精神神経学会（日本語版用語監修),高橋三郎，大野裕（監訳），染矢俊幸，神庭重信，尾崎紀夫，三村將，村井俊哉（訳）DSM-5 精神疾患の診断・統計マニュアル．医学書院，2014

性質をもつ．このカテゴリーには，ステレオタイプ的な物事の捉え方に対する苦悩や葛藤，人生は根本的に不条理であるという感覚，完全な虚無への没入，神聖な存在を感じる感覚，精神的恍惚，時空間の超越，明瞭な理解（例：言葉や概念のおよぶ範囲を超えた知識），自我の消滅，圧倒的な有限性や業の深さの感覚，神聖なものとの一体感，霊魂再生，価値観の再評価，贖罪，形而上学的または宇宙論的推論などが含まれる．シロシビンに関する最近の研究によると，こうした経験に感じた意義は簡単に薄れる

ものではなく，1年が経過した時点でも，誰もが人生でもっとも重要な経験だったと述べたという（Griffiths et al. 2006）。

　事例報告を見ていると，幻覚薬による変化の内容をある程度決定する要因として，個人の心理状態や過去の経験，期待，意図，特性（セット）と，変化が起こる環境（セッティング）があるようである。（セッティングには同席者や経験の導き手も含まれる）。セットとセッティングはまた，幻覚薬体験が心地よく充実したもの（「グッドトリップ」）になるか，不快で心をかき乱されるもの（「バッドトリップ」）になるかを決める重要な要因であるとも考えられる。

幻覚薬の文化史

　多くの精神活性物質がそうであるように，幻覚薬もさまざまな文化の伝統のなかで，重要な，そしてときには神聖な地位を与えられてきた（Bakalar & Grinspoon 1997）。幻覚薬の独特な作用は，特に神秘体験を作り出す点で，宗教儀式，通過儀礼，治療の儀式などと相性がよいのである。たとえばベニテングタケは，シベリアのシャーマンが行う儀式で重要な役割を担うほか，スカンジナビアでは戦いの直前に集団としての士気や攻撃性を高めるために用いられてきた。アフリカのいくつかの部族では今日でも治療や予言にイボガインが使用されている。さらに考えを進め，やや疑わしくはあるものの，古代のギリシャのエレウシスの秘儀では，麦角由来の幻覚作用をもつ醸造酒が使われていたのではないか，ヴェーダの祭祀に登場する天与の薬ソーマは，実は幻覚成分を含むキノコだったのではないかと推測する研究もある。

　幻覚薬の儀式や習慣への取り入れという点で，世界的に見ても特に多様で揺るぎない歴史をもつのは，アメリカ大陸の先住民族である。おそらく大陸に自生する精神活性物質の豊富さが原因だろう。アステカ族のようなメキシコの部族は，何千年にもわたりシロシビンを含有するキノコの使用

を儀式化していた。ペヨーテ（メスカリン）やサルビアが使われていたこともわかっている。DMT を含有するアヤフアスカ，別名ヤエーという植物は，アマゾンの部族が行う宗教儀式やシャーマンの儀式に欠かせないものであった。米国では DMT もメスカリンも違法薬物だが，政府が部族や宗教の礼拝儀式を正しく執り行うために必要と認めた場合，自然に生息する形での使用は合法とされることもある。

　こうした文化的背景は，20 世紀後半の米国で幻覚薬がどのように受け止められていたかを理解するうえで重要となる（Bakalar & Grinspoon 1997）。元々はその治療効果を知るために，さらにその裏では化学兵器としての用途を探るために研究されていた幻覚薬だが，1950 年代後半から 1960 年代にかけて急増した若者の政治的運動や新しいライフスタイル，反体制文化と結びつけられることで，世間の批判的な視線を集めるようになった。そうした悪印象は，メスカリンやシロシビンに押された烙印——それは「原始的な」先住民族の使うものと見なされていたためでもあるし，忘れがたい個人的なスピリチュアル体験を即座に生じさせる幻覚薬というものが，当時主流だったユダヤ・キリスト教のシステム（組織を媒介にして宗教と関わるというもの）を脅かしかねなかったためでもある——によっていっそう強化された。複数の研究がアルコール依存治療における LSD の有効性に言及していたが，それでも流れは止まらず，1960 年代後半までには幻覚薬の大半が違法と分類し直され，医療的観点からの研究も中止に追い込まれた。

　幻覚薬の非合法化を支えたのは，証拠がないにもかかわらずその後も国民の意識に残ることに成功した，さまざまな主張である（Sadock et al. 2009）。幻覚薬は染色体を損傷する，先天的な脆弱性をもたない人にも持続的な精神障害を引き起こす，繰り返し使うことで認知機能障害に発展する，自殺，殺人，放蕩の原因になる，統合失調型の人格変化につながるといった懸念の声は，結果的に 1960 年代以降の幻覚薬の神秘化に一役買うこととなった。そしてそれにより，ときに正しい科学的，臨床的理解が阻

害されるという事態が起こってしまっている。しかしもちろん，だからといって幻覚薬のリスクが否定されるわけではなく，社会的懸念が無意味というわけでもない。

有害作用と乱用

　近年実施された米国の世論調査では，幻覚薬は思春期後半から青年期にかけて使用する者が最も多く，12年生（高校3年生）では実に11%が少なくとも一度の使用経験があること，またその使用形態は散発的使用，または集団での機会的使用，あるいは不定期な使用であることが示唆されている（Galanter & Kleber 2008）。常用者でさえ週に2, 3度以上は使用しない。また，青年期を過ぎても使用が続くことはまれである。ケタミン，亜酸化窒素，ある種のフェネチルアミン，大麻（本書第4章で取り上げられている）といった特殊な物質を除くと，幻覚薬使用では生理的依存性も耐性も生まれず，依存現象が見られることはほとんどない。薬物乱用の動物モデルでは，古典的な幻覚薬による依存のリスクは明らかにされていない。幻覚薬は自己投与されず，条件付け場所嗜好性も生理的依存性も生じず，報酬回路からのドーパミン放出につながることもない（Bakalar & Grinspoon 1997；Galanter & Kleber 2008；Sadock et al 2009）。

　しかし人間の場合，幻覚薬乱用は見られることがある。そうしたケースは，思慮を欠いた使用の結果，社会的，医学的，または心理的な障害に発展する可能性をはらんでいる。幻覚薬の一般的な有害作用には，不安や不快気分，経験そのものに束縛されること，消極的，無秩序，優柔不断，不適切な行動など行動のコントロールを失うことなどがある。まれに，急に持続的な不安状態に陥ることや，元々の脆弱性を抱えている人の場合には感情障害，心理障害が起こることもある。特に珍しい有害作用としては，フラッシュバック（幻覚薬持続性知覚障害）がある。突然の発現，機能障害，知覚変化（通常は一時的）を特徴とする。知覚変化は幻覚薬の作用による

抄出 5-3. DSM-5 における幻覚薬持続性知覚障害の診断基準

A．幻覚薬中毒中に体験した知覚症状の1つ以上を，幻覚薬使用中止後に追体験すること（例：幾何学的幻覚，視野周辺部での動きの知覚の誤り，色彩の閃光，色彩の増強，動いている物体の像の軌跡，強い残像，物体周囲の光輪，巨視症，微視症）
B．基準Aの症状が，臨床的に意味のある苦痛，または社会的，職業的，または他の重要な領域における機能の障害を引き起こしている。
C．その症状は他の医学的疾患（例：脳の解剖学的損傷および感染症，視覚性てんかん）によるものではなく，他の精神疾患（例：せん妄，認知症，統合失調症）または出眠時幻覚ではうまく説明されない。

Reprinted from *The Diagnostic and Statistical Manual of Mental Disorders*, 5th Edition, Washington, DC, American Psychiatric Association, 2013. Used with permission. Copyright ©2013 American Psychiatric Association. 日本精神神経学会（日本語版用語監修），高橋三郎，大野裕（監訳），染矢俊幸，神庭重信，尾崎紀夫，三村將，村井俊哉（訳）DSM-5 精神疾患の診断・統計マニュアル．医学書院，2014

体験を思い起こさせるものだが，こちらは急性効果が消退した後，かなり経ってから発現する（抄出5-3）。この現象の原因はよくわかっていない。幻覚薬に起因する外傷的苦痛の再体験と捉える精神病理学者もいるが，幻覚薬に誘発された神経可塑性が病的な形であらわれたものではないかという見解もある。幻覚薬乱用とは，こうした有害作用のいずれかが繰り返し起こり，医学的あるいは心理社会的障害といえるまでになっているにもかかわらず，幻覚薬の使用を続けている状態を指す。

　幻覚薬の有害作用のなかで最も深刻なのは，MDMAの有害作用である。MDMAを使用すると体温が危険なレベルまで上昇することがあり，そうなった場合，心臓や脳に対する毒性が生じるおそれがある。急性治療として体温を下げる処置が不可欠である。

　このような有害作用を考えると，医療従事者が問題ある幻覚薬使用を発見する経路が見えてくる。幻覚薬に起因する心身の苦痛のほとんどが急性であるため，幻覚薬による急性中毒症状への対処が行われるのは，救急外来であることが多い。一方，幻覚薬を使用すること自体の問題については一般外来で扱われる可能性が高い。幻覚薬使用が生活の重要な領域において機能障害を引き起こしていることに使用者（または心配した友人や家族）

が気づいて来院するためである。先に述べたように，特定の幻覚薬（ケタミンなど）は依存につながることもある。しかし，使用者自身が幻覚薬使用の治療を望んだり，聞かれてもいないのに自ら進んで幻覚薬使用の経歴を医療従事者に語ったりすること——物質使用のケースでは決して珍しくない出来事——は通常ない。このような臨床上のむずかしさ，そして，それにどう対処すべきかという点は，以下の症例を見ていくなかで明らかになっていくだろう。

臨床例

　オズワルドは22歳の白人男性である。同居していた両親に連れられて都市部の大病院の救急外来を訪れたときには，一見すると，これといった悩みはなさそうに見えた。わかる限りでは，身体疾患の病歴も精神疾患の病歴もなく，精神障害の家族歴もなかった。薬を服用中ということもなかった。尿検査はすべての薬物に対して陰性で，血液検査などの諸検査，身体診察，バイタルサイン確認の結果は，すべて良好であった。

　40代前半の母親は不安そうな様子で，外来の主任看護師に，最近息子の行動がおかしいのだが，何か薬物——おそらくサイケデリックの類——を使ったせいではないかと心配しているのだと語った。特に目立った変化としては，完全菜食主義に切り替え，ひげを剃るのをやめ，ハンドドラムの演奏と詠唱の練習を始め，本人が「生態的相互関連性」や「ガイアパワー」と呼ぶものに関心をもち始めたとのことだった。ほとんどは過去に例のない変化で，2週間ほど前，「明らかに何か強力なものを使った」様子で帰宅した日に始まったという。母親は，それがなんであるにせよ，その後少なくとももう1回は使ったのではと懸念する。「何日か前には，神と自分の間にはなんの違いもないと話していました」。父親が語った内容も同様で，患者はずっと優等生であったこと，大学では「（ビジネスという）手堅い専攻を選んでよい仕事に就く道を歩んでいた」が，4年生の途中で考えを変え，卒業後1年の休養期間を取って「自分を探す」ために実家へ戻ってきたこ

とをつけ加えた。きちっとした服に身を包んだ銀行員の父親は，息子2人の長男であるオズワルドが「そこらにいる計画性のない無責任な20代」になってしまうのではないかと心配していた。

　しかし当のオズワルドは，両親が最近の出来事をねじ曲げて捉え，息子が「自分自身の道」を探すのを妨害して，「自分たちのエゴですべてを台無しにしようとしている」と考えていた。両親の聴き取りが終わるのを待つ間，カジュアルな服装のオズワルドは，ストレッチャーの上で落ち着かない様子だった。身だしなみはきちんとしており，細身で，短いひげを生やしている。オズワルドによれば，自分の性格や興味が突然変わったのは，両親が思うような理由からではないという。「そういうことにはずっと興味があったんです。うるさくいわれないよう，ゲームにはつき合ってきましたが」と彼は説明する。「もうゲームにつき合うのに飽きたんです」。

　オズワルドは，大学在学中に大麻，LSD，シロシビン，MDMA，コカインなど，さまざまな物質を試したことを認めている。大麻を最後に使用したのは1カ月前，友人といたときで，過去3年間は月に1度か2度使ってきたという。LSDは2年前と3年前のパーティーの席上でそれぞれ1度ずつ，シロシビンマッシュルームは1年前のハイキング中に1度，MDMAは大学3年のときに何度か，コカインは大学1年のパーティーで鼻から吸う形で1度使用した経験があった。2週間前までは週末だけ何杯かアルコール飲料を飲んでいたが，「身体に毒を盛る」のをやめようと決め，来院時には完全に断酒していた。「他のドラッグは全部，みんなやるものだからやったっていうだけです。アシッド（LSD）とマッシュルームとE（MDMA）は好きだったけど，そのとき自分で選んだわけじゃないし。わかります？　そういう薬をやってたときは，目が覚めてませんでした。何にも考えてなくて，今とは全然違いました。シャーマンと一緒のときは全然違いました」。

　2週間前，オズワルドは「都会のシャーマン」が行うアヤフアスカを使った儀式に参加することにした。かねてより友人から話を聞いていたものだった。「その儀式について聞いたとき，何かが自分を呼んでいるような気

がしました。まさにそういうものを探していたんです。目を覚ます必要があった。現実のありのままの姿を見る必要があった。エゴとかいろんな幕に邪魔されずに」。シャーマン——ソーシャルワーカー兼芸術家の40代白人男性——と初めて会ったときには，強烈なスピリチュアル経験に備えて断食を行い，心の準備をしておくよういわれたと語る。オズワルドは指示された通り，翌日午後の儀式に備えて夕食後から断食し，シャーマンから指定された『道徳経』と『バガヴァッド・ギーター』を読んで過ごした。「読んだもの全部を理解できたわけではありませんでしたが，そこにある言葉は間違いなく心に種をまきました」。

アヤフアスカの儀式は街なかのアパートの1室で行われた。他にも20代前半から50代後半まで，幅広い年代の参加者が数人同席していた。彼らも「新入会員」だった。グループでの瞑想と事前説明，シャーマンの先導による太鼓演奏と詠唱が済むと，新入会員たちはカップを渡され，そこに入ったどろりとした黒い液体を飲むよう指示された。オズワルドが，そのときの経験を詳細に語ってもよいかと訊いてきた。承諾すると，彼はこういった。「どんな些細なことも忘れないよう，後で書いておいたんです」。そしてバックパックからノートを取り出すと，声に出して読み始めた。

最初はシャーマンがいった通り，少し気分が悪くなった。でも吐きはしなかった。それから横になって効果が出るのを待っていると，1時間くらいして浮いているような感覚が出てきた。肌は温かく，湿っていた。どろどろした黒い液体みたいなもので囲まれていた。緩やかな水流に流されているような感じだった。世界はぼんやりともやがかかったようになっていて，下を流れる水にさざ波が立っていた。いろんな図形が見え，顔や映像が閃光のようにあらわれては消えていった。宇宙の歴史を始まりから感じることができた。でもそれはぎゅっと凝縮されて固まりのようになっていて，過去も未来も，これまでに存在したあらゆるものも，これから存在するあらゆるものも，全部混じり合っていた。これは原始の泥だろうか？

時が止まって一瞬に集約されたようにも思えたし，あるいは，もしかしたらどこまでも広がって過去も現在も未来も同時に内包したのかもしれない。頭がすっきりして，冴えわたっていた。目を見開いて，起こっているすべてを吸収した。興奮で背筋がぞくぞくした。

　すぐにドラムを打つような音が聞こえてきた。ドクンドクンという心臓の鼓動だ。心拍に合わせて肌が膨張と収縮を繰り返しているような気がした。泥も，水も，自分の電子頭脳も，すべてが爆発の瀬戸際にあるようだった。それとも，心臓発作が起きるのだろうか？　心臓が動き出す感触も止まる感触も手に取るようにわかる。僕は死ぬのだろうかと怖くなった。とうとう遠くまで来すぎたから，このままどうにかして押し出されてしまうのだろうか。神がなぜか自分に怒りを向けていることがわかった。たぶん今の自分は，翼を使って太陽に近づきすぎたあいつのようなものなんだ。それとも，いつだって物足りない欲深い人間なんだ。今この瞬間にでも心臓が止まるのではないかと恐ろしかった。硬直していた。心臓が石炭のように黒く固まっていく様子が目に見えるようだった。なぜだかわからないけど，こう考えていたのを覚えている。「人が輝くダイアモンドを欲しがるのは，心臓を石炭に代えて千年の死につくためだ」。

　しかし，一度深く息を吸って，永遠とも思えるほど長く息を吐く。死んでいく。また生き返る。呼吸は生と死なのだと気づいた。息を吐くことは自己を委ねること，息を吸うことは新しいものを取り込むことだ。ひと呼吸ひと呼吸が死であり再生だ。その発見に恍惚とした。だからすべてを手離し，その黒い液体が血管と脳に満ちてゆくに任せた。宇宙の血液が自分自身の血液となるに任せた。すると，その血液は神に属しているのだから，不滅なのだと気づいた。そしてそのことを，わが身をもって知った。神が血管を通って進み，叡智と愛と理解を授けて下さったのをこの身で感じたのだ。それは畏れるべき神ではなく，祝福すべき神であった。

　すると，生と死の循環が激しさを増した。千の形，千の存在，千の生涯を経験していく。子宮（ウーム：womb）と墓（トゥーム：tomb）という

言葉，2つの間にある秘められたつながり，そして2つが内側からやってくる空気とともに口内に満ちていく独特の感覚に心を奪われた。しばらくの間，その2つの言葉を歌のように口ずさんでいた気がする。その間もこの体は毎秒ごとに姿を変え，神の血液の中で生きて死んでいた。すべての瞬間が貴重な学びだった。『バガヴァッド・ギーター』のような本のなかに書かれていた出来事が，今，実際に自分の身に起こっている。周囲を取り囲む黒い川がきらめくなか，慈悲とプライド，エゴの千の虚栄心について学んだ。そこで得た智慧も洞察も数が多すぎて，すべてを書くには一生涯かかるだろう。しかしすべてはここに帰す。神だけがすべてなのだと学んだのだ。こんなに心が満たされて幸福だったことはない。

　これまでの自分の生き方を振り返ると，涙を流して笑いたくなる。自分がどれだけ無知だったか，どれだけ残酷で，愚かで，みじめだったかを，笑いたくなる。自分はロボットみたいな馬鹿だったと思う。あらかじめプログラムされた日課を来る日も来る日もこなしていたのを思い出す。自分のなかに閉じ込められていた時間があまりにも長すぎた。その間ずっと，僕の周りで息をし，脈打っている世界に見向きもしなかった。しかしそのとき，課されていた読み物の一節を思い出した。「名づけうる『道（タオ）』は不変の『道（タオ）』ではない」。目の前で自分の運命が再演される間，この言葉が頭のなかで繰り返されていた。子どもの頃の微かなサイン，成長してから，大学に入ってからのサイン。自分がこういう方向に向かっていることを知らせる，ああいういくつもの秘密のサイン。興奮と感謝に身震いしていた。「道（タオ）」はずっと僕とともにあったのだ。ただ，それに気づくには頭の中がいっぱいすぎた。考えすぎ，名づけすぎていて，「ただ在る」ということができていなかった。

　そして今，神は不思議なやり方で力を働かせ，僕が辿ることになっていた道と，シャーマンと，アヤフアスカ，ドラム，そういうもの全部を使って，僕を現実に引き戻してくれた。僕の道にはそういう「精神地帯（マインドフィールド）」がたくさんあったのだと気づいた。そういう，僕を驚かせようと待ってくれていて，

現実を爆発させ，本当に現実的なものためのスペースを作ってくれるものたちが。これがもう1つ，繰り返し唱えていた言葉だったと思う。精神地帯。完璧な表現だと思った。I my me mine mind field。I my me ……。

　あのとき死ぬこともできたし，そうなったとしてもまったくかまわなかっただろう。今はもう，生と死など本当は存在せず，ただ「道」という天与の河に近づくための精神地帯の連なりだけがあることを知っているのだから。しかし僕は，異世界から来た人間か生まれたばかりの赤ん坊のように，目を大きく開いて人生を見ていた。儀式は終わり，10時間ほどが経過していた。僕は地球そのものと同じように，生まれたばかりの感覚と年老いた感覚の両方を同時に抱えていた。動き出す準備はできた。1秒たりとも無駄にしたくない。

　読み終えたオズワルドは，興奮した様子で顔を上げた。「ほらね，つまり僕は，これまでずっとしたかったこと，する必要があったことを，外面を保つとか両親を満足させるなんていうことに悩まされずに実行するための勇気と展望をついに手に入れたんです。だから両親はあんなに怒っているんです。僕が自分のために行動したがっているから」。
　オズワルドはそれから，その後のアヤフアスカ使用に関する質問を受け，次のように答えた。

　ちなみに，アヤフアスカは必要ないんです。だからまた使う予定はありません。卒業祝いから参加費の700ドルを払えたとしてもです。アヤフアスカは扉みたいなもので，くぐらなくてはならなかったのですが，大切なのは扉自体ではなく，行くべきところに行きつくことです。だから他の扉でもよかったんです。僕のいっていること，わかりますか？　もうアヤフアスカはいりませんし，他のドラッグも必要ありません。僕はいるべき場所にいて，するべきことを知っています。だからもし僕がアヤフアスカジャンキーか何かになると心配しているなら，安心してください。両親にもそ

ういってもらってかまいません。

オズワルドはさらに，自分は「健康そのもの」だと思うと説明した。よく眠れているし，食事も健康的。瞑想方法を学び，環境保護意識の向上を目指す非営利ベンチャー組織に加わることも考えていた。精神医学的な症状は，幻聴や妄想，抑うつ状態や躁状態を思わせる症状，不安症状，自殺衝動，殺人衝動を含め，何もないという。精神状態検査の結果で目を引いたのは，「速いが中断可能な発話」の項だけだった。後に行われた両親からの聴き取りでも，躁病や精神病を始め，どんな精神医学的症状も，あるいはその兆候も見られないことが確認された。

考　察

幻覚薬使用者を診察し，治療計画を立てる際にまず考慮すべきことは，(1)その患者は何らかの脆弱性を抱えているか，(2)使用された幻覚薬の種類と使用の状況や背景（コンテクスト）はどのようなものか，(3)その幻覚薬の急性および持続性の作用はどのようなものか，という3点である。以下では各ポイントについて，まずは一般的な視点から考察し，次にオズワルドの例に当てはめて考えていく。

患者の脆弱性

ある種の精神的脆弱性を抱える患者や強いストレスを経験している患者の場合，幻覚薬の使用が問題を引き起こす可能性がある。幻覚薬の作用は，健康で回復力のある精神的に安定した人間にさえ強い心的緊張を与えるのだから，すでに何らかのストレス要因に悩まされていれば，幻覚薬の作用から悪影響を受けてもおかしくないし，使用に伴う心身の苦痛が原因でストレス耐性が持続的に低下することも考えられるだろう。また，症状がコントロールされていない，不安定な状態の精神障害やパーソナリティ障害

を抱えていれば——たとえば，うつ病を背景として現在進行形で自殺傾向を抱えていれば，幻覚薬の作用を経験した際に代償不全におちいる可能性もある。患者にA群パーソナリティ障害のような精神病の素因があるか，現に精神病を抱えている場合，幻覚薬が発病や症状の悪化を促すとも考えられている。心身の健康を脅かすような薬物使用歴があれば，幻覚薬使用の形態も計画性がなく危険なものになるかもしれない。したがって，幻覚薬使用者の評価を行う際には，精神障害，家族歴，物質使用歴，ストレス要因を確認することが重要である。

　医療従事者は上記の脆弱性を有する個人に対して，幻覚薬を十分警戒するか，あるいは完全に避けるようアドバイスすべきである。ある新しい研究によれば，麻酔域下のケタミンは難治性のうつ病と自殺傾向の治療に効果があると考えられるが，目的が娯楽であれ治療であれ，進行中の精神疾患を抱える患者が医師の指導を受けずに幻覚薬を使うのは賢明とはいえない。病状の悪化を招くおそれがあるためである。脆弱性を抱えた幻覚薬使用者と対峙したとき医療従事者に求められるのは，病状の悪化の有無や状態を確認し，心理教育を行い，その患者のもつ脆弱性を考えると幻覚薬使用の継続には深刻なリスクが伴うことを中立的な態度で伝えることである。病状の悪化が明らかであるにもかかわらず使用を続けた場合には，乱用の診断基準が当てはまるため，その診断に従った対応が必要となる。まずは動機づけ面接を試してみるのがよいだろう。

　オズワルドのケースでは，精神病の素因を含め，明らかな精神的脆弱性は見られなかった。さらに，薬物使用の経歴というのは多くの大学生に見られる特徴であるが，オズワルドの場合，ただちに乱用や依存が懸念されるものではなかった（ただし，週末の大量飲酒の履歴についてはさらに調べる価値がある）。しかし，大学卒業，その後の進路に関する迷い，実家に戻り，彼が人生における「別の」選択肢を選ぶことに耐えられない両親と同居しながら分離，個体化のプロセスを進めていたことなど，生活の大きな変化の中で慢性的にストレスを感じていたと思われる。また，ストレ

スを生んだそうした実存的な悩みこそ，状況に光がもたらされることを求めたオズワルドがアヤフアスカの儀式に参加した原因でもあった。

　次項で述べるように，葛藤の解決や困難への対処を幻覚薬に求めれば，必ず啓蒙されて，よい結果に終わるというわけではない。オズワルドが聡明な青年で，精神的回復力があり，幻覚薬使用の形態も先導者が同席した比較的計画性のあるものだったことが幸いし，アヤフアスカの儀式はよい方向に働いた。しかし，今後もオズワルドにとってよい方向へ作用し続けるかどうかは，今の時点では誰にもわからない。

幻覚薬の種類とコンテクスト

　使用された幻覚薬の種類を知ることは，臨床的に意義がある。ある種の幻覚薬は他のものより問題ある使用につながりやすい。たとえばMDMA，亜酸化窒素，ケタミンは，依存を生じさせる可能性がある。使用者を定期的に評価し，物質使用障害の発現がないかを密に観察すべきであろう。MDMAはさらに，体温の上昇によって生命が脅かされるリスクも抱えている。患者がMDMAの使用中にリスクを高めるような行動（例：十分な水分補給をしないまま温度の高い倉庫で一晩中踊る）をとっていなかったかを評価する必要がある。古典的な幻覚薬の場合，乱用につながるおそれはあるが，上記のような危険性はない。古典的な幻覚薬を使った後には不応期が訪れ，通常はそれが72時間ほど続く。その間はさらに薬物を摂取しても効果があらわれないため，他の幻覚薬の特徴である，使用を繰り返ししかも徐々にエスカレートするという状態に陥ることがない。

　臨床におけるもう1つの重要な情報源は，幻覚薬使用が起こった状況や背景（コンテクスト），つまり，先にセットとセッティングと呼んだ要素である。他の多くの物質がそうであるように，幻覚薬にも有害作用の起こりやすい状況や環境，機能障害につながりやすい状況や環境というものがある。幻覚薬には行動制御能力，注意力，判断力を急激に低下させる傾向

があるので，高度な機能を求められる状況（学校や職場）や，子どもの世話をしているとき，あるいは，自動車のような重機の操作中に使用された場合には，その影響が特に懸念される。幻覚薬使用が特定の行動と頻繁に結びついて行われる場合（例：映画を見るときは必ず LSD を使う）にも，使用者の楽しみと幻覚薬とが切り離せなくなっているという点で，憂慮すべき状況といえる。娯楽や気晴らしとしての幻覚薬使用は，問題ある使用へと発展するリスクを秘めている。こうした危険性に気づいてもらうためには，心理教育や動機づけ面接の手法も有効だろう。うまくいけば，使用者の行動を変化させることもできるかもしれない。

　使用者が幻覚薬のもたらす経験に対して抱く期待，望み，欲求を明らかにすることも重要である。使用がストレスへの対処法となっているのであれば，他の物質をストレス解消に使うのと同じように，特に健全なコーピングスキルの育成と不健全なコーピングスキルの固定という点で発達に支障をきたすおそれがある。強いストレスのかかった状況で使用していれば，先にも述べた通り，いっそうの苦痛を生じさせることになりかねず，また，ストレス耐性の減少にもつながっていく。さらに，幻覚薬体験に過度な存在意義を見出し，人生の問題に対する万能な解決法がそこで見つかると期待しているならば，それも発達の点で問題となるだろう。ここで危険なのは，幻覚薬のもたらす体験はありきたりな人生の問題やストレス要因に別れを告げるターニングポイントであるという単純すぎるストーリーを受け入れると，健全で機微にあふれたやり方で人生の困難と向き合う経験が失われてしまうことである。そのような人生観によって，精神的に不健全な世界観，たとえばカルト的，狂信的な考えを受け入れやすくなることも考えられる。

　患者が問題となりそうな期待を抱いていた場合には，心理療法を用いて対処すべきであろう。ストレスがあると幻覚薬を頼ってしまう患者には，より健全なストレス対処法を見つけるためのスキルトレーニングも有効かもしれない。幻覚薬が人生の転換期をうまく導いてくれると期待している

患者には，幻覚薬体験をうまく生活に組み込むためにも，現実的なストレスにうまく対処できるようになるためにも，継続的な心理療法が助けとなるだろう。洞察的な心理療法も，より充実した未来への足がかりとして幻覚薬体験を求めたくなる精神力動的理由を見つけるのに役立つかもしれない。

　オズワルドが幻覚薬を使ったコンテクストは，大学在学中を通して似通っていた。LSDは2つのパーティーで1度ずつ使い，どちらのときも大きな問題は起こらなかった。シロシビンはハイキング中に1回，MDMAは3年生のときに何度か，使用時の状況ははっきりしない。どの物質使用も，仲間からの影響に加えて，おそらくは快楽や新しい刺激を求める気持ちがきっかけになったと考えられる。LSDのまれな使用とMDMAの短期集中的な使用は，青年によく見られる現象である。はっきりした問題にはつながらないため，警戒の必要は生じない。オズワルドの「もう薬は必要ない」という発言には解釈の余地があるが，そもそもこれまでにも幻覚薬乱用，その他使用に関わる事態が問題となったことはなかったし，近い将来そうなる確率も低いと考える理由にはなるだろう。

　アヤフアスカ使用の件は，おおいに議論する価値がある。何より，オズワルドの評価が必要になった直近の理由なのである。また，それまでの幻覚薬使用に比べ，セットとセッティングの点で大きな変化を示すものでもある。アヤフアスカの儀式は米国内，特に都市部において近年ますます数を増している。オズワルドが語ったように，この儀式には西洋版の呪術師（シャーマン）-嘆願者（サプリカント）関係が関与しているが，産業化以前の文化のなかにはこの関係を非常に重要視するものもある。さらに，儀式はアヤフアスカ（植物を原料とする醸造酒。主成分はDMTおよび幻覚薬の代謝を阻害するモノアミン酸化酵素阻害物質）の服用を中心として展開しており，これはアマゾン川周辺の治療儀式や宗教儀式でも見られる形態である。儀式に散りばめられた，このような宗教的で「古色蒼然とした」要素は，間違いなくオズワルドのアヤフアスカ体験の内容に影響を与えて

いる。儀式を先導したシャーマンも，神秘的な内容の読書を課して強烈なスピリチュアルの旅に備えさせる，体験の最初から最後まで宗教的，儀式的な雰囲気を保つなどして，うまくオズワルドの期待をコントロールした。そうすることで，セットとセッティングは神秘的な重要性をもつ体験を生みやすい方向へと修正された。

　オズワルド自身も，過去に幻覚薬を使ったときとは違う心構えで儀式に臨んでいた。彼が願っていたのは，儀式での体験が自分を導き，そのとき抱えていた実存的な混乱を解決してくれることであった。その迷い，方向性の欠落は，両親からのプレッシャーによって自己主張ができず，個人化のプロセスがうまく進まない，という文脈のなかで起こったものである。「うるさくいわれないようゲームにつき合う」というオズワルドの言葉がそれをあらわしている。彼は，アヤフアスカが自分に本質を見抜く力を与え，雲を払ってすべての物事を明瞭にしてくれることを求めていた。その結果起こったこの違法薬物の摂取が，現代宗教や西洋宗教の常識とは対極にある形式を取ったことは，儀式そのものの反抗的な機能をさらに強化する要素である。1960年代に自分たちの本当の価値を認められたいともがいた多くの若者がそうであったように，オズワルドの幻覚薬使用の根幹には，両親を相手とした世代間の対立がある。

　オズワルドの場合，心理療法によって両親との問題を乗り越える手助けを行い，また，問題の解決方法としてアヤフアスカを頼った理由の理解を促進することが役立つはずである。両親との緊張関係は，アヤフアスカの儀式の影響で強化された可能性がある。自分を主張し，両親が賛同しないであろう職業とライフスタイルを選択する準備ができたと感じているのは，そのためだと考えられる。心理療法は，オズワルドが実現可能な目標を立て，両親との不必要な衝突を生まずに自分の道を歩む助けとなるはずである。同時に，健全で独創的で生命力のある人生の物語のなかに幻覚薬体験を組み込む助けもできるだろう。心理療法の効果は，オズワルドの意欲に左右される部分もある。治療が進めば，アヤフアスカの儀式直後に

彼が創り出したアイデンティティと一致しない欲求や目標（例：MBA を取るために学校に戻る）が生まれる可能性もあるが，途中で心を閉ざさずことなくそれを受け入れられるかどうかで，治療の効果は大きく変わる。そして，そんなふうに幻覚薬体験の一側面を手放す気になれるかどうかは，数週間後，数カ月後にアヤフアスカのどんな持続性作用が残っているかにかかっている。

急性作用と持続性作用

　先に述べたように，幻覚薬に関連した最も危険な有害事象は，MDMA 誘発性の悪性過高熱である。この症状が見られたときは，直ちに冷却と水分補給を行う必要がある。急性の発熱症状に対する処置の後は，亜急性症状の安定化のために，集中治療に備えた診察も必要となる。

　それよりは頻繁に生じ，ときに危険を伴う急性作用は，単純な中毒である。知識不足や先導者のいない状態で幻覚薬を使用し，あまりの苦しさにこのまま死ぬのではないか，気が狂うのではないか，取り返しのつかないことになるのではないかという恐怖を感じて，幻覚薬体験の途中で医師の助けを求める者もいる。そのような患者が救急外来に来ても，恐慌状態に陥っており，思考が支離滅裂で，わけのわからない行動をとる可能性が高い。何が起こったかをきちんと説明することはできないだろうし，幻覚薬を摂取したかどうかさえ答えられないかもしれない。事情や背景を聴取できない場合には，瞳孔の拡大，発汗，精神運動機能の変性など，中毒の生理的兆候が手がかりとなるだろう。

　幻覚薬の作用によって精神医学的な緊急事態が引き起こされ，その一環として，コミュニケーションの不備，興奮，攻撃性，逃走の危険，自殺傾向など，精神病性代償不全の典型的な特徴があらわれることもある。マンツーマンのつき添いを用意すべきであろう。もちろん十分な警戒も必要であるし，患者が支持療法やリラクセーション訓練，リダイレクションに反応を示さない場合は，ロラゼパムのような即効性のベンゾジアゼピンを少

量処方することで状態が改善されるだろう。まずは経口投与を試し，投薬による抑制が不可避であるにもかかわらず患者がそれを拒んだときには筋肉内投与を行う。

　興奮の状態には個人差がある。ハロペリドール 5 mg およびロラゼパム 2 mg の筋肉内投与という緊急措置が有効な場合もあるが，標準的な幻覚薬関連の症状への対応としては過剰といえる。また，ハロペリドールの使用は深刻な危険につながる可能性があり，他薬剤を大きくしのぐメリットはないため，いかなる状況でも第一選択薬とすべきではない。多くの場合，心理的サポートと保証（安心感の提供），リラクセーション訓練の実施（またはベンゾジアゼピンの投与）で十分である。しかし，高用量のベンゾジアゼピンが効かない興奮や攻撃性の症状に対しては，ハロペリドールなどの抗精神病薬が有効かもしれない。

　幻覚薬の持続性作用として，脆弱性を有する患者であれば，精神病や抑うつ，不安の助長，さらに，持病の精神疾患が不安定な状態にある患者であれば病状の悪化も考えられる。そうした精神的苦痛には，他の病気で見られたときと同じように対処すべきである。具体的には，精神病の悪化に対しては抗精神病薬の処方を開始するか，すでに処方しているならば量を増やしてよいだろう。躁には気分の安定化，不安と抑うつの悪化には適切な薬物療法と心理療法が求められる。しかし，抑うつや不安が明らかに幻覚薬誘発性であった場合は，すぐに薬物療法を開始せず，心理療法を行いながら様子を見ることが推奨される。ただし，抑うつや不安が幻覚薬を使用した時点から 4 週間以上続いた場合，また，それがただちに治療を必要とするほど重症であった場合には，薬物療法も不可避となるだろう。

　幻覚薬誘発性精神病への対処については，過去にきちんと研究された例がないため，それほどはっきりしたことはいえない。さらに，そうした症状は一過性であることもあるし，薬物療法を行わずとも自然に解決することもある。しかし現在のところ，症状があらわれた時点で一過性か持続性かを見きわめる術はない。専門家は，幻覚薬誘発性精神病が発現した場合，

様子を見ながら慎重に抗精神病薬を投与することを勧めている。ただし，薬物療法の維持の効果は不明である。

先に述べたように，ごくまれに見られる幻覚薬使用の影響として，幻覚薬持続性知覚障害，いわゆるフラッシュバックがある。この症状は，認知，行動，観念という複数の領域ではなく，知覚というただ一点に影響を与える点で精神病とは異なる。このめったに出会うことはないが患者を非常に苦しめる症状に対する有効な治療法は残念ながら知られていない。

持続性の精神力動的作用には，その幻覚薬体験にどのような実存的，または心理的重要性が与えられたかが大きく関わってくる。すでに触れたが，幻覚薬体験を通じて，その後の人生の指針になると感じるような見識を手に入れる者もいる。それは人生を豊かにするかもしれないし，人生を混乱させるかもしれない。どちらになるかは状況による。相当な苦痛や機能障害，孤立につながっているにもかかわらず自分が得た見識をつかんで離さない患者には，精神医学的治療（心理療法と認知再構成）が有効かもしれない。ここで強調しておきたいのだが，幻覚薬の作用による観念形成は，妄想的思考とは異なる。最も似ているのは，おそらく「過剰に意味づけされた観念」だろう。別の考え方を享受することや大切にしている考えや見識に疑問を呈することができないわけではないが，自分からはそうしたがらない状態である。たとえばLSDの使用中に，健やかな身体を手に入れるため，1日に数時間ヨガを行うと決めた患者がいたとする。するとその患者は，たとえ仕事の邪魔になっても，他にすべきことを果たせなくなっても，ヨガに一定の時間を割り続けるのである。このような問題の発生率は明らかではない。一方では，幻覚薬，特にシロシビンの使用は，寛容性や思いやりの心，精神の安定に好ましい持続的効果をもたらすような見識につながるとする新しいデータもある。

オズワルドの例に話を移すと，やはり注目すべきはアヤフアスカの儀式だろう。オズワルドは自分にとって非常に価値のある神秘体験をし，その詳細を書きとめさえした。医師に自分の経験を詳しく語りたがる様子から

も，それが彼にとってどれだけ貴重な体験だったか，そこで得られた見識がどれだけ役に立っているかを想像することができる。しかし興味深いのは，そうした見識は儀式がなくともいずれ手に入れる定めだったものであり，アヤフアスカはそこへの近道を開く「扉」でしかなかったと説明した点である。この発言から，自分の得た見識は単にアヤフアスカに起因するものではなく，もっと普遍的な重要性をもつ，おそらく幻覚薬の作用を超えたところに起源のある叡智であるとオズワルドは考えていることがうかがえる。それを裏づけるのが，今後もアヤフアスカを使うかという問いに対する答えである。オズワルドは質問した医師に，もう自分はアヤフアスカも他の薬物も「必要ない」と感じると語った。だが，自分の得たものは正当で根拠があり，薬物に誘発された幻想ではないと信じたそのすばやさは，今回の体験が長期にわたって彼の道しるべとなる可能性が高いことを示唆する。そのため，儀式がオズワルドにもたらした印象や決定，見識をよく調べ，今後の彼の生活に与えうる影響について考える必要がある。

　幸運なことに，オズワルドの語った内容は神秘体験のなかでも有益といえる範囲に収まっており，見たところ（数時間のヨガを日課にするというような）機能障害や心身の苦痛につながるような要素も含まれていない。代わりに話したのは，自然とのつながりに感謝する気持ちが高まった，命に限りあることが実感できるようになった，存在することの不思議と美しさに敬意を払えるようになった，おおいなる力と調和した創造的で充実した人生を送ることの重要性に気づいたといった内容である。こうした話を考慮すると，彼のスピリチュアル体験はより充実した生き方や創造性につながる可能性が高いと考えられる（Miller & C'de Baca 2001）。

　しかし，新たに芽生えた神秘主義や精神性に対しては，つねに躁病に関連する信仰過剰を疑ってみるべきだろう。それが突発的であったり薬物の使用中に起こったりしたものであればなおさらである。オズワルドは自らが躁の状態にあることを否定した。実際，話す速度は速かったが，心理的に追い立てられていたわけではなく，内容にもまとまりがあった。さらに

両親も躁の症状が見られなかったことを認めているが，これはオズワルドに関する聴取内容の重要な一部分である。こうした症状についてはとにかく過小報告されることが多いのだ。以上の点を考慮すると，精神性の高いものに対する関心が増したというオズワルドの状態には嘘偽りがなく，アヤファスカの儀式における強烈な神秘体験が与えた持続的な影響であると考えられる。

　先にも述べたが，何世代にもわたり主流からはずれた価値観は受容してこなかった家庭で，オズワルドが自分の決定を実行に移し始めたら，数々の困難に直面することになるだろう。両親との衝突は激化し，オズワルドの生産的な会話を回避する傾向がそれをさらに助長する可能性もある。考えてみれば，救急外来に連れて来られた一番の理由は，家族が彼を理解しきれなくなり，最悪の事態まで予想したためだった。そうした問題の改善のためには，心理療法や家族療法が一定の役割を担えるはずである。家族を遠ざけたり混乱させたりするのではなく，家族を関わらせるような形で自分と自分の目標とを主張する助けもできるだろうし，より満足のできるやり方で人生を作り上げていけるよう，内省の機会と心理的サポートを提供することもできるだろう。

まとめ

　オズワルドのケースは，幻覚薬使用が臨床の場にもたらす複雑さを示す例である。しかし，診断に関わる3つの重要な問いの答えを1つひとつ探していけば，臨床上の問題を明らかにし，それに対処するための治療方針を立てることが可能である。オズワルドの場合，幻覚薬乱用をはじめとする，使用そのものに関係した問題は抱えていないことがはっきりした。一方で，心理療法を通じて彼の決定や目標を支え，彼の抱える実存的な問題を探り，家族との関係の方向性を示し，幻覚薬使用の経験を創造的で受容力と回復力に満ちた人生の物語へと組み込むのを助けることが，彼の利益

となるだろう。

　同じ幻覚薬使用でも，オズワルドとは状況が異なる場合，特に機能障害や精神面の後遺症を伴う場合であれば，動機づけ面接，薬物療法，入院による安定化など，より集中的な精神医学的サポートが求められる。患者の状態の細部にとらわれすぎたときは，先述の3つの問いに立ち返るのがよいだろう。つまり，患者の脆弱性，幻覚薬使用の背景や状況，そして急性および持続性の作用を評価するのである。その答えが，医療的措置は必要か，そうだとすればどのようなタイプの措置が必要かを判断するための素地となるだろう。

【要点のまとめ】
- ほとんどの幻覚薬では通常依存は見られないが，乱用，中毒に関わる苦痛，不安定な精神障害の病状の悪化などを伴うケースは多い。
- 診察をして治療計画を立てる際には，次の3つの問いの答えを探す。
  - 幻覚薬使用に伴うリスクを高めるような脆弱性があるか。
  - どのような幻覚薬が，どのような状況で使用されたか。
  - 幻覚薬使用に伴う急性および持続性の作用は何か。
- 心理療法による精神的サポートは，急性作用，持続性作用の両方への対処を助けうる。

練習問題

5.1 幻覚作用の神経生物学的メカニズムとして考えられないものはどれか。
   A. セロトニン放出
   B. カッパ受容体のアンタゴニスト作用
   C. 内在性カンナビノイドシステムに関連した作用
   D. 選択的セロトニン受容体のアゴニスト作用
   E. N-メチル-D-アスパラギン酸（NMDA）受容体のアゴニスト作用

解答 ▶▶▶　B

幻覚作用を引き起こすのは，カッパ受容体のアゴニスト作用であり，アンタゴニスト作用ではない。他の選択肢はすべて，さまざまな幻覚薬の作用に関係すると考えられている。

5.2 シロシビンの有害作用として最も一般的なものはどれか。
   A. 過剰摂取
   B. 依存
   C. 乱用
   D. 急性の精神的または身体的苦痛
   E. 急性精神病

解答 ▶▶▶　D

すべての幻覚薬に共通するもっとも一般的な有害作用は，中毒に伴う急性の精神的または身体的苦痛である。

5.3 幻覚薬関連の問題に対処する際，有効といえないものはどれか。
   A. 急性の精神的苦痛に対処するための心理療法
   B. ベンゾジアゼピン
   C. 乱用や問題のある使用に対処するための動機づけ面接
   D. 渇望を改善するためのナルトレキソン

E. 幻覚薬誘発性の精神病に対処するためのハロペリドール

解答 ▶▶▶ D

幻覚薬関連の渇望に対するナルトレキソンの治療効果については十分な知見がない。

5.4 どのような脆弱性が最も幻覚薬の問題ある使用につながりやすいか。
   A. うつ病の父親
   B. 幻覚薬関連の精神的または身体的苦痛の経歴
   C. アルコール依存
   D. 統合失調症の母方のおじ
   E. 大量の学校の課題

解答 ▶▶▶ C

アルコール依存は幻覚薬の問題ある使用につながるリスクを秘めている。過去に幻覚薬中毒で苦痛を経験したことがあっても，次の使用につながる可能性が高いとはいえない。一等親血縁者の精神病歴はリスクを高めるが，うつ病はそうとはいえない。ストレスも脆弱性となりうるが，アルコール依存と比べると軽度である。

5.5 治療または宗教上の目的で使用された歴史をもたない幻覚薬はどれか。
   A. MDMA
   B. シロシビン
   C. DMT
   D. ケタミン
   E. サルビア・ディビノラム
   F. 上記のどれも該当しない

解答 ▶▶▶ F

上記の幻覚薬はすべて，治療または宗教的な場面で使われてきたものである。

第6章 吸入剤

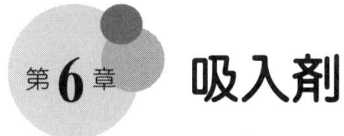

——N₂Oといおう——

Aykut Ozden, M.D.
Shaneel Shah, M.D.

　吸入剤使用は，先進地域，発展途上地域の両方で，主に子どもや若者の間に見られる慣習である（Medina-Mona & Real 2008）。米国では若者が吸入剤を使用する危険性は1980年代から1990年代初頭にかけて着実に増加した（Neumark et al. 1998）。Monitoring the Future の調査結果によると，1990年代の米国では12〜17歳の子どもが使用する薬物の上位2種は，マリファナと吸入剤がつねに争っており，なかでも吸入剤は最も一般的に使用される違法薬物の座を数年にわたって保持していた時期もある（Johnston et al. 2013）。同調査の2012年版では，8年生（中学2年生）の11.8％が吸入剤の使用経験をもつという結果も出ている。これはかなり高い割合といえるだろう。吸入剤使用に関する数字は2000年代初頭からほとんど変化を見せておらず，若者における大きな健康問題となっている。吸入剤は安価で，自宅でも簡単に使え，合法的に入手できる場合も多い。若者の使用率が驚くほど高いのも，当然といえば当然だろう。

　吸入剤とは，ハイになる目的で吸入されるあらゆるガスや煙を指す名称である。分類方法はいくつかあるが，薬理的作用と行動への影響という点で共通する特徴に従って，以下の3つに分けることができる（Balster 1998）。

1. 揮発性亜硝酸エステル
2. 亜酸化窒素（N$_2$O）
3. 揮発性溶剤，燃料，麻酔剤

　揮発性亜硝酸エステルの原型はアミル亜硝酸塩，過去には狭心症の治療に使われていた薬物である。亜硝酸塩の不正使用が始まった1960年代には，アミル亜硝酸塩のアンプルがポンと（pop）開くことにちなんで，「ポッパー（popper）」と呼ばれ，娯楽目的で使用されていた（Balster 1998）。笑気ガスと呼ばれる亜酸化窒素（N$_2$O）は，吸入麻酔薬として広く使われているほか，ホイップクリームを作る専用容器のチャージャーや，家庭用スプレー式ホイップクリーム缶にも使われている。その強化効果は動物でも人間でも確認されてきた。N$_2$Oはオピオイド受容体系やγアミノ酪酸などの複数の神経伝達物質系に作用するが，このうちγアミノ酪酸はベンゾジアゼピン受容体系を通じて乱用の可能性をもたらす主要因とも考えられている（Balster 1998）。揮発性溶剤，燃料，麻酔剤のグループには，さまざまな化学物質が含まれる。トルエンやアセトンのような揮発性溶剤は塗料用シンナーや除光液，修正液に使われているし，種類によっては染み抜き剤，ドライクリーニング液，接着剤などの成分にもなっている。燃料にはプロパンライターや圧縮ガスタンク，ガソリン，冷媒といったものがある（Konghom et al. 2010）。こうした吸入剤はどれも働きが異なるため，それぞれ行動に与える影響も異なっている。

　一般的な吸入方法には，「スニフィング（sniffing：鼻で吸う）」，「バギング（bagging：袋に詰めて吸う）」，「ハフィング（huffing：鼻と口で吸う）」の3つがある。スニフィングの場合には，ふたを開けた容器や熱したフライパンから直接気体を吸い込む。バギングでは紙袋やビニール袋から吸い，ハフィングでは揮発性物質に浸した布を鼻と口に当て，その両方から吸う。その他に煙霧状の合成物を直接口に吹きかける方法もある。娯楽目的の使用は個人ではなく集団で起こることが多く，吸入形式はスニフィングから

表 6-1. 吸入剤の有害作用

吸入剤の種類	有害作用
中枢神経系	
トルエン	トルエン誘発性脳症,発作,昏睡,認知機能障害,認知症,小脳損傷
接着剤,塗料	手袋靴下型末梢神経障害
心血管系	
エアゾール,ガソリン,トルエン,ベンゼン	不整脈―物質吸入突然死症候群
亜硝酸塩,硝酸塩	直立性高血圧,失神
腎臓系	
トルエン	尿細管性アシドーシス,尿結石
溶剤	糸球体腎炎
肺系	
揮発性物質,炭化水素	低酸素症,仮死
肝臓系	
塩素化炭化水素	中毒性肝炎,肝不全
骨髄	
ベンゼン	骨髄抑制,白血病,リンパ腫,再生不良性貧血,多発性骨髄腫

ハフィング,ハフィングからバギングへと進むことが多い。これは,吸入剤の濃度を高めることで求める高揚感を強化するためである(Kurtzman et al 2001)。

吸入剤は種類を問わず,中枢神経系,心血管系,腎臓系,肝臓系など,いくつもの重要な臓器系に対する潜在的な毒性を有している。具体的な有害作用については他の情報源を参照してもらいたいが,概要は表6-1の通りである。

臨床例

ブラッドは20歳,小柄だが筋肉質の白人男性で未婚,両親とともに初めて診察室を訪れたときは大学2年生だった。来院はブラッドにとって複雑な決断だった。彼が精神科医に会うことに同意したのは,注意欠如/多動

症（ADHD）の問題のためだったが，両親が予約を入れたのは，精神科医なら「ニトロ（揮発性亜硝酸エステルの一種）」をやめさせられるだろうと考えてのことだった。

　ブラッドはほとんど間を置かず口を開いた。「やめる気はありません。害はないですし，子どもの遊びのようなものです……もっとひどいのをやったことだってあります」。続けて彼は，学業に集中できないという問題と，それがいかに自分を苦しめているか，いかに学校で遅れをとってしまっているかを語った。曰く，精神刺激薬がないと日中はずっと眠いが，そういう薬はもうずいぶん使っていない。大学1年のときは留年する羽目になり，集中できないせいで勉強に何時間も費やさねばならず，「人生を楽しむチャンスを逃して」きた。さらに話は続くようだったが，そこで父親がブラッドをさえぎった。「何をしてもよくなりませんでした。私には息子がADHDだとは思えません。もしかしたらそうなのかもしれませんが，自分にはどうもそうだとは思えない」。母親が言葉を添えた。「5年生までは問題なかったんです。でも，それから成績が落ち始めて，先生にも指摘されるようになりました。それで高校に上がった後は，まったく手に負えなくなってしまって」。両親によると，中学生の頃に何人かの精神科医に見てもらい，何種類もの精神刺激薬を試したが，副作用が原因で服用をやめざるをえなかったという。父親がさらに，必要以上の量を使用して，「アデロールを乱用」していたとつけ加えると，ブラッドは怒鳴り返した。「全然効かなかったからだよ！」

　父親はそこで止まらなかった。「息子は偏執症の気もあるんです」。ブラッドは笑ったような表情になり，両手で頭を抱え，信じられないといいたげに首を振った。父親によると，ブラッドは最近，誰かに自分の跡をつけさせているといって両親を責めたり，未来予知をする人物とつき合ったりしているという。これを聞いてまた怒りを感じたらしいブラッドは，再び声を荒げた。「本当に予知できるんだ……。その人は病院のことだっていってたんだ。診察室のことも，家具のことも……。信じてくれなくていいよ」。

そこからはブラッドだけと話すことにした。両親が出て行くのを見たブラッドは，ため息をついた。来院したのは ADHD の薬をもらうためであって，「ドラッグとかそういうものの話をするためではない」と彼はいう。不注意の症状について詳しく尋ねると，ミスばかりする，すぐに飽きて気が逸れる，やるべきことを途中で投げ出す，整理整頓ができない，よく物をなくすなど，家庭と学校両方での苦労を語った。さらにブラッドは，アトモキセチンを使うつもりはないとつけ加えた。前に使ったときも効いたとは思えず，ブラッドによると，ADHD であるガールフレンドにも効果がなかったからというのがその理由である。物質使用について訊かれたときは，いいたくなさそうな様子で，ここ数年 N_2O を吸っているほか，マリファナと，ときどき「他のもの」も使うと答えた。本人の弁によると，ヘロインは一度使ったが好きではなかった。コカインは「すごいクスリで……精神的オーガズム」を体験できるが，お金がなくて買えない。マッシュルームは「昔はたくさん」使った経験があり，「いいのもあったし，そうでないのもあった」。その他の物質については，アルコールは「大嫌い」で，ベンゾ（ベンゾジアゼピン）には「興味がない」が，リゼルグ酸ジエチルアミド（LSD）は「すごくいいクスリ。深遠だけど怖くもある」。最終的に，LSD は年に一度，マリファナは平日にときどき，そして N_2O はほぼ週末のみ使っていることを認めた。また，N_2O こそ彼がもっとも好む薬物だとも述べた。

　初めて N_2O を吸ったのは「何年か前，高校で風船から」で，今は「いくらでも問題なく」吸えるとブラッドは語る。最後に使ったのは数日前，量は小さい缶をおよそ 60 本だった。ブラッドが買うのは「ウィピッツ（whippits）」と呼ばれるもの（図 6-1）で，1 箱に 600 缶入って 80 ドル以下と非常に安価である。ブラッドとガールフレンドは別のカップルとともにウィピッツを使い，3 日間で「何千個も」消費するのだという。それだけの量を購入してどうして問題にならないのかと問われると，彼は笑って答えた。「完全に合法ですから」。

　ウィピッツを使うときは，まずクラッカーで容器を開け，そこに風船を

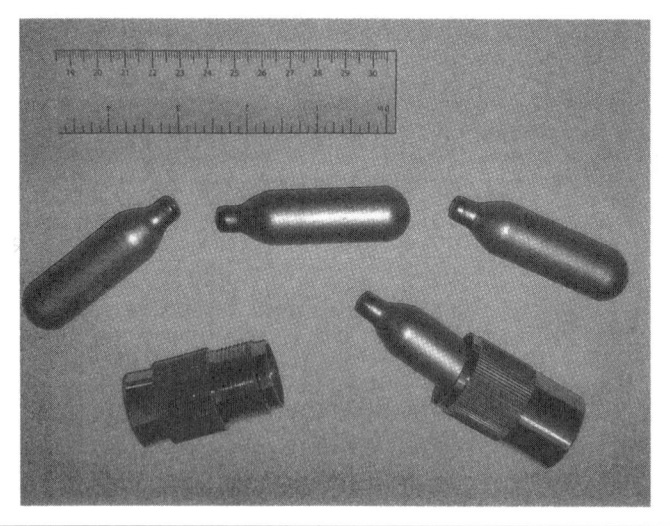

図6-1.「ウィピッツ」と使用状態にした N_2O クラッカー

つけて放出される N_2O を集める。ブラッドはタンクを使ったことはないというが，13歳の頃から他の物質（ほとんどが家庭用薬品）はときどき吸っていたと認めた。また，N_2O でハイになってきたこと，その感覚によって少し自信がもて，「世界を違う目で見る」ことができ，「物事をよりよく理解」できるとも認めた。話のなかに離脱を思わせる症状の描写はなかったが，本人はひどい渇望を自覚していた。さらに，自分で思っていたよりも多く使ってしまうこと，以前よりも金額がかさんでいることも自覚していた。しかし，そうした事実と N_2O 使用のリスクに関するいくらかの知識があってさえ，使用をやめたくないという。ブラッドは過去に何度か N_2O を吸いながら気を失ったことがあった。そのまま転倒して頭や身体にけがを負ったが，医者にかかったり救急外来を利用したりはせず，N_2O の使用を中止することもなかった。

　ブラッドの両親は後に，彼は以前よりも忘れっぽく，不注意になり，「息子らしくない」状態だと語った。2人はブラッドが「偏執症」になったのは，N_2O を使い始めてからだと強く信じていた。何人かの精神科医に診せ

ると，大麻および吸入剤使用障害と ADHD の診断を受けた。数カ月前にはかかりつけのプライマリケア医に会い，身体検査と臨床検査を受けていたが，専門的なものとはいえなかった。検査結果は正常とのことであった。両親はリハビリ施設に入院させることも何度も考えたが，ブラッドはそのたびに拒否したという。

　不注意と多動性に関するものを除けば，ブラッドに精神医学的な問題が見られるようになったのは比較的最近である。中学生の頃に反抗的な行動が始まり，学業によい影響を与えるとはいいがたい仲間に引き寄せられていった。帰宅時間が遅くなり，学校をサボるようになったが，暴力行為や反社会的行為はなかった。どうにか高校を卒業して大学に入ると状況は悪化し，1 年生の時点で留年を余儀なくされた。両親は成績が悪くなったのは薬物使用が増えたせいだと考えているが，ブラッドは自分の ADHD に効く薬が見つからないからだと話す。近頃は両親が自分に「偽物の薬」を与えている，だからまったく効果がないんだと，親を責める言葉さえ口をついた。最後に会っていた精神科医が治療をやめたのは，ブラッドが処方されていた精神刺激薬の使用量を自分の判断で増やしたためである。しかし，処方された薬を乱用していたわけではなく，それでハイになったこともないとブラッドはいう。薬がなければ眠気がひどく，不注意になるともいうが，過去に行った睡眠検査では異常は見られなかった。

　ブラッドの幼少期に目立ったところはなく，発達は正常でトラウマや別離の経験もない。判明している身体疾患もなく，家系を見ると ADHD のいとこが 2 人，また父方にも母方にもアルコール依存の親族がいるが，両親は違う。

　ブラッドと両親からの聴取内容に基づく初期診断は，吸入剤依存，大麻依存，および ADHD であった。ブラッドの精神病の症状は物質使用の増加と並行してあらわれたため，物質誘発性精神障害の診断名もついた。それ以外の精神病の基準は満たしておらず，気分障害もない。N_2O と大麻，どちらが精神病の症状の原因であるかを判断するのはむずかしい。両物質

とも長期にわたり大量に，そしてほぼ定期的に使用されていた。しかし，両親は前者が原因であると断言する。過去1年でN_2Oの使用が増え，時を同じくして偏執症の症状が発現し，さらには悪化したのだという。その間，精神刺激薬はまったく服用していなかった。

　重大な精神医学的症状，今も続く大量の物質使用，機能の低下，神経学的問題の可能性を考慮し，入院によるリハビリ治療が勧められたが，両親の同意は得られたものの，ブラッド自身ははっきりと拒否した。しかし，もう一度評価のため外来受診することには同意した。また，もう少し血液検査を行うこと，神経内科医の診察を受けることにも同意した。ブラッドは再び精神刺激薬の処方を求めたが，継続中の精神病症状が考慮され，その要望は受け入れられなかった。一方，少量のリスペリドンの服用が提案されたが，自分は「偏執狂ではない」から必要ないと拒否した。N_2Oと大麻が精神と身体におよぼしうる影響についての心理教育が行われ，その一環として，いくつかのウェブサイトを見るよう紹介された。

　1週間後，ブラッドは2度目のセッションに1人でやってきた。彼の報告によると，前回の診察からマリファナは吸っておらず，医師はそれを褒めたが，N_2Oは以前と同じように使っているという。ブラッドは，すぐにやめられるとは思わない，ガールフレンドと一緒に吸うのが好きだし，いつも自分たちだけでなく友人も1人か2人参加してやることだからと話した。さらに，最初の診察のときと同様，これまでだって相当な量使ってきたのに何も起こらなかったのだから，N_2Oが害になるとは考えられないとも話した。ブラッドが前熟考期にあることは明らかだった。また，治療を受けることには同意したが，そうしないと両親からの経済的援助が打ち切られるというのが最大の理由であった。さらに，近々血液検査を受けるとはいったものの，神経内科医の診察を受けることには消極的であった。このとき簡易精神症状検査の結果は30点中26点で，記憶と注意に問題があることははっきりしており，さらなる評価が必要であることも示唆されていた。しかしブラッドは治療関係をともすれば「綱引き」のようなパワー

ゲームに変えてしまった。こちらに何か要求をし，その要求が拒否されると，自分も求められたことをしないというわけである。その結果，検査の必要を示す知見を得たにもかかわらず，神経学検査を先送りするという決定がなされた。このような選択をした背景には，お互いが対立しないやり方でブラッドの治療に対する意欲を増し，N_2O の消費量を減らしたいという意向があった。かつてブラッドは，リハビリプログラムか自助グループに参加するよう強く指示した医師に反発し，治療を中断した過去があったからである。

　動機づけ面接法や動機づけ強化療法は，ブラッドのように意欲が低く強い抵抗を示す患者に対して成功を収めている。動機づけ面接法には，共感を活用する，対立を避ける，対立傾向のある患者の抵抗を避ける，患者の目標と現在の行動との間の矛盾を広げていくといった特徴がある。ブラッドはその後のセッション3回にわたり，話し合いを通じて自分の生き方や目標，願望，期待を見直し，そこに N_2O の大量消費がどう当てはまるかを考えていった。彼は，両親から経済的に独立する，大学を卒業し，父親と同じ弁護士になるという目標に向かって大学院へ進むという望みを口にした。N_2O を吸い続けている現状にはガールフレンドの存在が関わっていることも自ら言葉にした。こうした話し合いのなかでブラッドが ADHD でに罹患していることははっきりしたが，彼は精神刺激薬以外の薬を試そうとはしなかった。また別の話し合いの機会には，N_2O が注意やその他認知機能に与える影響がテーマとなったが，いうまでもなく彼はすでにこの分野の問題を抱えていた。

　ある時点からブラッドは精神刺激薬を処方してほしいと訴えなくなったが，血液検査も神経内科の受診も実行に移されることはなかった。精神病の症状に変化は見られなかったが，これは依然として N_2O を使用し，抗精神病薬の服用を拒否していたためである。妄想にふりまわされて行動することこそなかったものの，一方で，両親がときどき誰かに自分をつけさせている，自分の友人は未来を予知できるなどと主張し続けていた。どち

らの考えにも医師から疑問が呈されることはなかった。そうするとさらにむきになってしまうためである。しかしある話し合いのなかで，ブラッドはそうした考えが自分を混乱させ，ストレス源になっていること，またその友人の「力」を「恐れている」ことを初めて認めた。さらに，そうした考えと N_2O 使用，大麻使用の間には「何かしらの」関係があるかもしれないということも初めて認めた。これは予想外に早い事態の展開だった。次のセッションには両親も呼ばれたが，2人が診察室に入ってきたとき，そこにブラッドの姿はなかった。「もう一度だけハイになったら」その後リハビリ施設に入院することに同意したのだという。両親はそれを伝えると，ブラッドの予後とリハビリ後に関する質問を始めた。

　ブラッドはそのリハビリ施設におよそ5週間と，平均よりも長く滞在した。退院後は，彼の通う大学がある街の物質乱用セラピストへ紹介された。精神科医でないのは，退院時に向精神薬などを一切服用していなかったためである。ブラッドは施設でも投薬治療は拒否し続け，唯一自分から服用するといったADHDの薬が処方されることはなかった。両親によると，精神病症状は入院中にほとんど見られなくなったが，「かなり時間はかかった」という。父親と電話で話したときには，自分が入院前にいっていたことはすべて正しいという主張を変える気がなさそうだが，それについて話したり両親を責めたりすることはなくなったと話していた。また，臨床検査の結果は正常範囲内だったが，神経学的精密検査によって軽度の神経障害が見つかっていた。それに伴いビタミン B_{12} が与えられ，聞くところではそれが助けとなったようである。もう1つの有益な変化は，吸入剤のヘビーユーザーであったガールフレンドと別れたことである。

考　　察

　吸入剤使用障害に関しては，エビデンスに基づく治療提案が不足している。2010年のレビュー（Konghom et al. 2010）では，吸入剤依存と吸入

剤乱用の治療に関連するランダム化対照試験をまったく発見することができなかった。同レビュー内で，吸入剤誘発性精神障害の患者を対象としたカルバマゼピンとハロペリドールについての無作為対照試験は取り上げられていたが，焦点となっていたのは精神病症状の改善であった。活用できるエビデンスが不足している原因として，このレビューの著者らは以下のように推測している。使用者自身が吸入剤使用に起因する問題に気づかないため，治療を受けることが少ない，吸入剤使用者は多物質使用者であることが多い，医療従事者も吸入剤使用障害に気づかないことが多い，吸入剤使用者の大半は保護観察制度が適用される若者であるため，裁判が起こりにくい。最後の1つを除くと，残りはすべてブラッドの例に当てはまる。ブラッドも自分では吸入剤の影響を否定しており，N_2O を中心に複数の薬物を使っていた。さらに，過去の治療担当者は，吸入剤と大麻の使用よりも ADHD に注目していた。

　治療に利用しやすい内容の研究は不足しているが，米国の全国吸入剤防止連盟（National Inhalant Prevention Coalition：www.inhalants.org）では，以下のような吸入剤使用障害（抄出 6-1 参照）の治療ガイドラインを設けている。

1. 前述のような，事態を複雑にする医学的要因を評価するための診察が必要である。
2. 吸入剤は，脂肪組織に蓄えられて徐々に放出されるため，他の物質よりも解毒に時間のかかる場合があり，ときには数週間にもおよぶ。それにしたがって情緒の変化や認知の変化が起こる。
3. 神経学的機能障害は，通常慢性的な吸入剤乱用に伴って発現するが，急性中毒（抄出 6-2 参照）と長期にわたる有害作用を見分けることは重要である。神経心理学検査を繰り返し実施することが，改善の状況を評価する助けとなるだろう。
4. 併存の物質使用があれば，そちらの治療も行うべきである。

抄出 6-1. DSM-5 における吸入剤使用障害の診断基準

A．炭化水素を基にした吸入性の物質の問題となる使用様式で，臨床的に意味のある障害や苦痛が生じ，以下のうち少なくとも 2 つが，12 カ月以内に起こることにより示される．
 (1) 吸入性の物質を意図していたよりもしばしば大量に，または長期間にわたって使用する．
 (2) 吸入性の物質を減量または制限することに対する，持続的な欲求または努力の不成功がある．
 (3) 吸入性の物質を得るために必要な活動，その使用，またはその作用から回復するのに多くの時間が費やされる．
 (4) 渇望，つまり吸入性の物質の使用への強い欲求，または衝動
 (5) 吸入性の物質の反復的な使用の結果，職場，学校，または家庭における重要な役割の責任を果たすことができなくなる．
 (6) 吸入性の物質の作用により，持続的，または反復的に社会的，対人的問題が起こり，悪化しているにもかかわらず，その使用を続ける．
 (7) 吸入性の物質の使用のために，重要な社会的，職業的，または娯楽的活動を放棄，または縮小している．
 (8) 身体的に危険な状況においても吸入性の物質の使用を反復する．
 (9) 身体的または精神的問題が，持続的または反復的に起こり，悪化しているらしいと知っているにもかかわらず，吸入性の物質の使用を続ける．
 (10) 耐性，以下のいずれかによって定義されるもの：
   (a) 中毒または期待する効果に達するために，著しく増大した量の吸入性の物質が必要
   (b) 同じ量の吸入性の物質の持続使用で効果が著しく減弱

吸入剤の詳細を特定せよ：可能ならば，特定の吸入剤の名称を記しておくべきである（例：「溶剤使用障害」）．

該当すれば特定せよ
 寛解早期：吸入剤使用障害の基準を過去に完全に満たした後に，少なくとも 3 カ月以上 12 カ月未満の間，吸入剤使用障害の基準のいずれも満たしたことがない（例外として，基準 A4 の「渇望，つまり吸入性の物質の使用への強い欲求，または衝動」は満たしてもよい）
 寛解持続：吸入剤使用障害の基準を過去に完全に満たした後に，12 カ月以上の間，吸入剤使用障害の基準のいずれも満たしたことがない（例外として，基準 A4 の「渇望，つまり吸入性の物質の使用への強い欲求，または衝動」は満たしてもよい）

該当すれば特定せよ
 管理された環境下にある：この追加の特定用語は，吸入性の物質の入手を制限された環境下にある場合に用いられる．

現在の重症度に基づいてコードせよ：ICD-10-CM によるコードについての注：吸入剤中毒または吸入剤誘発性の他の精神疾患が存在する場合，吸入剤使用

障害に対して以下のコードは使用しない。その代わり，併存する吸入剤使用障害は，吸入剤誘発性障害コードの4番目の数字によって示される（吸入剤中毒や特定の吸入剤誘発性精神疾患のための「コードするときの注」を参照）。例えば，吸入剤誘発性抑うつ障害と吸入剤使用障害が併存する場合，吸入剤誘発性抑うつ障害のみをコードとし，併存する吸入剤使用障害が軽度か中等度か重度のいずれかは4番目の数字によって示される：すなわち，吸入剤誘発性抑うつ障害に伴う軽度の吸入剤使用障害に対してはF18.14，吸入剤誘発性抑うつ障害に伴う中等度または重度の吸入剤使用障害に対してはF18.24。

現在の重症度を特定せよ
 305.90（F18.10）軽度：2〜3項目の症状が存在する。
 304.60（F18.20）中等度：4〜5項目の症状が存在する。
 304.60（F18.20）重度：6項目以上の症状が存在する。

Reprinted from *The Diagnostic and Statistical Manual of Mental Disorders*, 5th Edition, Washington, DC, American Psychiatric Association, 2013. Used with permission. Copyright ©2013 American Psychiatric Association. 日本精神神経学会（日本語版用語監修），高橋三郎，大野裕（監訳），染矢俊幸，神庭重信，尾崎紀夫，三村將，村井俊哉（訳） DSM-5 精神疾患の診断・統計マニュアル．医学書院，2014

 5．治療プログラムは，吸入剤使用者に長期にわたる支援的ケアを提供するものでなければならない。28日入院のプログラムでは，変化を期待するには短すぎる場合がある。
 6．さまざまな心理社会的治療が重要な役割を果たす。ピアダイナミクス（友人関係における精神力動）の検証もその1つである。ピアプレッシャー（仲間からの圧力）が使用を継続させる大きな要因となっていることが少なくない。また，家族を参加させての薬物教育，養育や絆の形成に関するスキルのトレーニング，患者の社会復帰に向けた集中的なアフターケアの計画などが含まれる。

　上記の項目はどれも有効な観点であり，ブラッドの治療においても指針とされた。ブラッドがより高度な治療を必要としていることは明らかだったが，当初彼は拒否した。しかし，対決的な「介入」ではなく，動機づけ面接法を用いたことで，後に同意を得るに至った。回復の助けとなるよう，家族も治療に関わった。ブラッドの入院期間は通常よりも長く，その間

抄出 6-2. DSM-5 における吸入剤中毒の診断基準

A. 最近の意図した，または意図しない短時間の大量の吸入剤への曝露で，トルエンまたはガソリンなど揮発性の炭化水素を含む。

B. 臨床的に意味のある問題となる行動的または心理学的変化（例：好争性，暴力性，無気力，判断力低下）が，吸入剤の曝露中または曝露後すぐに発現する。

C. 以下の徴候または症状のうち2つ（またはそれ以上）が，吸入剤の使用中または曝露中，または直後に発現する。
　(1) めまい
　(2) 眼振
　(3) 協調運動障害
　(4) ろれつの回らない会話
　(5) 不安定歩行
　(6) 嗜眠
　(7) 反射の低下
　(8) 精神運動制止
　(9) 振戦
　(10) 全身性の筋力低下
　(11) 目のかすみまたは複視
　(12) 昏迷または昏睡
　(13) 多幸症

D. その徴候または症状は，他の医学的疾患によるものではなく，他の物質の中毒を含む他の精神疾患ではうまく説明されない。

コードするときの注：ICD-9-CM でのコードは 292.89。ICD-10-CM のコードは，吸入剤使用障害が併存しているかどうかによる。軽度の吸入剤使用障害が併存する場合，ICD-10-CM のコードは F18.129 になる。中等度または重度の吸入剤使用障害が併存する場合，ICD-10-CM のコードは F18.229 になる。重度の吸入剤使用障害の併存がない場合には，ICD-10-CM のコードは F18.929 になる。

Reprinted from *The Diagnostic and Statistical Manual of Mental Disorders*, 5th Edition, Washington, DC, American Psychiatric Association, 2013. Used with permission. Copyright ©2013 American Psychiatric Association. 日本精神神経学会（日本語版用語監修），高橋三郎，大野裕（監訳），染矢俊幸，神庭重信，尾崎紀夫，三村將，村井俊哉（訳） DSM-5 精神疾患の診断・統計マニュアル．医学書院，2014

に，慢性的な N_2O の大量使用の影響で神経学的な問題が生じていたことが明らかになり，それに対する治療も行われた。併存の精神障害（ADHD）と物質使用障害（大麻）も存在した。ブラッドは「NO」という一言を口にすることができなかった。1人で実行するのはあまりに大変で，準備が

できていなかった．だが，臨床関係者からのアドバイスとセラピーという助けを得て，治療を受けることにより「NO」と主張する道を選んだのである．

> 【要点のまとめ】
> ● 吸入剤使用は，子どもと若者の間に広く普及している．薬物使用について尋ねるときは，ピンポイントで吸入剤使用についても問うことが重要である．
> ● 吸入剤の有害作用は幅広く，多様な臓器系に影響を与える可能性がある．そのため，あらわれる症状も多彩である．
> ● 吸入剤は，特に使用が慢性的であった場合，数週間にわたり体内に留まることもある．そのため，急性作用と持続的かつ非可逆的な変化とを見分けることが重要である．

練習問題

6.1 マシューは12歳の少年である．ずっと優等生だったが，この3カ月は成績が落ち，1人でいることが多くなった．両親はマシューの指や口に塗料がついていることに気づいた．また，目が赤く潤んでいることもあるという．推定される原因は次のうちどれか．
    A. 大麻使用
    B. 吸入剤使用
    C. 結膜炎
    D. 両親との関係の問題

解答 ▶▶▶ B

12〜17歳の子どもの吸入剤使用は珍しくない。上記のヒントのうち，成績の下降と孤立行動は薬物使用の可能性を示している。大麻も目の充血と成績低下につながりうる無動機症候群を引き起こすが，指や口に塗料がついていたことを考えると，スプレー式塗料や除光液のような吸入剤を疑う方が妥当である。吸入剤の認知分野への有害作用が成績の低下という結果を招くことは十分考えられる。

6.2 救急外来の当番中に，喘息が増悪した15歳の少年を診ることになった。経歴を聴取していると，少年は集中力がなく，混乱しており，運動失調が認められた。そこで中枢神経系に問題があることを疑い，神経学的検査を行ったところ，企図振戦が見られた。尿による薬毒物スクリーニングの結果は陰性であった。推定される診断は次のうちどれか。

A. パニック発作
B. 小脳損傷を伴う中枢神経系感染症
C. 吸入剤中毒
D. 振戦せん妄

解答 ▶▶▶ C

吸入剤使用は，喘息増悪につながる気道刺激を引き起こすことがある。また，小脳損傷や認知症に似た症状が生じる場合もある。尿検査で吸入剤が発見されなかったのは，肺を通じて血液から取り除かれるためである。パニック発作は，通常経過がより急性で，記憶障害は見られない。振戦せん妄は静止時振戦を特徴の1つとする。

6.3 17歳の少女カイリーは，救急隊によってつき添いの友人たちとともに救急外来に運ばれてきた。眠たげで動作が緩慢，指示に従うことがむずかしい状態だった。バイタルサインは頻脈を示しており，短いやりとりのなかでは嘔気の訴えもあった。身体診察を行うと，鼻漏と不整脈が見られた。友人たちによると，全員が同じパーティーに参加していたが，カ

イリーだけは他の友人とともに「ハフィング（吸入剤の鼻および口からの吸入）」をしていたという。吸入剤中毒の診断が妥当であることは明らかだ。この後まず行うべきことは次のうちどれか。

A．他の物質使用の有無を確認するために，尿検査を行う。

B．カイリーの両親に電話し，物質使用の件を報告する。

C．吸入剤使用は突然死の可能性があるため，気道（airway）を確保し，呼吸（breathing）と血液循環（circulation）を安定させる（通称ABC）。

D．さらに経歴を聴取するため，カイリーが目覚めるのを待つ。

解答 ▶▶▶ C

吸入剤使用はいくつもの臓器系に害をおよぼす危険をはらんでおり，ときに突然死に至る場合もある。特に，不整脈はいわゆる物質吸入突然死症候群を引き起こしうる症状である。眠気からは，中枢神経系の関与と脳症の可能性も示唆される。まずはABCの確保とバイタルサインの安定化を目指さなければならない。

6.4　15歳の少年アンドリューは，両親によって病院に連れてこられた。2週間前には塗料用シンナーの使用が原因で物質使用障害専門の施設に入院していた経歴をもつ。つねに優等生だったが，ここ1カ月は成績が落ち，記憶力と集中力も低下している。認知能力に関する問題は，退院後ずっと続いているという。両親はアンドリューが吸入剤使用をやめたと確信しているが，知能面の問題を心配している。どのようなアドバイスをすべきだろうか。

A．アンドリューの認知が改善するか否かには，過去の吸入剤使用の程度が関わってくる。また，改善する場合でも回復には時間がかかることもある。

B．吸入剤使用は認知症につながることもある。アンドリューの症状は生涯続く可能性が高い。

C．吸入剤は通常，他の薬物よりも体内に留まる時間が長いため，さらに6週間ほど見れば認知は改善する。
　　D．さらに神経学的検査と試験を行う必要がある。
　　E．AとD

解答 ▶▶▶　E

　確かに吸入剤使用は認知機能障害や認知症につながる危険をはらんでいるが，急性中毒と慢性的な機能障害は区別されなくてはならない。使用が長期にわたっていれば，その効果も長く続く可能性があり，使用をやめてから数カ月経っても障害が残ることも考えられる。神経心理学的検査や試験を繰り返し行うことで，改善の状態を評価することができるだろう。

第7章 オピオイド

――オフスイッチを探る――

Glenn Occhiogrosso, M.D.
Susan D. Whitley, M.D.

　オピオイド使用障害は，慢性的かつ再発性の疾患である（抄出7-1）。他の依存症と同様に，脆弱性には遺伝的要因および社会的要因が関係する。短時間で耐性上昇や中毒の状態へ発展することもあり，そのような場合は使用から身体依存，身体依存から嗜癖の状態へと急速に進行する。使用者は，オピオイド受容体の活性化から生じる多幸感が減退した後でさえ，渇望と離脱のために継続的な使用のサイクルから長く抜け出すことができない。オピオイド使用がもたらす有害作用には，薬物の入手と使用に関連した危険な行為も含まれる。また，過剰摂取による致死率も高い。米国におけるオピオイド依存は，処方された医療用オピオイドの不正使用により近年増加しており，ヘロイン使用の割合が比較的一定を保っているのとは対照的な様相を呈している。使用されたオピオイドの種類にかかわらず，治療を成功させるには急性離脱（抄出7-2）への対処が必要となる。同時に，薬物を用いた治療も含めた長期的な治療的介入の準備や，合併する身体疾患，精神疾患の発見と管理も欠かせない。米国では2000年薬物依存治療法（Drug Addiction Treatment Act of 2000；DATA 2000）が制定され，その後米国食品医薬品局（FDA）によってオピオイド依存治療薬としてブプレノルフィンが認可されたことで，クリニックでの外来治療に新しい

抄出7-1. DSM-5におけるオピオイド使用障害の診断基準

A. オピオイドの問題となる使用様式で，臨床的に意味のある障害や苦痛が生じ，以下のうち少なくとも2つが，12カ月以内に起こることにより示される。

(1) オピオイドを意図していたよりもしばしば大量に，または長期間にわたって使用する。

(2) オピオイドの使用を減量または制限することに対する，持続的な欲求または努力の不成功がある。

(3) オピオイドを得るために必要な活動，その使用，またはその作用から回復するのに多くの時間が費やされる。

(4) 渇望，つまりオピオイド使用への強い欲求，または衝動

(5) オピオイドの反復的な使用の結果，職場，学校，または家庭における重要な役割の責任を果たすことができなくなる。

(6) オピオイドの作用により，持続的，または反復的に社会的，対人的問題が起こり，悪化しているにもかかわらず，その使用を続ける。

(7) オピオイドの使用のために，重要な社会的，職業的，または娯楽的活動を放棄，または縮小している。

(8) 身体的に危険な状況においてもオピオイドの使用を反復する。

(9) 身体的または精神的問題が，持続的または反復的に起こり，悪化しているらしいと知っているにもかかわらず，オピオイドの使用を続ける。

(10) 耐性，以下のいずれかによって定義されるもの：
　(a) 中毒または期待する効果に達するために，著しく増大した量のオピオイドが必要
　(b) 同じ量のオピオイドの持続使用で効果が著しく減弱
　注：この基準は，適切な医学的管理下でのみオピオイドが使用されている人を満たすことは考慮されていない。

(11) 離脱，以下のいずれかによって明らかとなるもの：
　(a) 特徴的なオピオイド離脱症候群がある（オピオイド離脱の基準AおよびBを参照）。
　(b) 離脱症状を軽減または回避するために，オピオイド（または密接に関連した物質）を摂取する。
　注：この基準は，適切な医学的管理下でのみオピオイドが使用されている人を満たすことは考慮されていない。

該当すれば特定せよ

寛解早期：オピオイド使用障害の基準を過去に完全に満たした後に，少なくとも3カ月以上12カ月未満の間，オピオイド使用障害の基準のいずれも満たしたことがない（例外として，基準A4の「渇望，つまりオピオイド使用への強い欲求，または衝動」は満たしてもよい）

寛解持続：オピオイド使用障害の基準を過去に完全に満たした後に，12カ月以上の間，オピオイド使用障害の基準のいずれも満たしたことがない（例

外として，基準 A4 の「渇望，つまりオピオイド使用への強い欲求，または衝動」は満たしてもよい）

該当すれば特定せよ
　維持療法中：この付加的な特定用語は，メサドンまたはブプレノルフィンなどの処方された作動薬を服用している場合で，その種類の医薬品に対してオピオイド使用障害の基準を満たさない場合に用いられる（ただし作動薬の耐性または離脱の場合は除く）。このカテゴリーは，部分作動薬や作動薬・拮抗薬，経口のナルトレキソンまたはナルトレキソンのデポ剤のような拮抗薬で維持されている場合にも適用される。

該当すれば特定せよ
　管理された環境下にある：この追加の特定用語は，その人がオピオイドの入手を制限された環境下にある場合に用いられる。

現在の重症度に基づいてコードせよ：ICD-10-CM コードについての注：オピオイド中毒，オピオイド離脱，または他のオピオイドによって誘発された他の精神疾患が存在する場合，以下のオピオイド使用障害のコードは使用しない。その代わり，併存するオピオイド使用障害は，オピオイド誘発性障害コードの 4 番目の数字によって示される（オピオイド中毒，オピオイド離脱，または特定のオピオイド誘発性精神疾患のための「コードするときの注」を参照）。例えば，オピオイド誘発性抑うつ障害とオピオイド使用障害が併存する場合，オピオイド誘発性抑うつ障害のみをコードとし，併存するオピオイド使用障害が軽度か中等度か重度のいずれかは 4 番目の数字によって示される：すなわち，オピオイド誘発性抑うつ障害に伴う軽度のオピオイド使用障害に対しては F11.14，オピオイド誘発性抑うつ障害に伴う中等度または重度のオピオイド使用障害に対しては F11.24。

現在の重症度を特定せよ
　305.50（F11.10）**軽度**：2 〜 3 項目の症状が存在する。
　304.00（F11.20）**中等度**：4 〜 5 項目の症状が存在する。
　304.00（F11.20）**重度**：6 項目以上の症状が存在する。

Reprinted from *The Diagnostic and Statistical Manual of Mental Disorders*, 5th Edition, Washington, DC, American Psychiatric Association, 2013. Used with permission. Copyright ©2013 American Psychiatric Association. 日本精神神経学会（日本語版用語監修），高橋三郎，大野裕（監訳），染矢俊幸，神庭重信，尾崎紀夫，三村將，村井俊哉（訳）DSM-5 精神疾患の診断・統計マニュアル．医学書院，2014

枠組みが生まれた。これまで応えることができなかった患者の要望に，一般の精神科医やプライマリケア医が対応できるようになり，新たな患者が適切な治療を受けられる環境が整ったのである。

抄出 7-2. DSM-5 におけるオピオイド離脱の診断基準

A．以下のいずれかが存在：
　(1)多量かつ長期間にわたっていた（すなわち，数週間またはそれ以上）オピオイド使用の中止（または減量）
　(2)オピオイド使用の期間後のオピオイド拮抗薬の投与
B．以下のうち3つ（またはそれ以上）が，基準Aの後，数分～数日の間に発現する。
　(1)不快気分
　(2)嘔気または嘔吐
　(3)筋肉痛
　(4)流涙または鼻漏
　(5)瞳孔散大，起毛，または発汗
　(6)下痢
　(7)あくび
　(8)発熱
　(9)不眠
C．基準Bの徴候または症状は，臨床的に意味のある苦痛，または社会的，職業的，または他の重要な領域における機能の障害を引き起こしている。
D．その徴候または症状は，他の医学的疾患によるものではなく，他の物質中毒または離脱を含む他の精神疾患ではうまく説明されない。

コードするときの注：ICD-9-CM コードは 292.0。オピオイド離脱の ICD-10-CM コードは F11.23。ICD-10-CM コードでは，オピオイド離脱は中等度または重度のオピオイド使用障害の存在下でのみ発生しうるという事実を反映し，中等度または重度のオピオイド使用障害の併存を必要とすることに注意せよ。オピオイド離脱を併存する軽度のオピオイド使用障害をコードすることは許されない。

Reprinted from *The Diagnostic and Statistical Manual of Mental Disorders*, 5th Edition, Washington, DC, American Psychiatric Association, 2013. Used with permission. Copyright ©2013 American Psychiatric Association． 日本精神神経学会（日本語版用語監修），髙橋三郎，大野裕（監訳），染矢俊幸，神庭重信，尾崎紀夫，三村將，村井俊哉（訳） DSM-5 精神疾患の診断・統計マニュアル．医学書院，2014

臨床例

　ドナは37歳で，元ストリッパーである。オピオイド依存治療のために，初めて入院型解毒プログラムに申し込んできた。治療を受けることを決めたのは，家に1人でいるとき台所で眠りこんでしまい，目を覚ましたとき作業台の角に頭をぶつけるという出来事があったからだった。ドナはそれ

で，子どもの頃母親がまったく同じことをするのを見た記憶が蘇ったという。「私も母と同じで薬物中毒なんだと気づきました。だから助けが必要だと思いました」。ドナが病院を訪れて入院を求めたのは，頭をぶつけたその夜だった。入院前，ドナは毎日300ドル相当のヘロインを鼻腔から摂取していた。日々の使用量は過去6カ月間で着実に増加していたが，特に入院直前の数日間は完全にコントロールを失っていた。ドナの話では，治療を決めたときは1日500ドル分以上のヘロインを，食事も睡眠もとらず3日間連続で使用していたという。

　ドナがヘロインを使い始めたのは2年前，もともとは処方された医療用オピオイドを使用していたが，この処方薬をストリートで入手するにはかなりのお金が必要であり，自分が満足できるだけの量の処方薬を購入するのは無理だったからである。オピオイドをはじめて使ったのは，仕事中に背中を負傷した24歳のときである。そのときプライマリケア医に鎮痛剤として処方されたのがオピオイド系の薬だった。しかし，けがが治った後も薬の使用は止まらなかった。「薬が何かリアルなものを感じさせてくれた」からだとドナは語る。安定した収入のあったドナは，それから10年にわたり，簡単にオピオイドを手に入れることができた。払うお金さえあれば，医師が処方してくれたのである。

　ドナは7歳まで母親に育てられた。ドナが子どもの頃ずっと，母親は静脈注射によりヘロインを使用していた。ドナは母親が自分の前でヘロインを注射する姿や，住んでいた部屋に使用後の注射針が落ちているのを見つけたことを覚えていた。母親は娘を友人や親戚に預けることが多く，そのうちの1人は4歳の頃からくりかえしドナに性的虐待を加えていた。ドナは，母親が性的虐待に気づいていながら「自分も昔そうされたから，私のこともわざとそのままにした」と信じていた。虐待が止まったのは親権が母親から母方祖父母へと移ったときで，ドナは7歳だった。それから20歳までは祖父母とともに暮らし，さらにその後，ストリッパーとして働くようになった。

入院型解毒プログラムの治療が始まると，ドナには必要に応じてメサドンが処方された。これは離脱症状を考慮しての処置である。病院での最初の夜には，嘔吐，下痢，広範性の身体痛などのオピオイド離脱症状があらわれ，症状は時間を追うごとにひどくなっていった。あまりの苦しさに，ドナは眠ることができない状態だった。そこで，嘔吐抑制のために制吐剤とともにメサドン3錠が与えられ，どうにか耐えられる程度には症状は軽減した。そこから翌朝にかけて，ドナは興奮し，不安を見せ，スタッフのわずかな言動にもすぐいらだった。スタッフは彼女の様子を，「扱いがむずかしい」「要求が多い」と語った。

　翌朝，ドナは初めて治療を担当する医師と会った。その面会で，医師はドナの離脱症状を管理するには前日のメサドンの量では明らかに足りないという結論を出した。まず，ドナはじっと座っていることもできないほど落ち着きがなく，居心地が悪そうだった。経歴と状態を聴取する間も，繰り返し椅子から立ち上がって部屋のなかを歩き回った。感情も不安定で，昨晩の治療について話しながらスタッフや他の患者に対する怒りを見せたかと思うと，過去の話をするときには悲しんで涙を流し，早く楽になりたいという絶望にも似た焦燥をのぞかせることもあった。しかし，医師との話が終わった後は，少し落ち着いたようだった。医師がこれからの治療計画について詳しく説明し，そうした治療ですぐに離脱症状が収まっていくこと，そうすれば夜は楽に眠れるようなり，食欲も戻ることを伝えたためである。

　最初の面会中，ドナは抑うつと不安の治療のために何種類かの向精神薬を服用した経験があることを医師に伝えた。具体的には，セルトラリン，ブプロピオン，ベンラファキシンなどの抗うつ薬，アリピプラゾール，クエチアピンなどの抗精神病薬，クロナゼパム，ジアゼパム，アルプラゾラムなどの抗不安薬である。ドナによると，そのなかで効果があったのは抗不安薬だけだった。また，こうした薬を服用していたのはまだ大量のオピオイドを使用していた時期だった。

ドナの正式な解毒治療が始まったのは，入院した次の日の夜である。メサドン投与は漸減法をとった。次の2日間は依然として離脱症状がひどいままで，本人の不安を和らげるために担当医との長い話し合いを必要とした。そこでドナは何度も，本気で治療をやめて退院することを考えていると語った。それでも彼女を留まらせたのは，入院前の自分の状態の記憶と，担当医からの励ましの言葉だったという。治療を初めて3日目にはメサドンの漸減が症状軽減につながり始め，ドナは夜眠れるまでになった。翌日には，さらに食欲が戻り，入院後初めて全食を摂ることができた。次の3日間では，解毒治療を終えた後のことを，以前よりもしっかりと考えられるようになった。

　ドナの依存症専門カウンセラーは，回復の次のステップとしていくつかの選択肢を提示した。入所型リハビリ施設への紹介，現在の病院での通院型メサドン維持療法，そして，現在の施設でブプレノルフィンを導入したうえでの通院型リハビリプログラムにおける継続治療である。次の日，ドナとカウンセラーはそれぞれの選択についてよく話し合った。ドナは娘と離れて過ごす時間をそれ以上長くしたくなかったため，さらに入院を続けることに乗り気ではなかった。しかし同時に，維持治療をしない状態で自宅にいて薬を使わずにいられる自信もなかった。だが，メサドン維持療法のプログラムへの紹介も拒否した。そのプログラムでは毎日通院することが求められるため，制限が厳しすぎると感じたのだ。緊張した様子で悩みに悩んだあと，ドナは入院中にブプレノルフィンを導入することを選んだ。

　ブプレノルフィンの導入は，最後の2日間で行われた。この治療に対するドナの反応はよく，入院7日目にブプレノルフィンを処方された状態で帰宅した。

　ドナは退院後1週間して通院型のリハビリを始めた。同時に，以前からこのプログラムと提携している精神科医との治療も始めた。最初の1カ月間は，穏やかな離脱症状とオピオイドに対する強い渇望が続いた。それに伴いブプレノルフィンの用量は2度増やされ，離脱症状も渇望も徐々に収

まっていった。また，当初はプログラムのグループセッションに週3回出席していたが，だんだん回数を減らしていった。精神科医との個人セラピーも行い，子どもの頃のトラウマに対処する取り組みを始めた。不安と情緒不安定の症状が，「誰かが彼女の脳のスイッチを切り替えたかのように」劇的に改善された。入院から1年以上が経っても，ドナはオピオイドを断つことに成功していた。今は学校へ戻り，将来的には大学へ進学することを目指してGED（高校卒業資格）の取得に励んでいるという。

考　察

ドナは明らかにオピオイド使用障害の基準を満たしていた。病状は重く，状態を安定させるには入院による治療が効果的だった。その結果，退院後の継続的な治療についても，外来診療だけではむずかしかったであろう決断を本人が下すことができた。治療チームが最初に勧めたのは，入所型リハビリプログラムへの紹介である。しかしドナはそのような提案に対してよい反応を見せず，一部のスタッフからは変化への動機づけが不足しているのではないかという声も上がった。だが，担当のカウンセラーや内科医は，ドナの決断を妨げた要因を探し，より彼女の希望に沿う選択肢を提案した。それが，オピオイド使用歴の長さと何度も治療に失敗した経験を考慮しての，メサドン維持療法である。しかし，ドナは再び拒否した。これも「抵抗」と見なすことのできる出来事だったが，チームはさらにドナとの話し合いを続け，別の可能性を探った。この例は，治療において選択肢を用意することの重要性を教えている。ドナは，チームが自分の話に耳を傾けている，提案に自分の意思が反映されると感じられたときに初めて，彼女にとって有効なレベルの治療を受ける意欲がもてたのである。

　ドナはオピオイド依存症に加え，不安，不快気分，情緒不安定など，精神医学的な症状も呈していた。担当医は，それが背後に精神障害が存在することを示唆する症候であると認識していたが，ドナに治療を続ける意志

を失わせないために，離脱症状の管理と関係構築を優先した。先述の症状の診断と管理は先延ばしにされ，外来治療プログラムへは詳細な引き継ぎが行われた。だが実際には，症状の多くはブプレノルフィンの用量の安定とともに解消されていたのだった。この例が示すように，オピオイド依存治療においては，併存障害の評価とその対処に慎重さが求められる。また，問題行動への対処と依存症治療を総合的に行うことが有益である。

治療方法の選択

　オピオイド依存の治療を計画する際には，2つの大きな決断を迫られる。治療環境と薬物の使い方の選択である。ここではレベル別の治療方法の概要と，治療への使用が許可されている薬物について見ていく。こうした知識は，患者に治療方法を提案するときに役立つはずだが，そこから最適な選択を行うためには，患者とともに考える過程が必須である。また，治療の成功には心理社会的ケアが不可欠であるという意見には，どんな専門家も同意するだろう。しかし，治療方法を比べてどちらがより優れているかを数値で表すようなことはできない。そのため，治療レベルの選択は臨床ガイドラインに基づいて行われるが，同時に患者の意思も反映されるものでなければならない。選択肢を提示し，患者の優先したい事柄を尊重することは，患者の自主性の維持と意欲の増加につながる。薬とセラピーの有効な組み合わせが見つかる可能性も高まる。そうした状況が整って初めて，オフスイッチは発見されるのである。

　医学的に管理された離脱，つまり解毒のプロセスには，急性離脱症状が関わってくる。入院治療においても外来治療においても，急性離脱症状への対処には，米国食品医薬品局（FDA）の認可を受けたオピオイドアゴニスト（例：メサドン，ブプレノルフィン）の使用が有効である。症状を緩和する薬剤（例：クロニジン，イブプロフェン，ロペラミド）の併用も役に立つだろう。だが，この短期的な治療では，脳内のオピオイド系を安

定化させリセットさせるには時間が足りない。患者のオピオイド系は，外因性のオピオイドを供給されることに慣れきっている。解毒の後も，物質供給を断たれ満足しなくなったオピオイド受容体は，軽度の離脱症状と渇望の症状を生み出し続ける。ここで患者の視点に立ってみると，解毒治療を受けるときに初めて医療機関を頼ったという人は多いだろう。だとすれば，解毒治療が初めて心理教育を提供できる場ということになる。したがって，そこでの介入の焦点は，使用に関連する患者のリスクを減らすこと，薬物療法も含めた解毒後の治療の選択肢を提示すること，そして治療への動機づけを強化することに置かれるべきである。実際，アフターケアの提案に従わなかった結果，高い再発率から逃げられず，解毒治療の効果が薄れてしまうことも多い。解毒治療の成功の基準は，治療が終了したかどうかではなく，次の治療の段階へ無事進むことができたかどうかなのである。

　入院型の治療は，住環境が安定しない，社会的サポートが限られている，併存疾患によって自力で物質を断っていられるかわからない，といった条件をもつ患者に特に向いている。解毒が済んだ後は，入院型リハビリの「28日プログラム」を行うことで，社会復帰する前に安定化に必要な時間を確保できるだろう。医療機関のなかには，体系立った長期入所型治療プログラムを提供しているところもある。一般的な滞在期間は12〜24カ月ほどである。より効果的なソーシャルスキルを身につけてもらうために，他の入所者との交流やグループでの活動が行われる。こうした施設は人気があるが，他の治療方法に勝る効果を実証するエビデンスは少ない。また，入院型や長期入所型のような集中的な治療に対する医療保険の適用は，以前よりもむずかしいものになっている。

　通所型治療プログラムでは，個人カウンセリングとグループカウンセリングの両方を組み合わせて用いる。通常は，再発防止に向けた心理教育，心理的サポート，認知行動介入が提供される。参加頻度は患者のニーズに合わせて調整され，週5日から月1度までと幅広い。合併する身体疾患や精神障害にどれだけ対処できるかは，プログラムによって異なる。

ナルコティクス・アノニマス（Narcotics Anonymous）のような自助グループも，回復途上の患者にとって貴重なサポート源となるだろう。地域でのミーティングを主たる活動にしているところもあれば，本格的な治療プログラムをミーティングにあわせて実施しているところもある。ただし，薬物療法も行っている患者の場合，そのような団体への参加には注意が必要である。団体によっては，薬に頼るのは恥ずかしいという考え方が主流になっていることもあるためだ。患者には，薬物療法に肯定的なグループを探すこと，そしてそこでは他の人が具体的にどんな治療方法を選択したかよりも，より広い視点から依存と回復の経験一般を学ぶことを勧めるのがよいかもしれない。地域によっては，メサドン・アノニマス（Methadone Anonymous）のように，特定の薬物をターゲットにした団体も存在する。患者が自助グループとつながり，うまく恩恵を受けられるようにするには，臨床の場で患者と潜在的な問題を話し合い，出席状況や進展具合を確認していくことが助けとなるだろう。

　治療法を提案する際には，患者の薬物療法に対する考えと，患者の身近に薬物療法が可能な施設や機関があるかどうかを確認することが必要である。なかには，自分の意志で薬物を完全に断つことを選ぶ患者もいる。それ以外の理由で薬物を使わないことがあるとすれば，物質使用期間が短かった場合，用量が少なかった場合，身体にも精神にも著しい併存障害が見られない場合などである。治療プログラムも，入所型，通所型にかかわらず，薬物を使わない方針を取っていることがある。しかし，近年ではエビデンスの増加や法令による規定の圧力を受けて，薬物療法を支持するところが増えている。そうしたプログラムでは，外部の処方医に委託していることもあれば，プログラムを実施する施設に医療スタッフが常駐していることもある。患者の紹介を行うのであれば，事前に紹介先の施設の方針を確かめておくべきである。一般的には，プラセボ対照の臨床実験で薬物療法は有効であるという結果が出ている。そのため，どのような治療環境においても大部分の患者に対して薬物療法を検討するのが理に適っている

といえるだろう。

薬物療法

　オピオイド・アンタゴニストによる薬物療法の有効性はすでに実証されている。離脱症状発現を防ぐため，アンタゴニストの使用開始時には，患者はオピオイドが抜けた状態でなければならない。連日経口投与型のナルトレキソン（Revia）は，コンプライアンスの低下が起こるため，現実的に考えると効果は限定されている。その点，徐放性注射型のナルトレキソン（Vivitrol）は，オピオイド依存治療として2010年にFDAに認可されたが，4週間ごとの投与なので，コンプライアンスに関する心配が少ない。しかし，渇望の症状を軽減させないため，今のところ効果は限られる。

　短時間作用型のアンタゴニストが過剰摂取による死亡を防ぐ目的で使われることもある。注射型のナロキソン（Narcan）は，救急医療の現場で，長く過剰摂取に対する主力薬としての地位を保っている。近年では，保健所などの施設で，オピオイド過剰摂取の危険がある個人の家族や親しい人間に緊急措置キットの配布を検討している地域もある。経鼻投与型のナロキソンは，今のところ過剰摂取に対する治療薬としてはFDAの認可を受けていない。しかしさまざまな場面で使用され，その安全性と効果が確認されている。入院治療を終えた後や拘禁を解かれた後に使用が再発した場合，耐性が極端に低下した状態であるにもかかわらず以前と変わらない量を使用するため，過剰摂取の危険が高まる。したがって，オピオイド依存の治療には過剰摂取に関する教育が不可欠であるし，ナロキソンの提供は命を救うという意味で費用対効果のすぐれた方法である（Coffin & Sullivan 2013）。

　薬物療法のなかでもっともよく研究されているのは，アゴニスト維持療法である。スケジュールIIに分類される長時間作用型の合成オピオイドアゴニスト，メサドンは，1972年にオピオイド依存治療のための使用が

認可されて以来,つねに議論の的となってきた。メサドンを用いた維持療法の安全性と効果には,長い実績がある（Ball & Ross 1991）。適切な阻害効果を生み出す量の処方は,離脱症状を緩和すると同時に,オピオイドへの渇望とオピオイドの強化効果を妨げることにもつながる。メサドンが適量に維持されている間,患者は通常通り機能することができるので,依存のサイクルにはまっているときはないがしろになっていた,社会的目標,職業上の目標に集中することができる。多くの場合,安定化には6カ月以上の維持投与が必要である。オピオイド使用歴が長く,何度も治療に失敗した経験をもつ患者であれば,生涯投与を続けることも視野に入れるべきかもしれない。メサドン維持療法による,治療の継続,不法なオピオイド使用の減少,犯罪行為の減少,健康状態と生活の質の向上といった成果を報告する例は多い。

　米国におけるメサドン維持療法は厳しい規制制度の対象となっており,専門の治療プログラムのなかでしか実施されない。メサドン維持療法プログラムは,一般にオピオイド治療プログラム（opioid treatment program；OTP）と呼ばれる。OTPでは,治療のさまざまな側面を管理する連邦政府および州政府の規制に基づき,薬物療法と心理社会的サポートの両方が提供される。いくつかの例外をのぞき,参加資格は18歳以上,かつ1年以上のオピオイド使用障害の病歴をもつことである。プログラムの活動は週に6日または7日行われる。参加頻度,および自宅使用分の薬の入手に関する基準もまた,種々の規制に従う。同じ施設内で併存の身体疾患や精神疾患の治療を受けられる場合もあり,それが成果の向上につながることが明らかになっている。このように高度に構造化された治療プログラムであるため,特に治療の初期の段階では恩恵を受ける患者が多いはずだが,薬物療法を恥と感じる風潮と出席頻度の高さが参加のネックとなっていることがしばしば指摘されている。OTPの有効性が確認されているにもかかわらずほとんど利用されていない現状を考えると,オピオイド使用者に治療を決意させ,断薬と回復とをサポートしていくことのでき

る,別の治療の形を探っていかなくてはならない。

　2000年薬物依存治療法（DATA 2000）の制定は，オピオイド依存治療に新たな道をひらいた。医療用オピオイドの不正使用によって米国内のオピオイド依存患者が急増したことを背景に，連邦議会はDATA 2000を可決し，OTP外での治療の幅を広げた。アディクション専門の認定を受けた，または8時間のトレーニングコースを修了した医師であれば，オピオイド依存治療のためにFDAが認可したスケジュールIII以上の薬剤を処方することができる認定書を，麻薬取締局（Drug Enforcement Administration）から受け取ることができる。DATA 2000では，処方する医師が一度に担当できる患者数を，最大30人と規定しているが，1年後には100人にまで拡大される。また，処方医は患者をカウンセラーやカウンセリング施設へ紹介できるだけの能力を備えていなければならないが，かならずしも処方医の所属機関や勤務先に心理社会的サービスが用意されている必要はない。DATA 2000の基準を満たした初めての薬剤は，2002年にFDAの認可を受けたブプレノルフィンである。したがって，医師は自分のクリニックで解毒や維持を含めたオピオイド依存治療を行う際に，ブプレノルフィンを処方することができる。

　ブプレノルフィンはオピオイドの部分アゴニストであり，μオピオイド受容体に対する高い親和性を有している。メサドンと比べ誤用のリスクも過剰摂取のリスクも低いのは，この珍しい薬理学的特性による。有害作用と薬物間相互作用も，全体的にメサドンよりも少ない。ブプレノルフィンとナロキソンの合剤（Suboxone）は，さらに誤用や転用の危険性を低める。ナロキソンによって誘発性離脱が起こるためである。

　ブプレノルフィンの導入は，治療の最初の段階を特徴づけるものである。患者はオピオイド乱用からブプレノルフィン投与の状態へと移行し，離脱症状の緩和を経験する。入院治療で導入が行われることもあるが，患者が治療を求めて訪れるのは外来が多い。ほとんどの場合，外来治療における導入は安全に行われ，患者にとっても医療者にとっても満足のいく成果に

つながる。しかし，ブプレノルフィンの導入にはいくつかの独特な問題がつきまとっており，開業医が個人クリニックでのオピオイド依存症治療の実施に積極的になれない大きな理由の1つは，導入のむずかしさにあると指摘されてきた（Netherland et al. 2009; Walley et al. 2008）。

　ブプレノルフィンの導入が抱える問題には，誘発性離脱，つまりブプレノルフィンを初めて投与した後の急性の症状の悪化がある。これは身体的にオピオイドに依存しており，オピオイド（例：ヘロイン，メサドン，オキシコドン）によってμオピオイド受容体が占拠された状態の患者に起こる現象である。ブプレノルフィンはμオピオイド受容体に対し高い親和性を示すため，フルアゴニストであるオピオイドと置き換わり，結果的に正味のアゴニスト作用の急激な減少をもたらす。症状の発現は通常ブプレノルフィンの投与から30分以内である。症状は軽く，耐えられる程度であることがほとんどだが，誘発性離脱の可能性に医療者も患者も大きな懸念を抱いてしまうのが現状である。誘発性離脱を経験した患者は，電話による確認，診察，そしてごくまれに救急外来の受診など，付加的な措置を必要とする場合がある。

　誘発性離脱を防ぐためには，オピオイドへの生理的依存がある患者は，ブプレノルフィンが最初に投与される際，完全にオピオイド離脱の状態になければならない。物質乱用治療センター（Center for Substance Abuse Treatment）の臨床ガイドラインでは，離脱の評価には，臨床オピオイド離脱スケール（Clinical Opioid Withdrawal Scale）のような標準化されたツールを使うことが推奨されている（Center for Substance Abuse Treatment 2004）。また誘発性離脱のリスクを最小限に抑える方法として，治療を始める前に患者のオピオイド使用量を減らしておくこと，最後のオピオイド使用と最初のブプレノルフィン投与との間に十分な時間をとること，そして，最初は少量のブプレノルフィンを用いることが挙げられている。同ガイドラインではさらに，離脱の評価，用量の漸増，薬に対する患者の反応の監視を行うことができるよう，資格ある医師のもとで導入を実

施することを推奨している。患者にメサドンのような長時間作用型オピオイドの使用，ベンゾジアゼピンの使用，不安症状が見られた場合，ブプレノルフィンの導入にさまざまな問題の絡む危険性が高まる（Whitley et al. 2010）。反対に，過去に（違法なものでも，処方されたものでも）ブプレノルフィンの使用経験がある患者の場合，導入時に問題を伴う可能性が下がるようである。

　オピオイド離脱症状の直接の評価と初回投与の経過観察は，現在でも治療における標準的な措置である。その一方で，臨床での経験や数を増している関連文献は，治療を病院ではなく自宅で始めるという選択肢の実行可能性と安全性を支持している（Cunningham et al. 2011；Gunderson et al. 2010）。患者の自宅で正しくブプレノルフィンの導入を行うためには，患者に対する教育と継続的な情報のやりとりが不可欠である。また，自宅治療の許可を出すか否かの決定は，ブプレノルフィン導入の際に問題となりうる要因を慎重に検討したうえで行われなくてはならない。住環境が安定しない，社会的サポートが限定されている，併存の身体疾患または精神疾患の病状が不安定といった状態であれば，医師の監視下での導入が妥当といえる。

　オピオイド依存症の治療を受けにきた患者は，身体疾患を併発している可能性が高い。HIVとウイルス性肝炎を含めた一般的な合併身体疾患のスクリーニングを行うことが推奨される。同じように，何らかの身体疾患を抱えて病院を訪れた患者に対しても，オピオイド依存の可能性を考慮した評価が行われるべきである。たとえば慢性痛の治療に関わる医師であれば，医療用オピオイドの誤用を示唆するサインや，誤用を引き起こしうる危険因子の存在にたえず配慮する必要がある。オピオイド依存との関連が疑われる病状に対処する際は，所定のオピオイド依存のスクリーニングとともに，患者の治療意欲を引き出すための介入も行われるべきだろう。HIVとオピオイド依存に対する総合的治療モデルのうち，ブプレノルフィンを使用したもののいくつかは，実行可能性が証明されただけでなく，両

方の問題について治療成果の向上につながることも示されている（Altice et al. 2011；Fiellin et al. 2011）。内科的治療と依存症治療を統合した方法は，おおむねよい結果を生んでいるようである。

　オピオイド依存の患者は，精神障害が併存していることも少なくない。とりわけよく見られるのは，気分障害，不安障害，パーソナリティ障害である。物質誘発性の症状と物質使用以前から存在する症状とを区別するのはむずかしい。治療初期においては特にそうである。たとえば不安は離脱の一般的な症状だが，不快気分は内因性オピオイド系の調節異常が原因の場合もある。物質入手に関連した行動（嘘や窃盗）は，一見したところ反社会的パーソナリティ障害の症状と区別がつかない。一部の症状は，急性の離脱症状が収まるにつれ改善していく可能性がある。反対に，自己治療薬として機能していたオピオイドが取り除かれた結果，悪化する症状もある。物質誘発性の症状とそうでない症状とを分けるには，時間と忍耐が必要である。そして，両方の問題にうまく対処できてはじめて，回復と呼べる状態に至ることができる。

　個別に診断された精神障害の有無にかかわらず，患者が何らかのトラウマを抱えている可能性は必ず考慮されるべきである。トラウマの存在は，物質使用の開始と依存症への発展に影響を与えやすい。実際，物質使用障害の患者が長く引きずっているトラウマについて報告する例は，一般集団よりも多い。また物質使用に関連した行動が，現在進行形のトラウマを生み出す危険性もある。トラウマを抱え，不安や虚無感といったマイナス感情から逃げる方法を探している人間にとっては，オピオイドの作用は特に魅力的にうつるかもしれない。

　精神障害の併存率の高さ，コーピングスキルの低さ，離脱症状の身体的苦痛を考えれば，特に治療の初期において患者が怒りやアンビバレンスを表出しやすいのも納得がいく。過去の医療従事者とのよくない思い出，拘禁された経験，信頼関係の築きにくさなどは，治療への専念を妨害しうる要因である。治療に関わる者は，自分が抱えるフラストレーションを意識

```
                    ┌─────────────────────┐
                    │ 個人クリニックでの治療 │
                    │ ▪処方薬：ブプレノルフィン│
                    │ ▪併存する身体疾患または精│
                    │  神疾患の総合的な管理  │
                    │ ▪カウンセリングや互助団体と│
                    │  の連携              │
                    └─────────────────────┘
                       ↕              ↕
┌──────────────────┐          ┌──────────────────┐
│ 物質乱用治療プログラム│   ↔    │ オピオイド治療プログラム│
│ ▪処方薬：ブプレノルフィン│        │ ▪処方薬：メサドンまたはブプ│
│ ▪個人カウンセリング，グルー│      │  レノルフィン        │
│  プカウンセリング   │          │ ▪個人カウンセリング，グルー│
│                  │          │  プカウンセリング     │
└──────────────────┘          └──────────────────┘
```

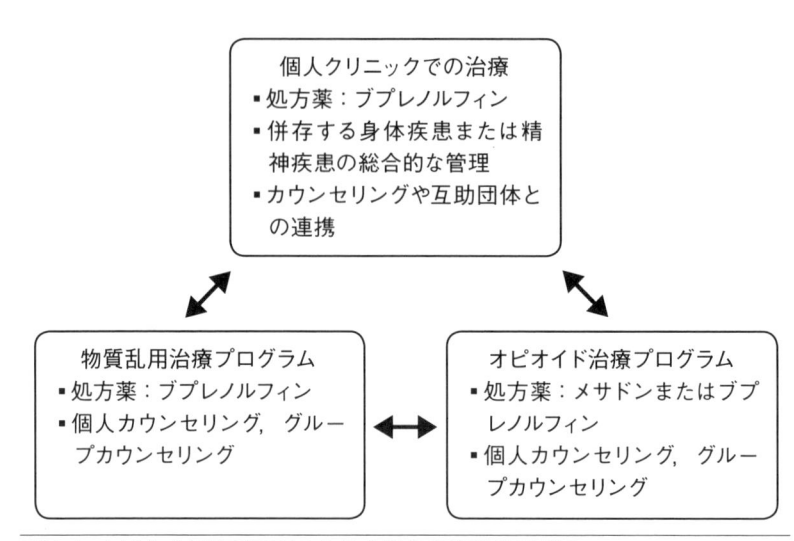

図7-1. オピオイド使用障害のための慢性疾患治療モデル

し，患者との協働関係にひびを入れる行動を取らないよう，つねに注意する必要がある。患者との協働関係は，治療の成功に不可欠な要素であるが，この患者集団において実現するのは簡単ではない。依存症治療に併存障害の治療も取り入れていくと，患者の安心感や自律感が増して治療に対する感情的な障壁が減り，治療への積極性を高められるかもしれない。患者が医師の先導を許すことのできる状態である方が，医師はより患者のために力を発揮しやすいだろう。

　現在，非常に魅力的な慢性疾患治療のモデルが登場している。このモデルでは，一般医による治療と専門施設への紹介とが組み合わせられ，さまざまな治療の形が実現できるようになっている（図7-1）。OTPのように高度に体系化された治療環境では，メサドンまたはブプレノルフィンが処方される。ブプレノルフィンは，より柔軟な対応が可能な通所型治療プログラムにおいても利用できる。治療を求める患者とつながりやすい個人クリニックの精神科医や内科医は，ブプレノルフィンの処方と短時間のカウンセリングを行えるほか，併存障害が明らかな場合はそちらの治療も担う

ことができる。患者は，この３つの入り口のどこからでも治療を始めることができ，必要に応じて（より集中的な，あるいはより柔軟性の高い）他の治療形態へと移行することもできる。このように，この治療モデルは患者の希望に対応し，その自律性を尊重しながら治療を進めることを可能にする。そして同時に，治療を受ける機会の拡大と治療成果の向上も実現しうるモデルともなっている。

【要点のまとめ】
- オピオイド使用障害は，慢性的かつ再発性の疾患である。治療では，一般医と専門医が責任を分担し，重症度に応じた，柔軟性のあるケアを行うことが求められる。
- 患者が初めて医療機関と接触をもつのは，解毒治療の際であることが多い。しかし，解毒は治療の終わりではない。長期的な治療への動機づけを強めるための心理教育の機会と見なされるべきである。
- オピオイドへの依存は，トラウマや併存精神障害の既往を伴うことが多く，患者の治療意欲の維持をさらにむずかしくする。患者に治療の選択肢を提示し，患者とともに決定を行っていくことが，回復の動機づけを強化し，治療への積極性を高めることにつながる。

練習問題

7.1 オピオイド使用障害の治療を計画する際に考慮すべき要因は，次のうちどれか。

 A. 薬物を用いた治療への適応
 B. 住居や家族など，利用可能な社会的支援の状態
 C. 併存精神障害
 D. 患者の意思
 E. A～D すべて

解答 ▶▶▶ E

薬剤や治療方法の選択に関する医師の知識は，治療計画を提案する際の指針となるだろう。しかし，最適な決定が可能になるのは，そこに患者自身の声と意思が取り入れられた場合である。

7.2 オピオイド依存治療でメサドンが処方されるのは，どのような治療環境においてか。

 A．オピオイド使用障害治療プログラム，またはメサドン維持療法プログラム
 B．通所型の物質使用障害治療プログラム
 C．医師の診察
 D．A～C すべて

解答 ▶▶▶ A

オピオイド依存治療におけるメサドンの使用は，連邦政府および州の規定に基づいて構成された，認可を受けた治療プログラムに限定される。

7.3 オピオイド依存治療でブプレノルフィンが処方されるのは，どのような治療環境においてか．
    A．オピオイド使用障害治療プログラム，またはメサドン維持療法プログラム
    B．通所型の物質使用障害治療プログラム
    C．個人クリニック
    D．A～Cすべて

解答 ▶▶▶ D

2000年薬物依存治療法（DATA 2000）により，麻薬取締局から権利放棄を受けた医師は，オピオイド依存治療のためであれば，上記のような治療環境においてスケジュールⅢ以上の薬剤を処方することが可能となった．

7.4 オピオイド過剰摂取の影響を安全かつ合法的に減弱することができるのは次のうちどれか．
    A．緊急隊員による，ナロキソンの筋肉内または鼻腔内投与
    B．訓練を受けた友人や家族による，ナロキソンの筋肉内または鼻腔内投与
    C．ブプレノルフィン-ナロキソンの舌下投与
    D．AとB
    E．上記すべて

解答 ▶▶▶ D

緊急隊員は，オピオイド過剰摂取に対する措置として，ナロキソンを使用する．また，地域によっては訓練を受けた近親者が投与することも可能である．ブプレノルフィンは，他のオピオイドに置き換わり，誘発性離脱を生じさせる働きがあるが，アゴニストの活動を完全に消滅させるわけではないため，過剰摂取の患者には効果がない．ナロキソンは舌下投与した場合，生体利用率がきわめて低くなるため，過剰摂取のリバースには役立たない．

第8章 鎮静薬,睡眠薬,抗不安薬
――眠れない夜と魔法の薬――

Claudie H. Jimenez, M.D., M.S.
Abigail J. Herron, D.O.

　鎮静睡眠薬(sedative-hypnotics)としては,バルビツール酸やベンゾジアゼピン,さらに最近では,ベンゾジアゼピンと似た働きをもち不眠症治療に使われる非ベンゾジアゼピン系の睡眠薬がある。ザレプロン(zaleplon),ゾルピデム(zolpidem),エスゾピクロン(eszopiclone)といった,ときに「Zドラッグ」とも呼ばれる薬剤も,本章のテーマに含まれる。
　ベンゾジアゼピンは世界で最も多く処方されている薬剤の1つである。不安,パニック障害,不眠症などの精神医学的症状に対する効果が認められているほか,他の分野でもけいれん性疾患や筋弛緩のために使われている。しかし,こうした疾患に対してきわめて高い有効性を示す一方で,身体依存,過剰摂取,誤用や乱用といった,さまざまな危険も潜在している。
　ベンゾジアゼピン関連の入院患者数は,1998〜2008年の間におよそ3倍に膨れ上がった(Substance Abuse and Mental Health Services Administration 2011)。2009年には,救急外来の扱った事例のうち36万3千件に鎮静睡眠薬が関与しており,さらにそのうちの2万9千件にはゾルピデム(非ベンゾジアゼピン系のベンゾジアゼピン受容体アゴニスト)が関与していた。2004年にはおよそ1万3千件であったことからすると大幅な増加である(Substance Abuse and Mental Health Services

表 8-1. 米国食品医薬品局認可の不眠症治療薬

薬剤名	商品名
ベンゾジアゼピン GABA 受容体で作用する，ベンゾジアゼピン系薬剤	
エスタゾラム	ProSom
フルラゼパム	Dalmane
クアゼパム	Doral
テマゼパム	Restoril
トリアゾラム	Halcion
ベンゾジアゼピン GABA 受容体で作用する，非ベンゾジアゼピン系薬剤	
エスゾピクロン	Lunesta
ザレプロン	Sonata
ゾルピデム	Ambien
ゾルピデム（即放性）	Intermezzo
ゾルピデム（徐放性）	Ambien CR
メラトニン受容体アゴニスト	
ラメルテオン	Rozerem

Administration 2010)。

「ベンゾジアゼピン受容体アゴニスト睡眠薬」という用語は，不眠症治療に使われてきた昔ながらのベンゾジアゼピン系薬剤（ジアゼパムなど）だけでなく，1990年代に導入され始めた新しい非ベンゾジアゼピン系の薬剤も指す。この2種類は過去数十年で不眠症治療における主薬の地位を確立した(表8-1参照)。両者の基本的な作用メカニズムは共通しているが，後から出てきた非ベンゾジアゼピン系薬剤は，選択的な薬理学的特性を有しており，それが安全性や耐性を向上させるとも考えられている。

ベンゾジアゼピンは主に，γアミノ酪酸 A（$GABA_A$）受容体に作用し，塩素イオンチャネルの開閉頻度を上げ，神経伝達物質である GABA の抑制作用を強化する。$GABA_A$ 受容体には2つの種類，タイプⅠとタイプⅡがある。タイプⅠ受容体は脳各所の皮質と皮質下構造内に存在する。理論上は，タイプⅠとの親和性が高い薬剤は耐性や依存状態をほとんど生じさせることなく鎮静効果を発揮すると考えられている。タイプⅡ受容体は，辺縁系，線条体，脊髄に存在する。タイプⅡは筋弛緩に大きな役割を果たしており，耐性と依存を発展させる傾向がより強いと考えられている。新

しい非ベンゾジアゼピン系の鎮静剤は，タイプ I GABA_A 受容体との親和性を有する。

　ベンゾジアゼピンの慢性的な使用は精神的依存につながるおそれがある。精神的依存は耐性と離脱の症状によって定義される（抄出 8-1，8-2 を参照）。「耐性」とは，求める（つまり何らかの治療的な）効果を維持するためには物質の使用量を増やし続ける必要がある状態，または，以前と同じ使用量では効果が薄れていく状態を指す。「離脱」とは，物質を使用しない状態では離脱症状があらわれ，そうした症状の緩和に同物質かそれに似た物質の摂取が必要となる状態を指す。

　離脱症状の発展にかかる時間は，薬物をどのくらいの期間使用しているかによる。ベンゾジアゼピンの半減期は数時間から 1 日以上と非常に幅広い。ベンゾジアゼピン離脱の初期には，不安や落ち着きのなさ，興奮といった症状が見られ，さらに進行すると腹部けいれん，心拍数の上昇，高血圧，反射亢進，振戦，不眠，発作などの症状が出現する。こうした症状を含む離脱症候群は，生命を脅かしうるものである。精神的依存状態に陥った使用者は，医学的な監視の下で解毒を行い，安全に物質使用を中止する必要がある（American Society of Addiction Medicine 1999）。

　近年，不眠症患者へのベンゾジアゼピンの処方は減っているが，鎮静睡眠薬全体の使用量が依然として多いのは，非ベンゾジアゼピン系薬剤の使用が増えたためである。非ベンゾジアゼピン系薬剤は今や，世界的に見ても最もよく処方される睡眠薬となっている。従来のベンゾジアゼピン系薬剤に比べ安全とされることもあるが，議論に決着はついておらず，使用にリスクが伴うことは確かである。考えられる危険には，認知機能への有害作用（記憶障害など），精神運動への影響（転倒，骨折，交通事故など），日中の疲労，耐性，依存，過量摂取による死亡などがある。

　鎮静-睡眠薬は，不眠症治療薬として高齢者に処方されるケースが増えている（McCall 2004）。高齢者に対しては低用量が推奨されているが，一部の患者には誤用や乱用が見られ，ときには規定量の何倍もの量を服用し

抄出 8-1. DSM-5 における, 鎮静薬, 睡眠薬, または抗不安薬使用障害の診断基準

A．鎮静薬, 睡眠薬, または抗不安薬の問題となる使用様式で, 臨床的に意味のある障害や苦痛が生じ, 以下のうち少なくとも 2 つが, 12 カ月以内に起こることにより示される.

(1) 鎮静薬, 睡眠薬, または抗不安薬を, はじめ意図していたよりもしばしば大量に, または長期間にわたって使用する.
(2) 鎮静薬, 睡眠薬, または抗不安薬を減量または制限することに対する, 持続的な欲求または努力の不成功がある.
(3) 鎮静薬, 睡眠薬, または抗不安薬を得るために必要な活動, その使用, またはその作用から回復するのに多くの時間が費やされる.
(4) 渇望, つまり鎮静薬, 睡眠薬, または抗不安薬の使用への強い欲求, または衝動
(5) 鎮静薬, 睡眠薬, または抗不安薬の反復的な使用の結果, 職場, 学校, または家庭における重要な役割の責任を果たすことができなくなる（例：鎮静薬, 睡眠薬, または抗不安薬の使用と関連して, 仕事をたびたび休む, または仕事の能率が不良；鎮静薬, 睡眠薬, または抗不安薬に関連した学校の欠席, 停学, または退学；育児または家事のネグレクト).
(6) 鎮静薬, 睡眠薬, または抗不安薬の作用により, 持続的, または反復的に社会的, 対人的問題が起こり, 悪化しているにもかかわらず, その使用を続ける（例：中毒の結果についての配偶者との口論, 身体的喧嘩).
(7) 鎮静薬, 睡眠薬, または抗不安薬の使用のために, 重要な社会的, 職業的, または娯楽的活動を放棄, または縮小している.
(8) 身体的に危険な状況においても鎮静薬, 睡眠薬, または抗不安薬の使用を反復する（例：鎮静薬, 睡眠薬, または抗不安薬による機能不全中の自動車運転や機械の操作).
(9) 鎮静薬, 睡眠薬, または抗不安薬により, 身体的または精神的問題が, 持続的または反復的に起こり, 悪化しているらしいと知っているにもかかわらず, その使用を続ける.
(10) 耐性, 以下のいずれかによって定義されるもの：
　(a) 中毒または期待する効果に達するために, 著しく増大した量の鎮静薬, 睡眠薬, または抗不安薬が必要
　(b) 同じ量の鎮静薬, 睡眠薬, または抗不安薬の持続使用で効果が著しく減弱
　注：この基準は, 医学的管理下で鎮静薬, 睡眠薬, または抗不安薬を服用している人を満たすことは考慮されていない.
(11) 離脱, 以下のいずれかによって明らかとなるもの：
　(a) 特徴的な鎮静薬, 睡眠薬, または抗不安薬離脱症候群がある（鎮静薬, 睡眠薬, または抗不安薬離脱の基準 A および B を参照).
　(b) 離脱症状を軽減または回避するために, 鎮静薬, 睡眠薬, または抗不安薬（または, アルコールのような密接に関連した物質）を摂取する.

注：この基準は，医学的管理下で鎮静薬，睡眠薬，または抗不安薬を服用している人を満たすことは考慮されていない。

該当すれば特定せよ
　寛解早期：鎮静薬，睡眠薬，または抗不安薬使用障害の基準を過去に完全に満たした後に，少なくとも 3 カ月以上 12 カ月未満の間，鎮静薬，睡眠薬，または抗不安薬使用障害の基準のいずれも満たしたことがない（例外として，基準 A4 の「渇望，つまり鎮静薬，睡眠薬，または抗不安薬の使用への強い欲求，または衝動」は満たしてもよい）。
　寛解持続：鎮静薬，睡眠薬，または抗不安薬使用障害の基準を過去に完全に満たした後に，12 カ月以上の間，鎮静薬，睡眠薬，または抗不安薬使用障害の基準のいずれも満たしたことがない（例外として，基準 A4 の「渇望，つまり鎮静薬，睡眠薬，または抗不安薬の使用への強い欲求，または衝動」は満たしてもよい）。

該当すれば特定せよ
　管理された環境下にある：この追加の特定用語は，その人が鎮静薬，睡眠薬，または抗不安薬の入手を制限された環境下にある場合に用いられる。

現在の重症度に基づいてコードせよ：ICD-10-CM コードについての注：鎮静薬，睡眠薬，または抗不安薬中毒；鎮静薬，睡眠薬，または抗不安薬離脱；または他の鎮静薬，睡眠薬，または抗不安薬誘発性精神疾患が同時に存在する場合，鎮静薬，睡眠薬，または抗不安薬使用障害に対して以下のコードは使用しない。その代わり，併存する鎮静薬，睡眠薬，または抗不安薬使用障害は，鎮静薬，睡眠薬，または抗不安薬誘発性障害コードの 4 番目の数字によって示される（鎮静薬，睡眠薬，または抗不安薬中毒；鎮静薬，睡眠薬，または抗不安薬離脱；または鎮静薬，睡眠薬，または抗不安薬誘発性精神疾患のための「コードするときの注」を参照）。例えば，鎮静薬，睡眠薬，または抗不安薬誘発性抑うつ障害と鎮静薬，睡眠薬，または抗不安薬使用障害が併存する場合，鎮静薬，睡眠薬，または抗不安薬誘発性抑うつ障害のみをコードとし，鎮静薬，睡眠薬，または抗不安薬使用障害の重症度が軽度か中等度か重度のいずれかは 4 番目の数字によって示される：すなわち，軽度の鎮静薬，睡眠薬，または抗不安薬使用障害と鎮静薬，睡眠薬，または抗不安薬誘発性抑うつ障害が併存する場合は F13.14，中等度または重度の鎮静薬，睡眠薬，または抗不安薬使用障害と鎮静薬，睡眠薬，または抗不安薬誘発性抑うつ障害が併存する場合は F13.24。

現在の重症度を特定せよ
　305.40（F13.10）軽度：2 ～ 3 項目の症状が存在する。
　304.10（F13.20）中等度：4 ～ 5 項目の症状が存在する。
　304.10（F13.20）重度：6 項目以上の症状が存在する。

Reprinted from *The Diagnostic and Statistical Manual of Mental Disorders*, 5th Edition, Washington, DC, American Psychiatric Association, 2013. Used with permission. Copyright ©2013 American Psychiatric Association.　日本精神神経学会（日本語版用語監修），高橋三郎，大野裕（監訳），染矢俊幸，神庭重信，尾崎紀夫，三村將，村井俊哉（訳）DSM-5 精神疾患の診断・統計マニュアル．医学書院，2014

抄出 8-2. DSM-5 における，鎮静薬，睡眠薬，または抗不安薬離脱の診断基準
A．長期間にわたっていた鎮静薬，睡眠薬，または抗不安薬使用の中止（または減量）
B．以下のうち 2 つ（またはそれ以上）が，基準 A での鎮静薬，睡眠薬，または抗不安薬使用の中止（または減量）の後，数時間〜数日の間に発現する。
(1)自律神経の過活動（例：発汗または 1 分間に 100 以上の心拍数）
(2)手指振戦
(3)不眠
(4)嘔気または嘔吐
(5)一過性の幻視，体感幻覚，または幻聴，または錯覚
(6)精神運動興奮
(7)不安
(8)けいれん大発作
C．基準 B の徴候または症状は，臨床的に意味のある苦痛，または社会的，職業的，または他の重要な領域における機能の障害を引き起こしている。
D．その徴候または症状は，他の医学的疾患によるものではなく，他の物質の中毒または離脱を含む他の精神疾患ではうまく説明されない。

該当すれば特定せよ
　知覚障害を伴う：この特定用語は，現実検討が保たれた状態での幻覚，または聴覚，視覚，触覚性の錯覚がせん妄の存在なしに生じる場合に記されるかもしれない。

コードするときの注：ICD-9-CM のコードは 292.0 である。鎮静薬，睡眠薬，または抗不安薬離脱の ICD-10-CM コードは中等度または重度の鎮静薬，睡眠薬，または抗不安薬使用障害の併存の有無そして知覚障害の有無によって決まる。知覚障害を伴わない鎮静薬，睡眠薬，または抗不安薬離脱では，ICD-10-CM コードは F13.239 である。知覚障害を伴う鎮静薬，睡眠薬，または抗不安薬離脱では，ICD-10-CM コードは F13.232 である。ICD-10-CM コードは，中等度または重度の鎮静薬，睡眠薬，または抗不安薬使用障害の併存を示し，鎮静薬，睡眠薬，または抗不安薬離脱は中等度または重度の鎮静薬，睡眠薬，または抗不安薬使用障害が存在しているときにのみ起こりうることを反映していることに注意せよ。鎮静薬，睡眠薬，または抗不安薬離脱を伴う軽度の鎮静薬，睡眠薬，または抗不安薬使用障害をコードすることは許されない。

Reprinted from *The Diagnostic and Statistical Manual of Mental Disorders*, 5th Edition, Washington, DC, American Psychiatric Association, 2013. Used with permission. Copyright ©2013 American Psychiatric Association. 日本精神神経学会（日本語版用語監修），高橋三郎，大野裕（監訳），染矢俊幸，神庭重信，尾崎紀夫，三村將，村井俊哉（訳）DSM-5 精神疾患の診断・統計マニュアル．医学書院，2014

ていることもある．副作用には，中枢神経系うつ，異常思考や行動変化，アナフィラキシー反応などがあるほか，うつ症状の悪化も報告されている．残念ながら，この患者群における物質の誤用や依存は，未診断のままになることが多く，それにより合併身体疾患，認知機能障害，医師と患者とのやりとりにマイナスの影響がおよぶ可能性がある．高齢者による薬剤の誤用は，これから増加の一途をたどると考えられる．しかし現在までのところ，高齢者の睡眠薬誤用に関する研究は，ほとんど行われていない．

以下に掲載するのは，高齢者への睡眠薬の処方とその誤用がいかに大きな影響をもたらしうるかを伝える一例である．

臨床例

リリーは66歳，教師を退職後であり，甲状腺機能低下のためにレボチロキシンを服用している．これ以外は健康である．アルコールや他の物質使用障害の既往もない．しかし，65歳で退職した後，「寂しくて気分が落ち込む」ようになったという．身近な家族をもたないリリーは，多くの友人がいるにもかかわらず，しばしば孤独を感じ，職場の人間関係に組み込まれていた頃を懐かしく思っていた．そのうち，人づき合いをせず引きこもるようになり，ずっと「心配性な方」ではあったが，最近では絶え間なく不安を感じていることに気づいた．同時に，夜眠れないまま横になり，人生の意味について考え，自分が「1人で死んでいく」ことや，自分の死後は人に忘れ去られていくだろうことを思い悩むことも増えていった．そうした状態が毎晩繰り返されるようになった頃，リリーはプライマリケア医に助けを求めた．うつ病や不安障害の既往もなく，当時もそれ以前も自殺念慮は見られなかった．担当医は，選択的セロトニン再取り込み阻害薬（SSRI）から始まり，その後は短時間作用型ベンゾジアゼピン，長時間作用型ベンゾジアゼピン，ゾルピデムなどの鎮静睡眠薬へと，複数の薬剤を試していった．リリーによると，どの薬も服用を始めた直後は少し眠れた

が，効果が続くのは数日だったという。

　リリーの慢性的な睡眠不足は，日中の鎮静状態へとつながり，強い疲労感が原因で，社交的な活動への参加がますますむずかしくなっていった。そうした状況の中，リリーは担当医に無断で薬の服用量を増やし始め，次の処方を受ける日よりも前に薬が切れる事態が繰り返された。リリーは薬の確保のため複数のクリニックへ通うようになり，6カ月後には毎日最大でアルプラゾラム3 mgとゾルピデム100 mgを摂取するまでになっていた。服用目的はもはや不眠への対処に留まらず，朝目が覚めた時点でゾルピデム10 mgを飲むような状態だった。リリーは容易に見当識を失うようになっており，夜アパートの廊下をさまようこともあったらしいが，本人にその記憶はまったくないという。また，幻覚を見て，侵入者に追いかけられていると叫びながらアパートの階段を行き来することも少なくなかった。そのうちの何度かは，アパートの住民の通報で警察が介入していた。リリーが物質乱用治療のために病院を訪れたのは，こうした行為が原因でアパートを強制退去になりかけていたときであった。

　睡眠の誘発に大量の薬物を必要とし，それが原因でアパートを失うかもしれない状況に直面してさえ，リリーは当初，自分は薬物に依存しているわけではなく，ただ眠るための助けが必要なだけだと主張した。だが，服用量が多すぎること，また服用していた薬剤に「依存性があった」ことは認めた。初期評価では，大うつ病性障害の症状や自殺念慮は否定したが，不眠に関連して抱えきれない強い不安があると語った。またソファで決まったテレビ番組を見ながら寝るという夜の習慣について説明した。まず，その番組が終わるまでに寝ることができなければ，薬を服用する。さらに，服用後すぐに眠気がやってこなければ，さらに薬を飲み，それを眠りに落ちるまで繰り返す。報告によると，次第に，そうやって指示された量の数倍の薬を服用してもまったく眠れない日が出てきたという。

　リリーはその後，5日間の入院型解毒治療を終えた。治療により，すべてのベンゾジアゼピンとベンゾジアゼピン受容体アゴニストが体内から取

り除かれた状態になった。次の段階として，通院型治療プログラムを始めたが，そこでも不眠と不眠に関連した強い不安を訴え続けた。プログラムでは，週に2度グループ療法に参加し，月に2度個人カウンセリングを受けたほか，薬理学的管理のため，毎週薬物依存の専門家とも会っていた。

不安障害の治療にも使われる三環系抗うつ薬（TCA），アミトリプチリンの処方も始まった。リリーの薬剤過剰使用の履歴とTCA過剰摂取のリスクとを考慮をし，リリーはこの薬剤の危険性と適切な使用法について，幅広く教育を受けることになった。また錠剤の数を確認するため，薬剤のケースを毎回もってくるよう指導された。

治療を始めたばかりの頃，リリーは一度，夜寝ることができずに，「一握り」の「残っていた」ゾルピデムを服用した。しかし薬は効かず，不安が強まっただけであった。翌日，リリーは担当のカウンセラーと医師にそれを伝え，古い薬を処分することに同意した。それ以降，リリーは投薬計画をきちんと守るようになり，2週間以上にわたって睡眠パターンが改善したと報告した。しかし一方では，眠れないのではという恐れからくる不安を訴え続けてもいた。投薬計画には就寝前のガバペンチン300 mgが加えられた。治療チームは，適切な睡眠衛生習慣と現実的な睡眠パターンを検討した。参考にしたデータには，同年代患者の睡眠パターンも含まれていた。検討の結果，リリーの「正常な」睡眠を取る力は数カ月で戻るだろうという予測が出され，それがリリーに伝えられた。リリーは行儀よくそれを聞いていたが，自分には睡眠衛生的アプローチはうまくいかないという主張を曲げず，実際，治療を受けている間，睡眠衛生に関する提案を実行することはなかった。しかし，不眠の解消には時間がかかると知ったことで，不安は軽減したと報告している。

それからの数週間でリリーの不眠は改善され，一緒に昼食をとる，公園で会うなど，友人との交流が再開された。またプールに行くなど，以前は「あまりに疲れているから」という理由で諦めていた活動に参加する意欲も見せ始めた。医師の診察は月1度へと減らされた。

3カ月後，リリーの睡眠パターンは正常に戻り，ガバペンチンの処方は中止された。通所型プログラムへの参加は続けられ，友人との交流も継続された。途中で一度眠れない夜があり，不安そうな様子で診察室を訪れたリリーは，「また始まりました」と訴えてきた。治療チームは睡眠衛生に関する提案を再度見直し，（仮にその晩同じことが起こったとしても）それが毎晩繰り返されることはないと確約した。その夜，リリーは（途中目が覚めはしたが）前日よりもずっとよく眠ることができ，不安も少し解消された。さらに次の夜，リリーの睡眠パターンは正常に戻っていた。6カ月が経っても，リリーは安定して眠ることができており，アミトリプチリンは就寝前 25 mg まで減らされた。7カ月目になっても引き続きよく眠れており，人や社会との交流も活発だった。その後リリーは，通所型物質乱用プログラムを卒業した。

考　　察

　リリーは病院を訪れた当初，高齢者によくある症状を訴えていた。不眠である。また，以前から心配しすぎる傾向はあったが，退職を機にそれが悪化し，最終的には不安がすべて不眠の症状に向けられるようになっていた。リリーの不安は，不眠の原因であり，症状でもあった。そのため不眠が改善されるにつれて不安も解消された。この症例が代表するのは，不眠症の管理を目的としたベンゾジアゼピンや睡眠薬の処方が，患者による薬剤の誤用へと発展するケースである。振り返って考えると，リリーには処方された薬剤を誤用するリスクがあった。性別を問わず，高齢者の薬物乱用を引き起こす要因として，社会的孤立，過去の物質乱用，精神疾患の病歴（リリーの場合，おそらく軽度の不安症），そして乱用の可能性がある処方薬物への医学的暴露が挙げられる。リリーは生活の状況に不安を感じ，うつ状態になり，それが原因で不眠に発展した。不眠治療の薬剤を処方された時点では友人と疎遠になりつつあった（American Geriatric Society

2012）。

　高齢者の半数以上は，何らかの慢性的な睡眠障害を抱えており，それが精神的な衰弱や持病の悪化につながるおそれもある。この患者群の不眠治療に対する鎮静睡眠薬の処方は現在も増え続けている（Bogunovic 2012）。乱用の可能性があり，処方されることも多いのは，不安，痛み，不眠に対する薬剤である。もちろんベンゾジアゼピンもここに含まれる。さらに，治療中の高齢者に最も乱用されやすい薬物は，鎮静睡眠薬とオピオイドだという報告もある。この患者群における物質使用の問題は，誤った診断を受けることが珍しくない。患者自身の否定の言葉と，診断を下す側の思い込みやバイアスが原因である。

　高齢者の物質使用障害は早期発症と晩期発症に区分される。早期発症は，65歳までに物質使用障害が発現した場合を指す。高齢物質依存患者の3分の2はこちらに該当する。晩期発症には，パートナーとの別れ，生活環境の変化，退職，社会的孤立など，人生におけるストレス要因が関連しているとされる。リリーは，はっきりしたストレス要因によって物質使用障害が引き起こされた晩期発症型である。

　残念ながら，高齢者を対象としたエビデンスに基づく治療方法は，全体的に不足している。治療に関する選択は，患者の全体的な病状や安定度，機能障害の程度に左右されるだろう。この患者群では，統合的かつ集中的な通院型治療とともに，解毒と入院によるリハビリ治療の必要性も検討されるべきである。また心理療法，動機づけ面接法，認知行動療法はこの患者群に対しても有効であることが明らかになっている。

　高齢者による処方薬剤の誤用には大きなリスクが伴うため，そうした事態を回避すべく薬剤分類基準を作る動きもある。この基準では，薬剤の薬理学的特性だけでなく，老化に伴う生理学的変化の影響も考慮し，高齢患者に薬物有害事象を引き起こしやすい薬剤を選別することを目標としている。米国老年医学会（American Geriatrics Society）は，高齢患者の不眠治療では，第一選択薬としてベンゾジアゼピンなどの睡眠薬を用いないこ

とを推奨している。この患者群においては鎮静睡眠薬の使用には慎重を期さなければならない。

　リリーは処方されたもの以外の物質を乱用したことはなかったが，ある研究によると，ベンゾジアゼピン使用に関連する問題で入院した患者は，他の物質使用に関連する問題で入院した患者に比べ，それ以外の物質も乱用している確率がかなり高いという（前者は95％，後者は54.4％；Substance Abuse and Mental Health Services Administration 2011）。しかしそれが高齢者になると，ベンゾジアゼピンのみの乱用であるという報告が増える。55歳以上の患者では11.5％が他の物質乱用はないと申告しており，12歳から44歳の約3〜5％，45歳から54歳の8％と比べると，確かに高い数字である。

　鎮静薬，睡眠薬，抗不安薬使用障害の治療には，薬理学的方略と行動的方略が関わってくる。リリーは5日間の入院中に鎮静剤の解毒を終えたが，生理学的な依存度がより高い患者の場合，かならずしもそれが可能であるとは限らない。そうした患者に対しては，長期にわたる通院型の解毒治療を選択するべきだろう。患者への処方は，アルプラゾラムのような短時間作用薬から，クロナゼパムのような長時間作用薬へと切り替え，その後数週間から長ければ数カ月間かけて徐々に用量を減らしていく。その間医師は，離脱症状の発現に気を配り，患者に診察を受けるべき重篤な離脱症状に関する教育を行わなければならない。

　エビデンスに基づいて鎮静薬離脱の治療に有効とされている薬剤はいくつかあるが，現在のところ，鎮静薬，睡眠薬，抗不安薬使用障害の長期的治療に関して米国食品医薬品局の認可を受けた薬はない。代替療法やアゴニスト療法が，オピオイド使用障害，タバコ使用障害の治療で上げた成果は，鎮静薬，睡眠薬，抗不安薬使用障害の治療においては再現できていない。アゴニスト治療がうまく作用しない理由はよくわかっていない。

　治療開始後の安定化が必要な時期を過ぎたら，他の薬物依存治療と同様に，患者が回復に必要なスキルを学べるよう，継続的な通院型物質乱用治

療へと移行すべきである。現在でも鎮静薬使用障害の治療の中心は心理療法であり，エビデンスも認知行動療法と再発防止療法，12ステップ促進療法の使用を支持している。

　不安障害や睡眠障害を併発しており，それが物質使用を促す要因になっていると考えられる患者の場合，物質使用障害治療の成功には，併存障害の治療も並行して行うことが不可欠である。薬理学的な治療も行うのであれば，不安の症状に対してはSSRI，ブスピロン，ガバペンチンといった乱用傾向の低い薬剤を用いるべきである。不眠に対しては，鎮静作用のある抗うつ薬，抗ヒスタミン薬，メラトニンアゴニストであれば，乱用の危険性が特に低い。

　併存障害に対する心理社会的介入も，回復に重要なプロセスである。患者は併存障害のための心理療法を受け，物質使用とそうした精神疾患との関係を学ぶ必要がある。鎮静薬使用障害の履歴をもつ患者の多くが睡眠障害を経験していることを考えると，睡眠衛生に関する教育も行うべきであろう。

　リリーの症例から，鎮静薬使用障害の治療と防止には，複数の領域へのアプローチが求められることが示唆された。乱用の発生率が比較的高い点と，他の物質使用が頻繁に併存する点を考慮すると，アルコールやその他物質使用障害のスクリーニングも実施されるべきである。処方を担当する医師は，患者が残った薬剤を適切に処分したかを随時確認する必要がある。また，処方薬の服用状況を監視し，薬の減りが早くないか，他の医師から処方を受けている様子はないかといった点に注意を払うことも必要である。治療の初期の段階で併発の身体疾患および精神疾患に対するスクリーニングを行い，治療計画を立てれば，そうした問題に効率よく対処することが可能である。その結果，ときには鎮静薬が不要となるかもしれないし，少なくとも使用の軽減にはつながるかもしれない。

【要点のまとめ】
- 高齢者の不眠症治療の第一選択薬として鎮静・睡眠薬を用いることは避けるべきである。
- 不眠症治療薬として鎮静・睡眠薬を用いる場合，鎮静・睡眠薬の誤用や依存に関する患者の危険因子の評価を行う必要がある。この評価は，治療経過を通じて継続して行うべきである。
- 非ベンゾジアゼピン系薬剤は，使用にリスクの伴わないことが完全に実証されたわけではない。また長期的作用に関するデータはほとんどない。
- 併存する精神障害の治療は，物質乱用治療の成功に不可欠である。

練習問題

8.1 鎮静薬，睡眠薬，抗不安薬の離脱に関連する症状で，生命を脅かす危険性のあるものは，次のうちどれか。
- A. 心筋梗塞
- B. 脳卒中
- C. 発作
- D. 呼吸抑制

解答 ▶▶▶ A

呼吸抑制は鎮静薬，睡眠薬，抗不安薬中毒に関連して起こる場合があるが，離脱には関連しない。

8.2 アゴニストを用いた長期治療によって治療成果の上がっている依存物質は次のうちどれか。
　A. 大麻
　B. ヘロイン
　C. コカイン
　D. クリスタル・メタンフェタミン
　E. ジアゼパム

解答 ▶▶▶　B

　アゴニスト療法，または代替療法は，オピオイド使用障害とニコチン使用障害の長期治療で成果を上げている。この治療法には，対象の乱用薬物に似た物質を投与することで，渇望と対象薬物の使用を防ぐねらいがある。しかしこの方法は，鎮静薬も含め，他の物質では効果が見られていない。その理由は現在のところ不明である。アゴニスト療法は，鎮静薬の解毒治療に用いられている。

8.3 鎮静薬，睡眠薬，抗不安薬使用障害の治療において，有効でないものは次のうちどれか。
　A. 不眠を伴う患者への睡眠衛生教育
　B. 物質使用障害に対する認知行動療法
　C. 併存の精神疾患に対する認知行動療法
　D. 鎮静薬に対する渇望を緩和するための，ナルトレキソンの使用
　E. 離脱症状管理のための，長期間作用型ベンゾジアゼピンの使用

解答 ▶▶▶　D

　ナルトレキソンは，アルコールとオピオイドに対する渇望の軽減には使用されているが，鎮静薬に対する効果は実証されていない。

8.4 高齢者の物質乱用につながる危険因子として考えられないものは，次のうちどれか。

　　A．男性であること
　　B．社会的孤立
　　C．物質使用の既往
　　D．精神疾患の既往
　　E．処方薬剤への暴露

解答 ▶▶▶　A

高齢女性も薬物乱用に陥る危険性を秘めている。

8.5 ベンゾジアゼピン受容体アゴニストに関して，誤った記述は以下のうちどれか。

　　A．GABA受容体で効果を発揮する。
　　B．伝統的なベンゾジアゼピン類だけでなく，非ベンゾジアゼピン類も含まれる。
　　C．処方によってのみ入手可能である。
　　D．作用持続時間の振り幅は狭く，およそ8時間である。
　　E．最もよく処方される薬剤の1つである。

解答 ▶▶▶　D

ベンゾジアゼピン受容体アゴニストの作用持続時間と排出半減期は，数時間から数日までと幅広い。

第9章 精神刺激薬

——セックスとドラッグとテクノ：ゲイ男性とクリスタルメス——

Joe Ruggiero, Ph.D.

　物質使用患者を治療する際には，その人の薬物またはアルコール使用のコンテクストと意義を理解することが非常に重要である。薬物療法では，患者の生活において薬物が果たしている役割を真に理解することなく，ただ薬物使用の中止にのみ焦点が置かれることがしばしばある。物質使用がもつ意味には，個々の使用者の動機，薬物がもたらす内的経験と薬物に対して抱く期待，使用時の状況，社交上どのような意味があるかといった要因が関係している（Denning 2000）。どの患者も，自分が使用する薬物（ときには複数）と，独自の関係を構築している。本章では，ある精神刺激薬使用障害の患者の治療を取り上げ，患者の動機，物質使用のコンテクスト，そして，患者がその物質に引き寄せられた要因を考慮することがいかに重要であるかを述べたいと思う。われわれは，そうした点の理解があって初めて，患者の物質使用に変化をもたらし人生の質を向上させる手助けができるのである。

　2000年初頭，ニューヨーク市のゲイやバイセクシャル男性の間でメタンフェタミン（「クリスタル」）使用が増加していることが実証され始めた（Halkitis 2009）。メタンフェタミンはもともと，主に米国西部の女性の間で広く使われていた。しかし2000年初頭になると，東海岸のゲイやバイ

セクシャル男性の使用率がそれを上回るようになった。メタンフェタミンはコカイン同様，ドーパミンの再取り込みを阻害するが，同時にドーパミンとセロトニン放出を増加させる。そのためメタンフェタミンを使用すると，コカインよりもずっと強力で長時間にわたるハイの状態を経験することができる。さらに使用後の余波（「クラッシュ」）もより長く続くため，メタンフェタミン使用者はコカイン使用者に比べ，うつや自殺念慮，自殺行為，精神病のリスクが高い（Levounis & Ruggiero 2006）。

　Reback（2005）は，ゲイ男性がメタンフェタミンに引きつけられる理由を理解すべく，ゲイ男性へのインタビューを行った。そこから，彼らがメタンフェタミンを使用するのは性的体験の質を向上させるため，HIVに対する不安を軽減するため，またセックスに対する居心地の悪さを取り除くためであることが明らかになった。メタンフェタミン使用者であるHIV陽性のゲイ男性は，インターネットでデート相手を探す際，自分の健康状態について触れる必要がない。すでにプロフィールに書かれているか，HIV陽性であることが暗黙の了解になっているためである。したがって，自分の状況を打ち明ける不安や緊張はもちろん，セックスの方法に関する交渉や，打ち明けた後に待っているかもしれない拒絶を回避することができる。さらに，ゲイ男性の抱きうる，同性と性交渉を行う恥ずかしさや内在化された同性愛恐怖を和らげるためにも，メタンフェタミンの使用が有効であるという。

　クリスタルメス（訳注：メタンフェタミンの俗称）の効果は持続時間が長いため，何時間もセックスを続けたがる使用者が多く，複数のパートナーがいることも珍しくない。これがHIVのリスクを高める要因となっている。たとえセーフ・セックスを心がけるようになったとしても，何人ものパートナーがいる状況ではそれを実践し続けるのはむずかしいだろう。クリスタルメスの使用中は，過激な性的体験に加え，自分以外の男性との強いつながりを感じるという特徴もある。多くのゲイ男性が経験しているだろう疎外感を考えれば，この感覚が特に強く発現する可能性もある。だが，ゲ

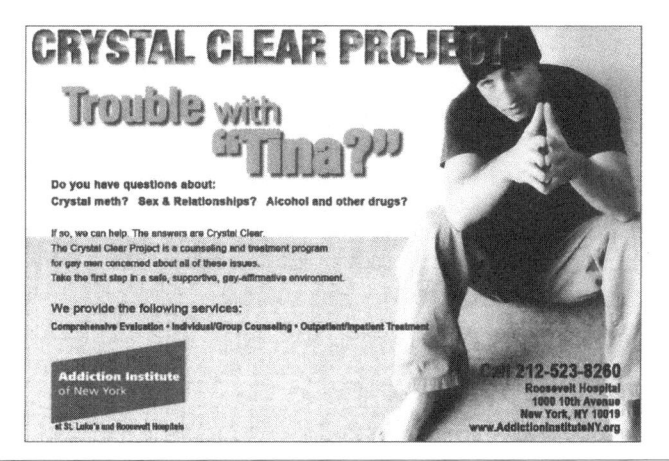

図 9-1. ゲイ男性のメタンフェタミン使用に特化した治療プログラムの例
Source: Courtesy of the Addiction Institute of New York

イ男性とクリスタルメスについて語るとき，セックスに注目するあまり，使用時にゲイ男性が求めている同性とのつながりや「親密さ」は無視されることが多い。クリスタルメス使用者であるクライアントのなかには，性的欲求だけでなく，人とのつながりに対する欲求を口にする人たちもいる。

　クリスタルメスを使うゲイ男性の治療にあたるときは，文化的な差異に気を配り，アイデンティティ，カミングアウト，HIV，セックス，セクシャリティといった問題を扱っていくことが不可欠である。以下の症例に登場するクライアントは，こうした問題への対処が楽になることを意図して，メタンフェタミン使用のゲイ男性に特化した治療（図 9-1 参照）に取り組んでいる。

臨床例

　ピーターは 36 歳の白人ゲイ男性である。メタンフェタミン使用障害の治療のために，家族からの介入があって病院を訪れた。残念なことに，ピー

ターは家族の介入を恥と捉えており，治療の選択を強制されていると感じていた。この「家族からの介入」には，他の家族と一緒に医師のところに連れてこられ，メタンフェタミン使用について正面から問い質されることも含まれていた。そのような事態の発生をまったく予想していなかったピーターは，最初は警戒する態度を見せていたが，インタビュー中に自分がある種の問題を抱えていることに気づき，心を開いた。

　ピーターはニューヨーク州北部にあるかなり保守的な街で生まれ育った。思春期に自分がゲイであることを自覚し，学校では社会的困難を経験したが，非常に賢く学業成績は優れていた。成長すると家業を手伝うようになったが，そこではかなりの肉体労働が求められた。ピーター自身，家業においては自分は無能であると感じ，3人の兄にはしばしば叱責され，さらに父親には無視されていた。高校では，同性の子とつき合っていたことが原因で，他の同級生から仲間外れにされていた。それがあまりに公然と行われていたため，家族や友人にもピーターがゲイであることは知れわたり，自分の性的指向に関する深い恥の感覚をピーターに植えつけることとなった。カミングアウトの後は，姉との関係が劇的に変化した。彼女はピーターの唯一の支持者だったが，今日に至るまで距離を感じているという。母親はピーターが7歳のとき父親と別れ，その後はほとんど連絡をとっていない。セラピーが進んでいくとピーターは，おそらくそれは母親がアルコールの問題を抱えていたからだろうと思い当たった。

　高校卒業後，ピーターは大学へ行くために街を出た。大学生活は順調で，最終的にMBAまで取得した。ニューヨーク市の銀行に就職してからは，職場の環境が非常に保守的で，自分の性的指向に偏見をもたれていると感じ，苦しい日々を送った。さらに，そうした偏見によって出世の道が狭められているとも感じ，どんどん仕事に対する不満が膨らんでいった。

　ストレスの多い会社での1日を終えて帰宅後，インターネット上のチャットルームやウェブサイトをのぞいては匿名のセックス相手を探す，というパターンができあがったのはその頃だった。ピーターは「性的衝動」（と彼

は呼んだ）は薬物問題より先にあったと語る。インターネット上で何時間も過ごすのがふつうで，セックスクラブにも入り浸るようになった。職場でも住んでいる街でも自分は1人きりで疎外されていると感じ，社会的なつながりをもつことに苦闘していた。しかしインターネット上には，自分を受け入れてくれるコミュニティがあったのである。

　そのようにして性的な活動を続けるうち，ピーターはメタンフェタミンと出会うことになる。そのときこの薬物に関する知識はなく，自分が何をしているのかよくわからないまま使用を始めた。2000年頃のことだった。当時，西海岸での使用の広まりとは対照的に，メディアにもメタンフェタミンに関する情報はほとんどなかった。その頃は，メタンフェタミン依存状態にあるゲイ男性に問うと，自分が何を使っているのかは知らないが，セックスをしているときにその薬物に暴露したことは確かだ，と答えるようなことがふつうだった。ピーターは最初，メタンフェタミンを鼻から摂取していたが，次第に注射へと移っていった。薬の使用を始めると，ハイのときはセックスがより強烈なものとなり，相手との間に深い結びつきを感じられることを発見した。大都市で生活し，他の男性と接するとき疎外感ばかりを経験していたピーターにとって，それは衝撃的な感覚だった。ピーターは，薬物使用と性的行為によって形成された1つの社会につながっていると感じられるようになったのだった。

　ピーターはアナルセックスで自分が挿入することを好んだ。クリスタルメスを使うと，その行為中，より自分に力があるように感じられたという。それもまた，実生活における他の男性との関係のなかで自分が無価値であると彼が強く感じていたことを考えると，当然といえる。メタンフェタミンは，男性を性的な気分にさせるが，勃起は阻害する。そのためピーターはときに挿入される側に回ることもあり，HIVのリスクを抱えていた。実際，医師のもとを訪れたとき，ピーター自身がHIV陽性かもしれないと心配をしていたし，さらにもしそうであればその事実を受け止めきれないとも考えていた。その当時はまだ暴露後予防の方法が確立されていない状態

だったため，セロコンバージョン（血清転換：抗HIV抗体の出現）を避けるための医学的介入手段はまったくなかった。ピーターは，自分の力でメタンフェタミンの使用をやめられるはずだと自分にいい聞かせ，やめる努力をしたが，2週間以上断ち続けることはできなかった。メタンフェタミン使用が進行するにつれ，ピーターは友人との間に距離を感じるようになり，友人との集まりもキャンセルしたり無断欠席したりするようになった。メタンフェタミン使用は最初，週末だけだったが，次第にエスカレートし，ついには仕事をサボるようにもなった。会社はピーターに退職を求めたが，その理由の一部は薬物関連の行動である。ピーターは薬物使用の問題をいとこに打ち明け，そこから家族へと話が伝わり，今回の介入となったのだった。

考　察

物質使用障害の診断

　メタンフェタミン使用では（他の精神刺激薬も同様だが），たとえばアルコールやベンゾジアゼピン，オピオイドといった物質で見られるような生理学的な離脱症状はあらわれない。多くのクライアントは，離脱に伴う抑うつ的なクラッシュを避けるためにクリスタルメスを使い続ける。抑うつ以外にも，不眠や過眠，過食，鮮明な悪夢，精神運動遅延，興奮といった症状が発現することもある。不眠や興奮が重度である場合は，短期間のベンゾジアゼピンの処方も考えられる。ピーターのケースでは，心理的な離脱に加え，精神刺激薬使用障害（抄出9-1を参照）の診断基準に該当する状態も観察された。たとえば，有害な影響（例：職場での問題，家族間の緊張，セロコンバージョンの可能性，友人関係の希薄化）を認識しているにもかかわらず物質使用を続けていたことがそれに当たる。クリスタルメスを使う男性は，セックスとドラッグのパートナーを見つけるために，

何時間もインターネットをして過ごすようになる。そして最初は週末だけの集まりだったものが，徐々に平日へも食い込んでいく。週末は物質使用とインターネット，セックスで埋め尽くされ，物質使用やそれに関連する事柄に熱中して過ごす時間が長すぎるという基準に該当することになる。物質使用者の多くは，使用に関連して儀式的なパターンをもっており，実際に物質を使っている間だけでなく，そうした儀式の間もその場から自分を引きはがすのがむずかしい。ピーターの場合，使用形態は経鼻吸入から静脈注射へと，使用する時間は週末から平日へと進行していった。また，社交的な関わりが減り，仕事上でもうまく機能しなくなっていた（「重要な社会的，職業的，または娯楽的活動を放棄，または縮小している」という基準に該当する）。ピーター自身も友人たちと距離を置き，友人たちもピーターから離れた。自分で使用をやめられると考え，実際にやめようと試みたが，うまくはいかなかった。

他の精神医学的診断

　メタンフェタミンを使用する男性の治療では，精神刺激薬使用障害の診断に加え，（たいていは）他の重度な精神障害への対処を求められることも多い。なかには重度の精神異常やパラノイドの状態になっている使用者もおり，薬物使用をやめても妄想が持続するような場合には，治療の継続自体が困難となってしまう。精神病的な状態で救急外来を訪れる使用者も多く，治療初期の段階では抗精神病薬の処方が必要となることもある。

　使用者がクラッシュや離脱の状態にあるときには，抑うつの症状もあらわれうる。抑うつや自殺行動の履歴があるクライアントは，自殺企図やそうした行動を見せるリスクが高いと考えられる。ピーターの場合，薬物を断ってしばらくしてから抑うつ症状に対処しなければならなかった。彼の申告によると，薬を断つ以前からずっと抑うつ症状が続いており，軽度の慢性うつ状態だったという。そのような状態像は，慢性のうつ病性障害（気分変調性障害）と一致するものだった。薬物を断って9カ月が経過した後

抄出 9-1. DSM-5 における，精神刺激薬使用障害の診断基準

A．アンフェタミン型物質，コカイン，またはその他の精神刺激薬の使用様式で，臨床的に意味のある障害や苦痛が生じ，以下のうち少なくとも2つが，12カ月以内に起こることにより示される。
(1) 精神刺激薬を意図していたよりもしばしば大量に，または長期間にわたって使用する。
(2) 精神刺激薬を減量または制限することに対する，持続的な欲求または努力の不成功がある。
(3) 精神刺激薬を得るために必要な活動，その使用，またはその作用から回復するのに多くの時間が費やされる。
(4) 渇望，つまり精神刺激薬使用への強い欲求，または衝動
(5) 精神刺激薬の反復的な使用の結果，職場，学校，または家庭における重要な役割の責任を果たすことができなくなる。
(6) 精神刺激薬の作用により，持続的，または反復的に社会的，対人的問題が起こり，悪化しているにもかかわらず，その使用を続ける。
(7) 精神刺激薬使用のために，重要な社会的，職業的，または娯楽的活動を放棄，または縮小している。
(8) 身体的に危険な状況においても精神刺激薬の使用を反復する。
(9) 身体的または精神的問題が，持続的または反復的に起こり，悪化しているらしいと知っているにもかかわらず，精神刺激薬の使用を続ける。
(10) 耐性，以下のいずれかによって定義されるもの：
　(a) 中毒または期待する効果に達するために，著しく増大した量の精神刺激薬が必要
　(b) 同じ量の精神刺激薬の継続的使用で効果が著しく減弱
　注：この基準は注意欠如・多動症またはナルコレプシーのための投薬のような適切な医学的指導のもとにおいてのみ精神刺激薬が摂取される際には考慮されない。
(11) 離脱，以下のいずれかによって明らかとなるもの：
　(a) 特徴的な精神刺激薬離脱症候群がある（精神刺激薬離脱の基準AおよびBを参照）。
　(b) 離脱症状を軽減または回避するために，同じ精神刺激薬（または，密接に関連した物質）を摂取する。
　注：この基準は注意欠如・多動症またはナルコレプシーのための投薬のような適切な医学的指導のもとにおいてのみ精神刺激薬が摂取される際には考慮されない。

該当すれば特定せよ
寛解早期：精神刺激薬使用障害の基準を過去に完全に満たした後に，少なくとも3カ月以上12カ月未満の間，精神刺激薬使用障害の基準のいずれも満たしたことがない（例外として，基準A4の「渇望，つまり精神刺激薬使用への強い欲求，または衝動」は満たしてもよい）。
寛解持続：精神刺激薬使用障害の基準を過去に完全に満たした後に，12カ月以上の間，精神刺激薬使用障害の基準のいずれも満たしたことがない（例

外として，基準 A4 の「渇望，つまり精神刺激薬使用への強い欲求，または衝動」は満たしてもよい)．
該当すれば特定せよ
　管理された環境下にある：この追加の特定用語は，その人が精神刺激薬の入手を制限された環境下にある場合に用いられる．
現在の重症度に基づいてコードせよ：ICD-10-CM コードについての注：アンフェタミン中毒，アンフェタミン離脱，または他のアンフェタミン誘発性精神疾患も存在する場合，アンフェタミン使用障害に対して以下のコードは使用しない．その代わり，併存するアンフェタミン使用障害は，アンフェタミン誘発性障害コードの4番目の数字によって示される（アンフェタミン中毒，アンフェタミン離脱，または特定のアンフェタミン誘発性精神疾患のための「コードするときの注」を参照）．例えば，アンフェタミン型または他の精神刺激薬誘発性抑うつ障害とアンフェタミン型または他の精神刺激薬使用障害が併存する場合，アンフェタミン型または他の精神刺激薬誘発性抑うつ障害のみをコードとし，併存するアンフェタミン型または他の精神刺激薬使用障害が軽度か中等度か重度のいずれかは4番目の数字によって示される：すなわち，アンフェタミン型または他の精神刺激薬誘発性抑うつ障害を伴った軽度アンフェタミン型または他の精神刺激薬使用障害に対しては F15.14，またはアンフェタミン型または他の精神刺激薬誘発性抑うつ障害を伴った中等度または重度アンフェタミン型または他の精神刺激薬使用障害に対しては F15.24．同様に，コカイン誘発性抑うつ障害とコカイン使用障害が併存する場合，コカイン誘発性抑うつ障害のみをコードとし，併存するコカイン使用障害が軽度か中等度か重度のいずれかは4番目の数字によって示される：すなわち，コカイン誘発性抑うつ障害を伴った軽度コカイン使用障害に対しては F14.14，またはコカイン誘発性抑うつ障害を伴った中等度または重度コカイン使用障害に対しては F14.24．
現在の重症度を特定せよ
　軽度：2〜3項目の症状が存在する．
　305.70（F15.10）アンフェタミン型物質
　305.60（F14.10）コカイン
　305.70（F15.10）他のまたは特定不能の精神刺激薬
　中等度：4〜5項目の症状が存在する．
　304.40（F15.20）アンフェタミン型物質
　304.20（F14.20）コカイン
　304.40（F15.20）他のまたは特定不能の精神刺激薬
　重度：6項目以上の症状が存在する．
　304.40（F15.20）アンフェタミン型物質
　304.20（F14.20）コカイン
　304.40（F15.20）他のまたは特定不能の精神刺激薬

Reprinted from *The Diagnostic and Statistical Manual of Mental Disorders*, 5th Edition, Washington, DC, American Psychiatric Association, 2013. Used with permission. Copyright ©2013 American Psychiatric Association.　日本精神神経学会（日本語版用語監修），髙橋三郎，大野裕（監訳），染矢俊幸，神庭重信，尾崎紀夫，三村將，村井俊哉（訳）　DSM-5 精神疾患の診断・統計マニュアル．医学書院，2014

も，ピーターは生活のなかの物事を楽しむことができないでおり，精神薬理学の専門家に相談してみることに同意した。メタンフェタミン使用者のなかには，薬物の使用中止後かなり時間が経っても，ドーパミンの枯渇が原因で抑うつが続く人がいる。ピーターの場合，抑うつ症状のどの程度が物質誘発性であるかは定かではなかったが，抗うつ薬の処方は有効であった。薬を服用するか否かの決定権はクライアントにあるが，薬剤を使わずに気力の低下やアンヘドニア（無快楽症），抑うつ症状に対処するのはむずかしい。なかには，薬剤の使用が薬物依存再発の引き金になると感じるクライアントもいるため，抑うつ症状への対処ではなく気分をよくするために薬を使うことにならないよう，しっかりとサポートしていくことが求められる。また薬物使用による精神的崩壊状態は，ときに非常に長期にわたってクライアントを混乱させかねないため，場合によっては心理教育も必要となる。

　ピーターは担当の医師に，「性に対する依存」は薬物使用よりも先にあったと語った。性依存症の診断には議論がつきまとう。Patrick Carnes（2001）を筆頭とするある学派では，内的な気分の状態と不安を調整するために外的なものに手を伸ばすという点が共通するとして，性依存症をドラッグになぞらえている。しかし，たとえば Ley（2012）のような反対派は，性依存症というものは実証的知見を欠いており，むしろその診断は道徳観と正常な判断力の欠如と関係していることが多いと述べている。DSM-5（American Psychiatric Association 2013）では，性依存症を非物質関連の嗜癖性障害の項に含まないという決定がなされた。しかし，診断の分類がどうであれ変わらず重要なのは，治療のなかで性行動の問題に対処することである。クライアントは自身の性的な問題に悩んでいる。ピーターの例でも，性的問題に対処することが不可欠であったことがおわかりいただけると思う。

文化的配慮

　以下で治療について述べていくが，その際に重要なのが，治療の文化的なコンテクストの把握である。ゲイ男性の治療を行うのであれば，セラピストはそうした患者集団と関わることにある程度の快適さを感じられるようでなくてはならない。内在化した同性愛恐怖やカミングアウト，ゲイとしてのアイデンティティといった問題は，メタンフェタミン使用障害の治療においてクライアントと話し合い，査定すべき項目である。クライアントが薬物使用に関しても性的行為に関しても強い恥の感覚を抱いている場合もあり，セラピストはできるだけ中立的な空間を作り上げる必要がある。臨床にたずさわる者は，性的指向，セックス，薬物使用といった話を許容できることを明示しなくてはならない。もしも治療の場でクライアント差別や偏見，不寛容を経験することがあれば，それは治療関係において大きなダメージとなる。また，グループで治療を行うときは，ゲイ患者とヘテロセクシャルの患者との間に差別的な出来事がわずがでも起こることがないよう，細心の注意が必要である。同様に重要なのは，医療者の働くクリニックや診療室が，どれだけLGBT（lesbian, gay, bisexual and transgender：性的少数者）に優しく，受け入れる雰囲気を備えているかである。セラピスト自身が支援的な態度であるだけでなく，セラピーの行われるクリニックや診療室からもクライアントがある程度の安心を感じられるようでなければならない。

治療

　残念ながら，一部のメタンフェタミン使用者への抗うつ薬使用を例外として，精神刺激薬使用者の渇望や離脱の管理に薬物を用いることは認められていない。その代わりとして，心理社会的介入や再発防止モデルが役に立つ。Halikitis（2009）は，マトリックスモデル（Anglin & Rawson 2000）などの認知行動療法（CBT）は特に有用であると述べている。こ

のモデルには，再発防止スキル（トリガーの特定，渇望の管理など）だけでなく，家族教育や薬物モニタリングにも取り組む CBT プロトコルが組み込まれている。Friends Research Institute（Shoptaw et al. 1998）は，メタンフェタミン使用者のゲイ男性を対象に，その文化を考慮に入れたマトリックスモデルを作成した。そのマニュアル化されたプロトコルでは，再発防止テクニックのほか，薬物を使用しないゲイ男性としての生き方，HIV 陽性であるゲイ男性としての生き方，カミングアウトといった話題を通して，アイデンティティの問題も扱っている。またゲイプライドパレード，バー，浴場といった，ゲイのためのイベントや施設も紹介している。このモデルには，クライアントが薬物使用時に快適と感じる性行為，薬物不使用時に快適と感じる性行為の定義や，セックスに関わる他の薬物の関係の定義を試みるセッションもある。クリスタルメス以外の物質依存を抱えるクライアントももちろんいるが，薬物乱用の経験がまったくないことも珍しくない。そのため生活のなかにある他の物質の役割についても調査することが重要になるかもしれない。クライアントが，治療開始時には完全に薬を断っているべきという仮定に疎外感を覚えた場合には，それに関する賛否を話し合うことも必要である。

　Reback ら（2004）が行った研究では，263 人のゲイおよびバイセクシュアルのメタンフェタミン使用者を，ランダムに 4 つの治療法グループに振り分けた。CBT グループ，随伴性マネジメント（Contingency Management：CM）グループ，CBT と CM を組み合わせたグループ，文化に配慮したプロトコルのグループである。結果，すべてのグループでメタンフェタミン使用量の減少が見られ，また減少の程度に大きな差はなかった。ここで特筆すべきなのは，文化を考慮した治療プロトコルを使用したグループでは，コンドームを使わないアナル挿入の許容がもっとも早く減少した点である。このような研究では薬物使用そのものに目が向きがちである。しかしクライアントはそれ以外の部分でも変化を見せているかもしれない。クライアントが前進する道も，生活の質を向上させる道も，

1つではない。薬物使用という点だけに注目していたのでは，それを見落としてしまう可能性がある。この発見は HIV を始めとする性感染症の予防を考えるうえで重要といえる。

　Halikitis（2009）は，メタンフェタミン使用障害治療の心理社会的手法をレビューするなかで，CM の重要性に言及している。CM の手法の1つに，セッションへの出席や尿検査の陰性結果に対してクーポン券で報酬を与えるというものがある。その主な目的は，クライアントを治療に関与させること，薬物を使わない状態を強化すること，薬物使用という強化されやすい行動に対抗することである。クーポン券は食べ物や DVD といった物質的なものと交換できるシステムになっている。いくつかの研究によると，この介入方法は物質不使用状態の維持率の向上と，尿検査における陰性結果の増加につながっているという。このように CM も CBT と同様に効果的な介入であることが証明されている。

　ピーターは何年も個人セラピーを受けていたが，担当のセラピストが依存症には対応できないと感じたため照会が行われた。ピーターは家族の介入によって強制的に病院へ連れてこられたと感じていたが，集中的な治療プログラムに参加し，個人セラピーも受けることに同意してくれた。ピーターの評価を行うと，動機づけ面接法の手法が特に役立つだろうことは明らかだった。なぜなら，彼を治療に差し向けた最大の要素は，外的圧力だったからである（Miller & Rollnick 2002）。動機づけ面接法では，クライアントが治療を始めた際に抱いている両価的感情を探り，正常化していく。その際，抵抗には立ち向かわず，そのまま一緒に進んでいく。ピーターのケースでは，選択肢——たとえば，依存症治療（入院または通院）を受ける，伝統的なセラピーを受ける，自助グループに参加する，治療をしない——を明らかにし，彼自身に選び取らせることが重要であった。ピーターの場合，自分の薬物問題を自覚していたが，同時に医療業界と家族の計画に対しては懐疑的だったためである。

　集中的外来治療（通院）プログラムは，メタンフェタミン依存症の治療

に適した選択であることがわかっている。ピーターが参加したプログラムは，特にメタンフェタミン使用とゲイ男性に焦点を当て，セックス，セクシュアリティ，同性愛嫌悪といった問題を，安全なコンテクストのなかで考えていくような構成になっていた。クライアントによっては，個人的な性の問題をさまざまな性的指向をもつ人たちのなかで話すことに息苦しさを感じる人もいることを忘れてはいけない。ピーターの家族は入院プログラムへ参加するよう主張したが，本人は新しい仕事を探す必要があると考えていたため，入院を望まなかった。代わりに，薬物依存治療を理由に休職し，治療を受けながら新しい仕事を探すことにした。このやり方でうまくいかなかったら入院治療を検討するとも約束した。家族や周囲の人間は，入院しなければ回復しないと考えがちである。確かに，入院すれば状態の安定化は図りやすいかもしれない。しかし入院が全員に必要な選択というわけではない。もしもピーターの評価を行った人間が，本人に選択肢を与えず，強制的に入院させようとしていたら，ピーターは治療そのものを拒否していたかもしれないし，入院する「心構えがない」ことを責められていたかもしれない。

　ピーターは集中プログラムに前向きな姿勢で参加し，再発防止スキルの構築と薬物を使用しない時間の確保に取り組むことができた。他の参加者から自助グループについて聞くうちに，クリスタルメタンフェタミン・アノニマスへも出席することに同意し，このグループともどんどん関わりを深めていった。まずは専門家が媒介となる治療の場において問題を探ることが，その後の自助グループ参加への橋渡しになることはよくある。ピーターにとっては，他の参加者が自助グループについて話してくれたこと，しかし参加を押しつけようとはしなかったことが助けとなったようである。誰にも強制されなかったおかげで，自分で自由に問題と向き合うことができたのである。ピーターは自助グループへの参加を続け，スポンサー（訳注：自助グループの「先行く仲間」のスーパーバイザー的メンバー）を得るまでに至った。

　薬物を断つという目標は，ピーターにとって至難の課題だった。自分で

は，アルコールもマリファナもつき合い程度に使うだけで，依存はしていないと考えていたが，セラピーのなかで自分がもつ選択肢を検討した。当然ながら，物質が変わればその物質との関係も変わる。医療従事者は，動機づけ面接法の観点から，クライアントが自分で選択を行うべきであることを医療従事者は忘れてはならない。ピーターの場合，本人はすべての物質を絶つことを決断した。アルコールについては，酔えば売人に連絡して薬を使うのではないかと懸念したためである。マリファナについては，メタンフェタミンに関係したリスクはないと考えていたが，それでも完全に化学物質使用をやめることを目標とした。彼の参加した自助グループの参加者は，薬物使用を絶つことを目標としているため，その方が参加者との関係を築きやすく，受け入れられやすいと判断したのである。

　グループセラピーと自助グループの助けによって，ピーターは他のゲイ男性と関係を築く方法を探ることができ，また，サポートネットワークを作り上げることもできた。友人の多くはピーターの薬物使用が原因で距離を置いてしまったため，ピーターはより近くでサポートしてくれるネットワークを必要としていた。メタンフェタミン使用者であるゲイ男性の場合，自助グループや治療プログラムで出会う他の男性と非性的な関係を築くのに苦労することもある。治療プログラムでは，治療中の恋愛や感情のもつれに関するルールを設けているが，多くのクライアントはまわりの男性をつい性的な目で見てしまう習慣があるため，それ以外の形で交流をもつのは試練である。ピーターも，最初の頃は数人の自助グループメンバーと性的関係をもった。しかし後に，6カ月間は同じことを繰り返さないと決め，非性的関係を築くことに意欲的だった。一方で，そうした関係がまずい方向に進み，過去に関係をもった相手を避けるために集まりを欠席するような羽目にならないかと心配してもいた。実際，治療プログラムには不安定なクライアントが何人かおり，ピーターの薬物使用を誘発する状況になってもおかしくはなかった。グループセラピーでは，参加者が互いに薬物使用やセックスについて語り合う。それとまったく同じように，互いに薬物

使用を誘発し合うこともありうる。

　ゲイ男性はグループセラピーに参加することで，自分たちがどうコミュニケーションを取っているかを自覚し，非性的な関係の築き方を学ぶことができる。身体的接触を抜きに互いを支え合う経験は，それだけで治療効果が期待できるものである。そこでは彼らは，性的対象でも恋人でもない自分の価値を実感することができる。さらに，親密な関係を築こうとしたときに自分たちが作り上げてしまう障壁にも気づくことができるかもしれない。

　治療を始めた当初，ピーターは HIV 検査を受けようとしなかった。結果が陽性だったとき，その事実を受け止めきれないと考えたからである。しかし，後にサポートネットワークを手に入れ，セラピストとの関係も安定すると，検査を受ける決心がついた。結果は陰性であった。また，薬物の使用中と使用後の性的活動において，自分をどんな危険に晒しているかを見つめることもできた。そのなかで，自分が快適である性的行為と不快に感じる行為とを定義し，過去にはどのように自分自身をリスクの高い状況へ追い込んでしまったかを検討した。ピーターの性的活動が活発になるにつれ，治療者側はその行動をモニターし，彼が快適と感じているかを確認した。

　ピーターの場合，治療の初期段階で特に重要だったのは，インターネット上の振る舞いと性的な積極さをどうコントロールするかという点だった。ピーターは結局，60 日間「セックスを断つ」こと，および赤の他人とセックスをしないことを決めたが，それが安定の基盤になるだろうと感じたようである。クリスタルメスを使う男性の治療では，セックスとそれを適切に管理する方法について話し合い，性的な行為に関するポリシーを確立することが重要である。彼らにとって性的活動は，それほど強力なトリガーなのである。

　60 日が過ぎると，ピーターはどうすれば薬物に暴露されることなく性的に活発になれるかという話題に触れるようになった。そこで，性的な活

動と，どれが薬物使用のリスクを高める行為であるか，どの程度のリスクであるか，ピーター自身はどの程度のリスクを背負うつもりでいるのかを話し合った。ピーターはまた，「いやらしい」気持ちになるとは，あるいはセックスをしたいと感じるとはどういうことかを知りたがった。身体的な欲求と感じられることもあったが，たいていは自分の感情から気を逸らすためであったり，不安を解消するためであったりするように思われた。しかし次第に，薬物に暴露されない完全な形で性的に活発になることを覚えていった。さらに，薬物使用の衝動にも似た，衝動に突き動かされてのセックスと，それに対して自分が感じることを話し合うようにもなった。彼はとにかく，自分の性的行為を自分で制御できるようになることを望んでいた。

　メタンフェタミン使用がセックスと結びついているクライアントは，多くの場合，自身にとってのセックスとは何か，セックスをどんな目的で使っているのか（人とのつながりをもつため，欲求を満たすため，不安をコントロールするためなど）という点を定義し直す必要がある。メタンフェタミン使用がセックスと結びついていないクライアントであっても，物質を使用しないセックスのむずかしさについて話し合った方がよいかもしれない。そうしたクライアントのなかにも，何らかの物質の助けを借りない性交渉の経験がなく，考えただけで恐ろしいという人たちがいる。また，メタンフェタミンを使用するゲイ男性は，セックスは大勢の相手とするもの，何日も連続して行うものなど，性行為に関して極端な考えをもっていることもある。薬物を使用しないセックスを行う場合には，そうした基準はまず再評価が必要だ。実際のところ，薬物の影響下になければ，自然と求めるものが変わり，しらふでの性行為について学び直すことになるかもしれない。最後に，メタンフェタミンを使うと，セックス中に感じる不安を断ち切り，自信をもつことができる。したがって，クライアントは薬の助けを借りずにそうした感情とつき合う方法を身につける必要がある。

　セラピーが進み，メタンフェタミンを断つことができるようになると，

ピーターは，人との関係をうまく築けない，男性とより親密な関係を築けるかわからないという自分の問題と向き合えるようなった。そこでセックスというトピックを超えたところにある関係構築の障壁について話し合っていくと，関係を築けないと感じている裏には，自分には何かが欠けていて相手にとって不十分であるという感覚があることや，子どもの頃身近な男性に対して感じていた不安が内在化されていることが見えてきた。そのため，デートをすれば相手を喜ばせて好かれようと一生懸命になり，その人の人となりがわかる頃にはすっかり自分を見失ってしまっていることが多かった。セラピーでは，相手との関係のなかでよりうまく線引きができるようになること，そして自分のニーズを満たすために自分の意見を主張できるようになることを目指した。こうした取り組みは，ある程度の断薬物期間を経た後に行った。

ピーターは治療を通じて，家族とのつながりを取り戻すこともできた。自分のケアに集中するためには，家族からの介入に影響を受けないよう，一度距離を置くことが重要だったようである。また，治療に関する選択とそれが傍からどう見えるかの解釈を，家族ではなく本人に委ねたことにより，ピーターは治療を他の誰でもない自分のものにすることができ，「命令されて」いるという感覚をもたなくなっていった。薬物を断つことに対しても，心の内に強い決意をもつことができた。

治療を始めた当初，ピーターは精神病的症状への対処に薬は使わないと決めた。過去にはゾルピデムを服用していたが，クリスタルメスを使用した後の睡眠を促すのにそれを乱用するのではと心配していた。また，抗うつ薬を処方されていたこともあったが，自分がどう感じるかを確認したいと，その状態を保つことを望んでいた。ピーターによると，慢性的な睡眠障害の症状もあったようである。こちらについては，薬物療法と睡眠衛生に関する話し合いが助けとなった。

まとめとして，ピーターに対して行ったホリスティックな治療の取り組みには，安定化，心理療法，精神医学的介入，自助グループの仲間の手助

けなどがあった。自らの薬物使用と性的な積極性に対し，本人が深い恥の感覚を抱いていたため，治療は文化的配慮を必要とした。治療者にとってもクライアントにとっても，ゲイ男性がセックスとドラッグについて語りやすい環境を作るというのは，容易なことではない。この2つは，しばしば偏見の目に晒されるため，それまで隠してこなければならなかった話題なのである。

【要点のまとめ】

- どんなタイプの物質についても，使用の意義とコンテクストを明らかにすることが重要である。
- 性的な状況でメタンフェタミンを使用するゲイ男性の治療を行う場合，性的行為が使用の引き金となっていることに気づいてもらうことが重要である。また，物質を断てるようになってきたら，自分にとって快適な性的行為とはどんなものかを考えてもらうことも重要である。
- CBTとCMの2つは，メタンフェタミン依存症の治療に有効な心理社会的手法である。
- 薬理学的介入は認められていないが，メタンフェタミン使用者の場合，使用中止に伴うドーパミンの枯渇に対処するため，抗うつ薬が必要になることが少なくない。
- 物質使用のコンテクストに対処するため，治療には文化的な配慮が必要となる。セックス，HIV，薬物使用といった問題は，中立的な治療環境で扱われなくてはならない。

練習問題

9.1 メタンフェタミンとコカインについて正しい記述は次のうちどれか。
    A．メタンフェタミン単独で脳のドーパミンレベルに影響を与える。
    B．コカインもメタンフェタミンもドーパミン放出を促すが，コカインだけはその再取り込みにも影響を与える。
    C．コカインは，より長く強烈なハイ状態を作り出す。
    D．メタンフェタミンは，ドーパミンの再取り込みを阻害するという点でコカインと類似するが，コカインとは異なりドーパミン放出も促す。

解答 ▶▶▶ D

メタンフェタミン使用後のクラッシュは，より強烈で，よりきつく，抑うつや自殺行動，自殺念慮のリスクをいっそう高める。

9.2 **心理社会的介入**について正しい記述は次のうちどれか。
    A．メタンフェタミン使用者に対しては自助的方法が最も効果的であることがわかっている。
    B．随伴性マネジメント（CM）と認知行動療法（CBT）の2つが，メタンフェタミン使用者に対して効果的な介入方法である。
    C．メタンフェタミン使用者の治療では，渇望を排除するため，まず効果の証明された精神薬理学的介入を行うことが重要である。
    D．上記のすべて。

解答 ▶▶▶ B

メタンフェタミン使用に対する精神薬理学的介入方法はない。自助的方法も役に立つかもしれないが，CMおよびCBTの2つが効果の確認された介入方法である。

9.3 動機づけ面接法を構成する要素は次のうちどれか。
    A．抵抗に対する直面化

B. 否定

C. 抵抗

D. A～Cのどれも当てはまらない

E. 離脱症状管理のための，長期間作用型ベンゾジアゼピンの使用

解答 ▶▶▶　C

動機づけ面接法は，クライアントのアンビバレンスに働きかけるものであり，直面化や否定は関わらない。

9.4 メタンフェタミンに関する正しい記述は次のうちどれか。

A. ニューヨーク市で使われ始め，まだ西部には広まっていない。

B. もとは西部でより一般的に使われていた。

C. 全国的に見ても，ゲイ男性の間にしか広まっていない。

解答 ▶▶▶　B

メタンフェタミンは，もともと米国西部で一般的に使われており，その後北東部へも伝わった。東部ではゲイ男性の間に限られることが多いが，西部ではより広く使用されている。

9.5 メタンフェタミン使用者であるゲイ男性の治療において，Friends Research Institute のプロトコルを，CM，マトリックスモデル，CM とマトリックスモデルの組み合わせという3つの方法と比較したところ，次のような発見があった。

A．このプロトコルは，薬物使用の減少という点で他の3つよりも優れていた。

B．このプロトコルは，使用の増加を引き起こした。

C．このプロトコルは，使用の減少という点で他の3つよりも劣っていた。

D．上記のどれも当てはまらない。

解答 ▶▶▶　D

薬物使用の減少に関して他の3つと同等の効果があっただけでなく，コンドームを使用しないアナル挿入の受け入れも減少させた。

第10章 タバコ

――標準行動から無作法へ――

Robbie Bahl, M.D.
Petros Levounis, M.D., M.A.

　この50年で，社会におけるタバコの位置づけは大きく変わった。かつては己の自信を誇示する道具として人気を集め，新聞，テレビCM，飛行機の機内宣伝を席巻した。しかし今日では，バーも，職場も，公園でさえも喫煙を禁止している。タバコを吸う姿にかっこよさを感じた時代はもはや過去となりつつあるのである。現在の社会では，喫煙は見栄えが悪く不健康と受けとめられる可能性が高い。

　タバコ使用障害は，米国で最も広く見られる化学物質依存である（抄出10-1）。禁煙は簡単ではなく，何度も挑戦と失敗を繰り返すのがふつうである。しかし，臨床医がさまざまな方法――単純なアイコンタクトや会話から，薬物の処方まで――でタバコ抜きの生活を実現する助けとなることは，十分なエビデンスによって示されている。

　禁煙は健康に多くの利益をもたらす。これは喫煙歴の長い年配者であっても変わらない。米国では禁煙推進の強い動きが国民レベルで広がっている。2002年には，かつて喫煙者であった人の数が現役の喫煙者の数を上回った。しかし問題の解決には程遠い。米国疾病管理予防センター（Center for Disease Control and Prevention）と米国保健福祉省（U.S. Department of Health and Human Services）によると，

抄出 10-1. DSM-5 における，タバコ使用障害の診断基準

A．タバコの問題となる使用様式で，臨床的に意味のある障害や苦痛が生じ，以下のうち少なくとも2つが，12カ月以内に起こることにより示される。
(1)タバコを意図していたよりもしばしば大量に，または長期間にわたって使用する。
(2)タバコを減量または制限することに対する，持続的な欲求または努力の不成功がある。
(3)タバコを得るために必要な活動，またはその使用に多くの時間が費やされる。
(4)渇望，つまりタバコ使用への強い欲求，または衝動
(5)タバコの反復的な使用の結果，職場，学校，または家庭における重要な役割の責任を果たすことができなくなる（例：仕事への障害）。
(6)タバコの作用により，持続的，または反復的に社会的，対人的問題が起こり，悪化しているにもかかわらず，その使用を続ける。
(7)タバコの使用のために，重要な社会的，職業的，または娯楽的活動を放棄，または縮小している。
(8)身体的に危険な状況においてもタバコの使用を反復する（例：臥床中の喫煙）。
(9)身体的または精神的問題が，持続的または反復的に起こり，悪化していることを知っているにもかかわらず，タバコの使用を続ける。
(10)耐性，以下のいずれかによって定義されるもの：
　(a)期待する効果に達するために，著しく増大した量のタバコが必要
　(b)同じ量のタバコの持続使用で著しく効果が減弱
(11)離脱，以下のいずれかによって明らかとなるもの：
　(a)特徴的なタバコ離脱症候群がある（タバコ離脱の基準AおよびBを参照）。
　(b)離脱症状を軽減したり回避したりするために，タバコ（またはニコチンのような密接に関連した物質）を摂取する。

該当すれば特定せよ
寛解早期：タバコ使用障害の基準を過去に完全に満たした後に，少なくとも3カ月以上12カ月未満の間，タバコ使用障害の基準のいずれも満たしたことがない（例外として，基準A4の「渇望，つまりタバコ使用への強い欲求，または衝動」は満たしてもよい）。
寛解持続：タバコ使用障害の基準を過去に完全に満たした後に，12カ月以上の間，タバコ使用障害の基準のいずれも満たしたことがない（例外として，基準A4の「渇望，つまりタバコ使用への強い欲求，または衝動」は満たしてもよい）。

該当すれば特定せよ
維持療法中：その人が，ニコチン置換療法などの長期維持薬物療法を受けていて，その型の医薬品に対するタバコ使用障害（ニコチン置換療法に対す

る耐性または離脱は除く）の基準を満たしたことがない場合に用いられる。
管理された環境下にある：この追加の特定用語は，その人がタバコの入手を制限された環境下にある場合に用いられる。
現在の重症度に基づいてコードせよ：ICD-10-CM コードについての注：タバコ離脱またはタバコ誘発性睡眠障害も存在する場合，タバコ使用障害に対して以下のコードは使用しない。その代わり，併存するタバコ使用障害は，タバコ誘発性障害コードの 4 番目の数字によって示される（タバコ離脱またはタバコ誘発性睡眠障害のための「コードするときの注」を参照）。例えば，タバコ誘発性睡眠障害とタバコ使用障害が併存する場合，タバコ誘発性睡眠障害のみをコードとし，併存するタバコ使用障害が中等度か重度のいずれかは 4 番目の数字によって示される：F17.208 はタバコ誘発性睡眠障害を伴う中等度または重度のタバコ使用障害，タバコ誘発性睡眠障害を併存する軽度のタバコ使用障害をコードすることは許されない。
現在の重症度を特定せよ
　305.1（Z72.0）**軽度**：2～3項目の症状が存在する。
　305.1（F17.200）**中等度**：4～5項目の症状が存在する。
　305.1（F17.200）**重度**：6項目以上の症状が存在する。

Reprinted from *The Diagnostic and Statistical Manual of Mental Disorders*, 5th Edition, Washington, DC, American Psychiatric Association, 2013. Used with permission. Copyright ©2013 American Psychiatric Association. 日本精神神経学会（日本語版用語監修），高橋三郎，大野裕（監訳），染矢俊幸，神庭重信，尾崎紀夫，三村將，村井俊哉（訳）DSM-5 精神疾患の診断・統計マニュアル．医学書院，2014

- 米国では，18歳以上の人口の19.0％，およそ4,380万人が喫煙者である。男性総人口に占める割合は21.6％，女性総人口に占める割合は16.5％である（Center for Disease Control［CDC］2012）。
- 喫煙は，予防可能な死の最たる原因である（CDC 2002）。5人に1人は喫煙によって死亡している（CDC 2008；U.S. Department of Health and Human Services 2004, 2010）。

　喫煙者に対する介入は，臨床医にとってなまやさしいものではない。今日では誰もがタバコは「健康に悪い」ことを知っているだけに，かえって扱いがむずかしい面がある。喫煙者，特に長年にわたる喫煙者は，タバコの弊害をよく自覚しており，たいてい何度か禁煙を試みた経験がある。そしてその結果，禁煙をすっかり諦めていたりする。また喫煙が生活の一部

抄出 10-2. DSM-5 におけるタバコ離脱の診断基準

A．少なくとも数週間のタバコの日常的使用
B．以下の徴候または症状のうち4つ(またはそれ以上)が，タバコを急に中止，または減量した後，24時間以内に発現する。
　(1)易怒性，欲求不満，または怒り
　(2)不安
　(3)集中困難
　(4)食欲増進
　(5)落ち着きのなさ
　(6)抑うつ気分
　(7)不眠
C．基準Bの徴候または症状は，臨床的に意味のある苦痛，または社会的，職業的，または他の重要な領域における機能の障害を引き起こしている。
D．その徴候または症状は，他の医学的疾患によるものではなく，他の物質による中毒や離脱も含む他の精神疾患ではうまく説明されない。

コードするときの注：ICD-9-CM コードは 292.0。タバコ離脱の ICD-10-CM コードは F17.203。ICD-10-CM コードでは，タバコ離脱は中等度または重度のタバコ使用障害の存在下でのみ発生しうるという事実を反映して，中等度または重度のタバコ使用障害の併存を必要とすることに注意せよ。軽度のタバコ使用障害を併存するタバコ離脱をコードすることは許されない。

Reprinted from *The Diagnostic and Statistical Manual of Mental Disorders*, 5th Edition, Washington, DC, American Psychiatric Association, 2013. Used with permission. Copyright ©2013 American Psychiatric Association. 日本精神神経学会（日本語版用語監修），髙橋三郎，大野裕（監訳），染矢俊幸，神庭重信，尾崎紀夫，三村將，村井俊哉（訳） DSM-5 精神疾患の診断・統計マニュアル．医学書院，2014

となっている人もいる。起きて一番にタバコを吸う人もいる。タバコを吸っているときに配偶者と出会った人もいる。仕事の休憩時間に，同僚とタバコの煙をくゆらせながら雑談する人もいる。そうした習慣を断ち切れば，確かに体には優しいが，同時に大きな犠牲を払うことにもなる。その人のライフスタイルと社会的な標準行動に多大な被害が出るのである。

　喫煙を成功させるには，一度や二度の通院，対話，処方では足りない。ライフスタイルや環境も，繰り返し変化するだろう。最初の挑戦で患者の目標が達成されることはまずない。本当の意味で禁煙が実現するまでに，平均で8回の再発が繰り返される。再発の主な原因は，ストレス，体重増加，そして離脱症状（抄出 10-2）である。典型的な離脱症状には，易刺激性，

不安，集中力低下，食欲増加がある。

　本章では，エビデンスに基づく禁煙方法のなかでも最良のものを取り上げている。この方法によって，患者は禁煙生活の恩恵に浴することができるだろう。

臨床例

　レオは67歳，男性で，主に慢性の咳と運動時の息切れを訴えて病院へやってきた。咳の方は週3回，睡眠中に起こるため，週2，3度は夜中に目が覚めてしまうという。寝る姿勢を変えてみたり，ベッドではなく椅子で寝るようにしてみたりしたが，いずれも効果はなかった。浮腫の症状については否定した。またレオによると，咳が出るのは根を詰め過ぎたときである。職場の階段を使うことにしたときは，症状がさらに悪化した。そのため，この6カ月は，一階分移動するのにもエレベーターを使っていた。咳は乾性で，嘔吐を誘発することはない。呼吸困難の症状が起きているときは，肺からヒューヒューと口笛のような音のすることがある。職場で唯一息抜きできる時間は，妻のアルブテロール吸入器を2吹き分使うときである。自宅では，孫のアルブテロール治療用の噴霧器を，過去6カ月で10回使ったことがある。

　レオには高血圧，脂質異常症，末梢血管障害，肺炎，変形性関節炎の既往歴があった。2年前には肺炎が原因で2日間入院しており，4年前には左足に人工膝関節置換手術を受けていた。両親はすでに亡くなっていた。父親の死因は急性心筋梗塞，母親の死因は自動車事故に伴う外傷だった。2人とも生涯を通じての喫煙者で，1日に1箱は吸っていた。兄弟姉妹はいない。レオは印刷会社で配達人として働きながら，ペンシルバニアのウィルクスバレにある高齢者用住宅団地で妻とともに暮らしていた。妻とは45年間連れ添っていた。

　レオは過去35年にわたり，1日1箱タバコを吸っていた。これまで，ニコチン置換療法用の製品を使って，4度禁煙に挑戦したが，いずれも2，3

週間以上は続かず，すぐにまた喫煙を再開してしまった。他に物質使用の経歴はない。妻もまた喫煙者で，同じく1日に1箱吸う。仕事では歩くが，それ以外に運動はしていない。2人の子どもがあり，2人とも小児ぜんそくだった。さらに4歳の孫が1人いるが，その子も最近小児ぜんそくと診断された。レオに食物や薬品アレルギーはない。来院時には，ヒドロクロロチアジド 25 mg／日，アトルバスタチン（スタチン）40 mg／日を処方されていたほか，膝の痛み用に市販のイブプロフェンカプレットを週に2〜4錠服用していた。

考　察

文化と世代に対する配慮

　レオは内科医が診察室で出会うスモーカーの典型である。この患者はDSM-5のタバコ使用障害の基準（抄出 10-1 参照；American Psychiatric Association 2013）にいくつも当てはまる。まず，体への害を知りながら35年にもわたり毎日20本のタバコを吸っていたことから，タバコ使用障害のなかでも重度であると考えられる。また，すでにいくつもの慢性疾患を抱えており，すべて喫煙が直接の原因または喫煙によって悪化したものである。加えて，慢性閉塞性肺疾患という新たな診断が下りるかもしれないという状況になってさえ，喫煙を続けている。レオのタバコ依存は強力で，社会や身近な環境のサポートによって，それがさらに深刻化していた。この場合，患者はニコチンに化学的に依存していると同時に，喫煙という日々の養生方法に行動の面でも依存しているといえる。レオの朝は1杯のコーヒーと1本のタバコとともに始まる。職場の休憩時間は，同僚と外でタバコを吸うことに費やされる。自宅では，1日に何度も玄関ポーチへ出て，妻と一緒にタバコを吸いながらゆっくり会話を楽しむ。毎回の食事の

後は，食後の一服がないと落ち着かない。

　さらにレオの場合，かなり幼いときから喫煙が生活の欠かせない一部であったようだ。両親ともヘビースモーカーの家庭に生まれ，父親が朝食の席でタバコを吸うのを見て育った。夕食後，幼いレオがポーチに座り，おもちゃの車で遊ぶ横で，両親は食後の一服を楽しんでいた。また，レオが小さい頃接したテレビ番組や広告では，喫煙者を流行に敏感かつ社会的に成功した社会の柱として描いていた。レオにとって喫煙は，運転や食事，散歩と何ら変わらない，ごく当たり前の行為だったのである。

　喫煙は，世代を超えて最も害のあった社会規範の1つとみなすこともできるだろう。このように患者の生活に深く浸透した習慣を取り消すというのは，医師にとって非常に苦労を強いられる挑戦である。レオの世代は，喫煙の健康への害がまったく知られていなかった，あるいは知られていても極端に過小評価されていた時代に育った。まだタバコの箱には危険を知らせる文言などなく，フィルターつきのタバコを吸うのはむしろ健康的な選択と考えられていた。最近では，治療にあたる医師がレオのような患者より数十歳も年少で，タバコが社会的に受け入れられていた過去を想像しにくいという事態が頻繁に起きている。そのような状況であるから，患者と医師が互いの文化的コンテクストを理解し合い，その上に信頼関係を築いていくことが，禁煙治療の根本的な要素となっている。患者が治療の主体となれる行動的介入や動機づけ面接法は，習慣の変化に対する患者の内なる動機づけを強化するのに効果的であることがわかっている（Levounis & Arnaout 2010）。

薬物療法

　薬物療法は，禁煙の実現に効果を見せている。行動療法と併せて使用すると，特に力を発揮する。単独療法としても有効ではあるが，実施前に必ずカウンセリングや話し合いが行われることを前提としている。

　ニコチン依存の患者に対しては通常，ニコチン置換療法が第一選択であ

る。ニコチンパッチは，有効性が十分裏づけられているという点が強みである。安定した経皮ニコチンレベルを維持することが可能で，用量にも選択の幅がある。通常，治療上の離脱パターンに合わせて，用量の違うパッチがセットになっている。1日に1箱（またはそれ以上）タバコを吸う患者は，まずは21 mgパッチ／日から始める。ただし，最初のパッチを使う時点で喫煙を中止していることが条件である。21 mgのパッチに反応を見せなかった患者に対しては，用量の増加を認めてもよいだろう。そうした高用量を6週間続けたのち，14 mgパッチへと移行してさらに2週間続ける。その後再び7 mgへと量を変え，それを2週間続けて終了となる。突発的に渇望が生じた場合，ニコチンドロップ，ガム，吸入器といった，別の形態のニコチン置換療法の利用を強く勧める。過去の例を見ると，パッチ療法を始めて最初の2週間禁煙を維持できると，長期的な禁煙の成功につながりやすい。また，ニコチンと同時に違法物質の使用をやめる患者も，物質を断ち続ける成功率が高まる。

　経皮ニコチンパッチの効果が出るまでには，先に述べたような漸減を行いながら，およそ10週間使用を続ける必要がある。患者が禁煙を維持するのに必要であれば，10週を超えた使用も容認できる。しかしほとんどの患者は，指示された期間きちんと使い続けることがない。「全部試してみた」と語る患者に出会ったときは，それぞれの治療方法をどのくらいの期間続けたかを聞くと参考になるだろう。多くの場合，患者は指示された期間続けることができず，再発という結果を招く。もちろんニコチン置換療法を途中でやめたことで強い渇望（およびそれに続く再発）が生じているのか，あるいはその逆で，強い渇望によって治療がうまくいっていないという失望感が高まり，ニコチン置換療法の中止につながるのかという点ははっきりしない。巷でよくいわれるように，「職場の人間に見せるためにドラッグストアへ行ってニコチンパッチを買うのでは，意味がない」。

　ニコチン置換療法だけでよい結果が出ないときは，他の薬物を試してみるのもよいだろう。徐放性のブプロピオンには高い効果が確認されてお

り，ニコチン置換療法と併せて使うことも可能である。ブプロピオンは，ノルエピネフリンとドーパミンのニューロンによる再取り込みを阻害するため，タバコに対する渇望の減少という効果を生む。さらに必要であれば，ブプロピオンによって抑うつの治療も可能である。推奨されるブプロピオンの用量は，1日 150 mg の服用を 3 日続けて漸増した後，1日2回，1回 150 mg である。

　米国食品医薬品局（FDA）の認可を受けた喫煙治療薬は他にバレニクリンがある。バレニクリンは α 4 β 2 ニコチン性アセチルコリン受容体の部分アゴニストとして作用するため，研究目的を除き，ニコチン置換療法と併用されるべきではない。バレニクリンは，1週間かけて漸増し，1日に 1 mg, 2 回の服用を少なくとも 12 週間継続することが推奨されている。患者が禁煙開始日をあらかじめ決めている場合は，その 1 週間前から服用を始めることになる。特にいつからと考えていない場合は，服用開始後 8 ～ 35 日経ったら喫煙をやめるよう伝えるのもよいだろう。バレニクリンの最も一般的な副作用は嘔気であるが，食物とともに服用することで改善される。

　FDA は，バレニクリンとブプロピオンは精神神経症状や自殺傾向につながるおそれがあると警告している。医師はそうした副作用の可能性を患者に伝え，服用を始める前に自殺念慮のスクリーニングを行うべきである。使用開始後も診察のたびに状態を確認し，該当する症状が見られた場合はただちに投薬を中止しなければならない。しかし，これまでに行われた研究では，バレニクリンの精神医学的副作用のリスクは他の禁煙補助薬のそれと大差ないという結果が出ている。

臨床医のアプローチ

　診察のなかで禁煙という話題を持ち出すと，場の空気が一瞬で硬くなり，多くの医師は絶望的な望みを口にしてしまったかのような気持ちになる。しかし最近の研究によると，口頭での医師による禁煙の勧めは，以前考え

られていたよりも効果があることがわかってきた。もちろん，最終目標である禁煙の実践に至るには，患者も医師も多大な努力を必要とする。診察のたびに繰り返し喫煙を勧め，記録に残そう。喫煙について「何かいう」ことは，特にそれが医師の口から出た言葉である場合には，それだけで強力な介入となる。甘く見てはいけない。プライマリケアにおける効果的なアプローチには，以下のようなものがある。

1. 患者の目を見て，タバコを吸うかどうか問う。吸うと答えたら，患者にタバコをやめるよう伝える。
2. さらに質問を続け，その患者特有のリスクや行動パターンについて情報を集める。
3. 患者のバイタルサインの横に喫煙状況も書く習慣をつける。電子カルテであれば，ソフトウェアに喫煙状況も組み込み，バイタルサインとともに表示できるようにする。ただバイタルサインの横に喫煙状況を添えるだけでも，喫煙は血圧や体温，心拍数と同じように重要な項目であるというメッセージを患者へ送る効果がある。また，まずは看護師による様子の聴き取り，さらに医師による診察と，2度にわたり喫煙状況を問うのがよい。
4. 喫煙が美容に与える悪影響について伝える。喫煙は老化，特に顔周辺の老化を促すことを患者に思い出させよう。タバコが血管へ与える影響により，喫煙者はしわやしみができやすい。皮膚や爪の黄変もよく見られる。さらに，喫煙者の臭いや外見は大勢の人にとって好ましくないこと，そのせいで社会生活や人間関係に悪影響があるかもしれないことも伝える。

一次疾患としてアルコールや薬物の依存を抱える患者は，そちらが解決してから禁煙に取り組みたいと考えることもあるだろう。医療者側もその意見に賛成し，禁煙が先延ばしにされることも多いはずである。しかし実

際には，2つの依存問題に同時に取り組むと，両方の治療の成功率が高まることが期待できる。

心理療法

医師もカウンセラーも，患者の禁煙努力をサポートするために，動機づけ面接法や認知行動療法（CBT）を活用することができる。患者が治療に対してやる気をもっていれば，初診の場で禁煙開始日を決め，それに応じた目標や治療期間を設定する。以後の診察では，患者の喫煙を誘発するトリガーを見つけ，脳がタバコを求めるきっかけとなる「人，場所，物」のリストを作ってもよいだろう。渇望のなかでも特にひどいものの1つは，朝一番にやってくる。一晩ニコチンを断って翌朝目が覚めたときに経験する，ミニ離脱のあとの渇望である。CBTの手法を使えば，患者が「朝の始まりの1本」を少しずつ遅らせるのを助けることができる。もちろん最終的には，その1本を吸わないところまでもっていくのが目標である。起床直後の一服に抵抗できることは，良好な予後因子である。

併存症

臨床例の患者レオは，タバコ依存に関連して複数の疾病とリスク要因を抱えていた。高血圧と脂質異常症は，喫煙と組み合わさると心臓病のリスクを各段に引き上げる。喫煙そのものも血圧と脂質レベルに悪影響を与える。末梢血管障害は，喫煙が直接の原因であり，これからも慢性的な使用が続けば，急速に悪化すると予想される。肺炎の発作にも喫煙が関係している可能性が高い。CDCは，慢性的な喫煙者は予防のために肺炎ワクチン接種を受けるべきであるとしている。さらに，男性喫煙者は50歳から腹部大動脈瘤の検査を受けることが推奨される。

以上をまとめると，レオは喫煙によって引き起こされた複数の疾患を抱えており，喫煙が続けば悪化することが確実である。同様に，喫煙が続けば心臓病や発作のリスク，末梢神経疾患悪化のリスクも非常に高まる。レ

オは将来，冠動脈疾患になることをほぼ約束されているといえる。

家族への配慮

　レオは妻と暮らしており，彼女はいうなればレオの喫煙パートナーだった。妻にもレオとともに禁煙に挑戦してもらうことで，レオの喫煙の成功率は劇的に上がるだろう。しかし，夫婦で過ごす時間の大半は喫煙に費やされていたため，禁煙したらすることがなくなり，戸惑ってしまうとも考えられる。趣味にできそうなことや余暇にできる活動を紹介すれば，空白の時間を埋める助けになるかもしれない。手始めに，ただ散歩するだけでもよいだろう。

　レオの場合，喫煙が孫に与える影響について話し合うことも，タバコ使用障害が家族の病気であるという現実に意識を向けてもらうよい方法かもしれない。受動喫煙（副流煙）は喘息の危険因子であり，孫の呼吸器疾患の原因とも考えられる。服や家具など家庭内の物品に付着した煙粒子は，ときに残留受動喫煙と呼ばれるが，そうした残留粒子だけでも子どもの呼吸機能に悪影響をおよぼす。どうやら，レオの家族は1人残らずタバコ依存の影響を受けているようである。

【要点のまとめ】
- 患者に会うたびに禁煙について話す。
- ニコチン置換療法を用いた薬物療法から始め，その後，経口薬へと進む。
- 患者のライフスタイルに焦点を当て，禁煙環境を促進できるような変更を提案する。
- 行動療法，動機づけ面接法，カウンセリングを併用して，薬物療法を補強する。
- 他の物質使用障害治療は，禁煙治療と並行して行う。
- タバコ使用障害を家族みんなの病気として捉える。

練習問題

10.1 禁煙に成功するまで平均何回の挑戦が必要か。
   A. 2
   B. 5
   C. 8
   D. 10

解答 ▶▶▶ C

慢性的な喫煙者が禁煙を成功させるまでにかかる挑戦回数は平均8回である。この数字を覚えておくと，患者にとっても医師にとっても助けとなるだろう。再発はまったく珍しいことではない。安定して禁煙でき，タバコのいらない生活を送れるようになるまでには，何度か失敗する可能性が高いのである。双方にとって知っていて損のない知識である。

10.2 患者が複数物質使用者であった場合，最初に対処すべき物質は次のうちどれか。

　　A．アルコール
　　B．オピオイド
　　C．タバコ
　　D．ベンゾジアゼピン
　　E．上記のすべて

解答 ▶▶▶ E

喫煙の治療は，他物質の治療と並行して行われるのが最善の道である。治療を同時に行うことで，両物質の使用中止の成功率が高まることが証明されている。

10.3 禁煙によってリスクが低下する疾患は次のうちどれか。

　　A．心臓病
　　B．慢性閉塞性肺疾患
　　C．脳血管障害（脳卒中）
　　D．末梢血管障害
　　E．上記のすべて

解答 ▶▶▶ E

禁煙はどのような年代の人が行っても健康によい影響を与える。タバコ依存の人は上記すべての疾患についてリスクが高まっている。一般的にいって脅し戦略はよい方へも悪い方へも転がる可能性を秘めているが，ほとんどの重大な病気のリスクが高まっていると医師の口から聞くことで，患者の意識が変わり，禁煙が促進される可能性はある。

10.4 ニコチン置換薬との併用が禁忌である薬物は、次のうちどれか。
   A. アスピリン
   B. ブプロピオン
   C. メトプロロール
   D. バレニクリン
   E. リシノプリル

解答 ▶▶▶ D

バレニクリンとニコチン置換薬は、同時に処方されるべきではない。部分アゴニストであるバレニクリンは、α4β2ニコチン性アセチルコリン受容体を阻害するため、この受容体がNRTとして機能しなくなってしまう。Dを除いた選択肢は、すべてニコチン置換薬との併用が可能である。

10.5 医療者は、患者が何歳の時点で禁煙を勧めるべきか。
   A. 18
   B. 21
   C. 50
   D. 65
   E. 何歳でも

解答 ▶▶▶ E

禁煙はどのような年代の患者にも勧めるべきである。罹患率や死亡率の低下という観点では、禁煙によってもっとも利益を得るのは、思春期の若者や青年だろう。しかしより年配の患者であっても、肺機能の回復や全体的に呼吸が楽になることが見込めるため、十分禁煙する価値がある。また、そうした年代の患者にとっては、睡眠の改善やがん罹患率の低下といった効果も大きな意味をもつかもしれない。

第11章 他の(または不明の)物質

——バスソルトの素晴らしき新世界,その他の合成ドラッグ——

Petros Levounis, M.D. M.A.
Michael Ascher, M.D.

●●●

　近年,「バスソルト」と呼ばれる新しいタイプのデザイナードラッグのもたらす害がメディアの注目を集め,一般の人々,司法関係者,保険会社,米国麻薬取締局,そして精神保健に携わる人たちの懸念を呼んでいる。少し前まで,こうしたドラッグの入手場所は地域の違法薬物販売店やガソリンスタンドが主だったが,今ではドラッグディーラーも扱っているほか,インターネットでも売られている。一般的なバスソルトの商品名には,レッドダヴ(Red Dove),ブリス(Bliss),ブルーシルク(Blue Silk),ズーム(Zoom),ブリザード(Blizzard),クラウドナイン(Cloud Nine),オーシャンスノー(Ocean Snow),ルナーウェイブ(Lunar Wave),バニラスカイ(Vanilla Sky),アイボリーウェイブ(Ivory Wave),ホワイトライトニング(White Lightning),スカーフェイス(Scarface),ハリケーンチャーリー(Hurricane Charlie)などがある。何千という数の患者が,この種の薬物が原因で救急外来を利用している。このような薬物は広く「不明の物質(unknown substance)」というカテゴリーに分類される。

　「バスソルト」は,カチノン(βケトフェネチルアミン,別名チャット)の合成変異体である。カチノンとは,東アフリカで見つかったチャット(学名Catha edulis)という植物の葉から抽出された天然由来の化合物で,

β炭素のカルボニル結合1つを除き，アンフェタミンと同一の構造を有している。これまでにおよそ10の合成カチノン刺激薬が作られ，販売され，世界中に広まっている。そうした薬は薬物関連の法律に抵触するのを避けるために「バスソルト」，「お香」，「肥料」，「防虫剤」として売られ，米国食品医薬品局（FDA）の審査を免れるために「食用ではありません」という注意書きが添えられている。米国ではカチノンはスケジュールIの物質であるが，「闇の」薬剤師によってわずかに手を加えられた合成変異体が次々と生み出され，研究や規制を困難にしている。変異体のなかには合法なものもあり，ブプロピオン，ジエチルプロピオン，ピロバレロンのような合剤に使用されている。本書の出版時点では，少なくも米国の43の州とプエルトリコが置換カチノンを禁止する法を制定している。

　過去数年間に販売された未規制のカチノン変異体の大半は，環置換されたものである。さらに別の化学物質の混合物を含んでいると思われるものもある。特に一般に広まっているカチノン変異体には，メフェドロン（4-メチル-メトカチノン），メチレンジオキシメトカチノン（MDMC，メチロン），メチレンジオキシピロバレロン（MDPV），αピロリジノンプロピオフェノン（PPP）などがある。どの物質が使われるかによってコカイン，アンフェタミン，3,4-メチレンジオキシメタンフェタミン（MDMA，通称エクスタシー）のいずれかに似た効果があるといわれている。

　メチロンやMDPVのような最新のバスソルトは，カチノンのβケト部分とエクスタシーのメチレンジオキシ部分の両方（抄出11-1を参照）を，アンフェタミンの塩基性分子に併合した構造になっている。図11-1～11-4は，それぞれカチノン，エクスタシー，メチロン，MDPVの化学構造である。

　メフェドロンとMDPVは，白い粉状にして500 mg入りの袋で販売されることが多く，価格は25ドル程度である。通常は25 mgほどの使用で集中力の向上や活力の増加，多幸感といった効果が得られ，それが2～3時間続く。なかには，効果を持続させるために衝動的に使用を繰り返す者

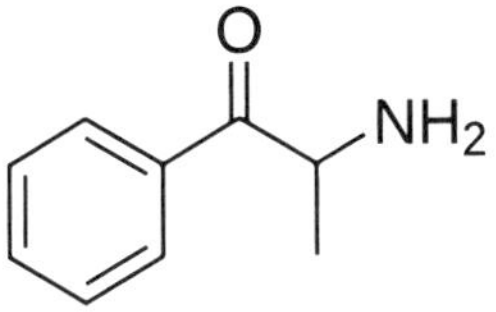

figs 11-1 〜 11-4：

図 11-1. カチノン（チャット）の化学構造
Source: Wikipedia

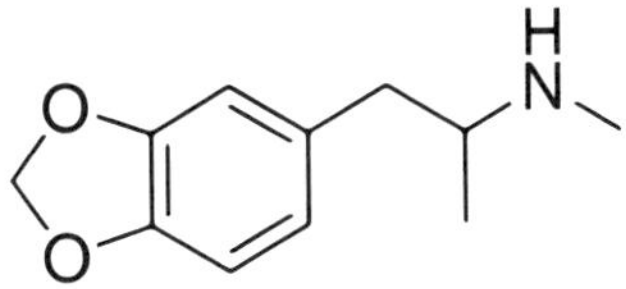

図 11-2. メチレンジオキシメタンフェタミン（MDMA, 通称エクスタシー）の化学構造
Source: Wikipedia

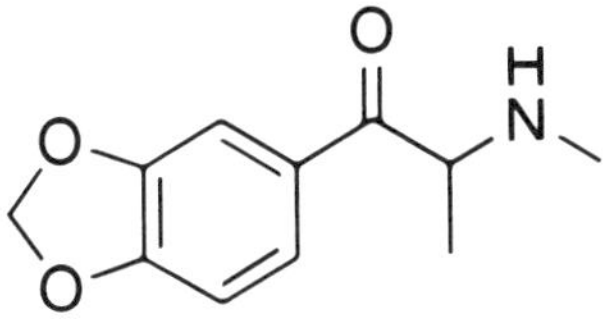

図 11-3. メチレンジオキシメトカチノン（MDMC, メチロン）の化学構造
Source: Wikipedia

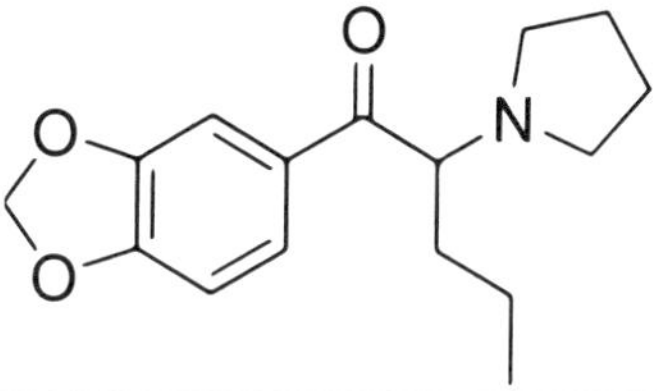

図 11-4. メチレンジオキシピロバレロン（MDPV）の化学構造
Source: Wikipedia

もいる。主な摂取方法は，経口，経鼻，または静脈内投与である。標準的な尿検査ではカチノンを検出することはできない。

　バスソルト中毒の症状には，著しい交感神経刺激や精神状態の変化などがある。使用者からは，多幸感，性欲の増大，活力の増大といった効果が報告されている（抄出11-2参照）。他にも，興奮，パニック発作，パラノイア，幻覚，高熱，無食欲，筋けいれん，胸痛，高血圧，頻脈といった症状があらわれうる。さらに致死性不整脈，心停止，発作，脳卒中，脳浮腫，黄紋筋融解症，腎不全などを発症するおそれもある。事例報告書によると，多くの使用者は自身に対しても他者に対しても危険となり，自傷，自殺企図，殺人のリスクも高まる。離脱症状には，鼻づまり，倦怠感，不眠などがある（抄出11-3参照）。こうした薬物は比較的最近出てきたものであるため，長期的な影響はまだわかっていない。初期に行われたいくつかの研

抄出 11-1. DSM-5 における，他の（または不明の）物質の使用障害の診断基準

A. アルコール；カフェイン；大麻；幻覚薬（フェンシクリジンおよびその他）；吸入剤；オピオイド；鎮静薬，睡眠薬，または抗不安薬；精神刺激薬；タバコ，の各カテゴリーのいずれにも分類されない中毒物質の問題となる使用様式で，臨床的に意味のある障害や苦痛が生じ，以下のうち少なくとも 2 つが，12 カ月以内に起こることにより示される。

(1) その物質を意図していたよりもしばしば大量に，または長期間にわたって使用する。
(2) 物質使用を減量または制限することに対する，持続的な欲求または努力の不成功がある。
(3) その物質を得るために必要な活動，その使用，またはその作用からの回復に多くの時間が費やされる。
(4) 渇望，つまりその物質の使用への強い欲求，または衝動
(5) その物質の反復的な使用の結果，職場，学校，または家庭における重要な役割の責任を果たすことができなくなる。
(6) その物質の作用により，持続的，または反復的に社会的，対人的問題が起こり，悪化しているにもかかわらず，その使用を続ける。
(7) その物質の使用のために，重要な社会的，職業的，または娯楽的活動を放棄，または縮小している．
(8) 身体的に危険な状況においてもその物質の使用を反復する。
(9) 身体的または精神的問題が，持続的または反復的に起こり，悪化しているらしいと知っているにもかかわらず，その物質の使用を続ける。
(10) 耐性，以下のいずれかによって定義されるもの：
  (a) 中毒または期待する効果に達するために，著しく増大した量の物質が必要
  (b) 同じ量の物質の持続使用で効果が著しく減弱
(11) 離脱，以下のいずれかによって明らかとなるもの：
  (a) 特徴的な他の（または不明の）物質離脱症候群がある〔他の（または不明の）物質の離脱の基準 A および B を参照〕。
  (b) 離脱症状を軽減または回避するために，同じ物質（または密接に関連した物質）を摂取する。

該当すれば特定せよ

寛解早期：他の（または不明の）物質の使用障害の基準を過去に完全に満たした後に，少なくとも 3 カ月以上 12 カ月未満の間，他の（または不明の）物質の使用障害の基準のいずれも満たしたことがない（例外として，基準 A4 の「渇望，つまりその物質の使用への強い欲求，または衝動」は満たしてもよい）。

寛解持続：他の（または不明の）物質の使用障害の基準を過去に完全に満たした後に，12 カ月以上の間，他の（または不明の）物質の使用障害の基準のいずれも満たしたことがない（例外として，基準 A4 の「渇望，つまり

その物質の使用への強い欲求，または衝動」は満たしてもよい）。
該当すれば特定せよ
  管理された環境下にある：この追加の特定用語は，その人がその物質を入手することを制限されている環境下にある場合に用いられる。
現在の重症度に基づいてコードせよ：ICD-10-CMコードについての注：他の（または不明の）物質の中毒，他の（または不明の）物質の離脱，または他の（または不明の）物質誘発性精神疾患が存在する場合，他の（または不明の）物質の使用障害に対して以下のコードは使用しない。その代わり，併存する他の（または不明の）物質の使用障害は，他の（または不明の）物質誘発性障害コードの4番目の数字によって示される〔他の（または不明の）物質の中毒，他の（または不明の）物質の離脱，特定の他の（または不明の）物質誘発性精神疾患のための「コードするときの注」を参照〕。例えば，他の（または不明の）物質誘発性抑うつ障害に，他の（または不明の）物質の使用障害が併存する場合，他の（または不明の）物質誘発性抑うつ障害のコードのみが与えられ，併存する他の（または不明の）物質の使用障害が軽度か中等度か重度のいずれかは4番目の数字によって示される：すなわち，他の（または不明の）物質誘発性抑うつ障害に併存する，他の（または不明の）物質の使用障害に対してはF19.14，または，他の（または不明の）物質誘発性抑うつ障害に併存する，中等度または重度の他の（または不明の）物質の使用障害に対してはF19.24。
現在の重症度を特定せよ
  305.90（F19.10）**軽度**：2～3項目の症状が存在する。
  304.90（F19.20）**中等度**：4～5項目の症状が存在する。
  304.90（F19.20）**重度**：6項目以上の症状が存在する。

Reprinted from *The Diagnostic and Statistical Manual of Mental Disorders*, 5th Edition, Washington, DC, American Psychiatric Association, 2013. Used with permission. Copyright ©2013 American Psychiatric Association. 日本精神神経学会（日本語版用語監修），高橋三郎，大野裕（監訳），染矢俊幸，神庭重信，尾崎紀夫，三村將，村井俊哉（訳）DSM-5 精神疾患の診断・統計マニュアル．医学書院，2014

究では，バスソルトに著しい依存性があることが示唆されているが，この点についてもいっそうの研究が必要である（Gunderson et al. 2013）。

臨床例

　ベンジャミンは29歳の白人独身男性で，「ここから出してくれ！」と訴えて救急外来へやってきた。服や髪は乱れ，発汗しており，顕著な精神運

抄出 11-2. DSM-5 における，他の（または不明の）物質の中毒の診断基準
A. 最近，ほかに記載されていない（または不明の）物質を摂取した（または曝露された）ことによる，可逆的な物質特異的な症候群の発現
B. 物質の中枢神経系に対する作用によって，臨床的に意味のある問題となる行動や心理学的変化（例：協調運動障害，精神運動興奮または抑制，多幸症，不安，好争性，気分の不安定性，認知機能障害，判断の障害，社会的引きこもり）が，物質の使用中または使用後すぐに発現する。
C. その徴候や症状は，他の医学的疾患によるものではなく，他の物質による中毒を含む他の精神疾患ではうまく説明されない。

コードするときの注：ICD-9-CM コードは 292.89。ICD-10-CM コードは，同一の物質による，他の（または不明の）物質の使用障害があるかどうかによって異なる。軽度の他の（または不明の）物質の使用障害が併存する場合，ICD-10-CM コードは F19.129。中等度または重度の他の（または不明の）物質の使用障害が併存する場合，ICD-10-CM コードは F19.229。同一の物質による，他の（または不明の）物質の使用障害の併存がない場合には，ICD-10-CM コードは FI9.929。

Reprinted from *The Diagnostic and Statistical Manual of Mental Disorders*, 5th Edition, Washington, DC, American Psychiatric Association, 2013. Used with permission. Copyright ©2013 American Psychiatric Association. 日本精神神経学会（日本語版用語監修），高橋三郎，大野裕（監訳），染矢俊幸，神庭重信，尾崎紀夫，三村將，村井俊哉（訳） DSM-5 精神疾患の診断・統計マニュアル．医学書院，2014

抄出 11-3. DSM-5 における，他の（または不明の）物質の離脱の診断基準
A. 大量かつ長期間にわたっていた物質の使用を中止（または減量）している。
B. 物質の使用を中止（または減量）した直後の，物質特異的な症候群の発現
C. 物質特異的な症候群は，臨床的に意味のある苦痛，または社会的，職業的，または他の重要な領域における機能の障害を引き起こしている。
D. その症状は，他の医学的疾患によるものではなく，他の物質による離脱を含む他の精神疾患ではうまく説明されない。
E. 対象となる物質は，他の物質のカテゴリー（アルコール；カフェイン；大麻；オピオイド；鎮静薬，睡眠薬，または抗不安薬；精神刺激薬；またはタバコ）に分類することができない，または不明である。

コードするときの注：ICD-9-CM コードは 292.0。他の（または不明の）物質の離脱の ICD-10-CM コードは F19.239。ICD-10-CM コードでは，中等度または重度の他の（または不明の）物質の使用障害の併存を必要とすることに注意せよ。他の（または不明の）物質の離脱を併存する軽度の他の（または不明の）物質の使用障害をコードすることは許されない。

Reprinted from *The Diagnostic and Statistical Manual of Mental Disorders*, 5th Edition, Washington, DC, American Psychiatric Association, 2013. Used with permission. Copyright ©2013 American Psychiatric Association. 日本精神神経学会（日本語版用語監修），高橋三郎，大野裕（監訳），染矢俊幸，神庭重信，尾崎紀夫，三村將，村井俊哉（訳） DSM-5 精神疾患の診断・統計マニュアル．医学書院，2014

動興奮と強烈なアイコンタクトが観察された。声が大きくけんか腰で，偏執的なところも見られ，ストレッチャーに寝かせておくためには四点拘束が必要だった。注意が散漫で，面接も非常に困難だった。落ち着くことができず，口頭で注意を向け直そうとしても効果がなかった。

　警察によると，隣家から「背筋の凍るような悲鳴」と「取っ組み合う音」が聞こえたという通報に応じて警官が出動し，その家のドアを壊してなかに入ったところ，ベンジャミンとその家の住人である女性が掴み合いをしていたという。その女性も切り傷や擦り傷の治療のために同じ病院へ運ばれていた。

　当直の研修医がすぐに電子カルテで医療記録を検索すると，ベンジャミンは精神科の外来で薬物療法管理を受けていたことが判明した。カルテの情報では，ベンジャミンは高校の数学教師で，過去2年にわたり注意欠如／多動性障害（ADHD）と全般性不安障害（GAD）の治療を受けており，ADHD関連の症状に対してはアトモキセチン100 mg／日，不安の症状にはシタロプラム20 mg／日を処方されていた。精神疾患による入院歴も，重大な身体疾患もなく，頭部損傷や発作を始めとする神経学的疾患の前歴もなかった。認知機能のベースラインの状態は正常だった。大うつ病，躁病，精神病症状の経験もなかった。パニック発作の経験も，広場恐怖，強迫性障害，あるいは外傷後ストレス障害と一致するような症状の経験もなかった。解離性障害と思われる症状の存在も否定された。ベンジャミンは「週にビールを何本か」飲む習慣があったが，振戦せん妄，意識消失，けいれん，離脱症状の前歴はなかった。他に，ときどき「つき合いで」コカインを，「たまに」マリファナを使用するとのことだった。カルテからは他の物質乱用の履歴は確認できなかった。過去に性交渉の相手に対して攻撃的になったことはなく，暴力に関する前歴もなかった。法的な問題や逮捕の記録も一切なかった。わかっている限りアレルギーもなく，精神面の問題を抱える親族もいなかった。

　興奮状態がひどく，ハロペリドール5 mg，ロラゼパム2 mg，ジフェン

ヒドラミン25 mgの筋肉内投与を行ってようやく看護師が血液と尿を採取することができた。バイタルサインは依然上昇したままで，血圧は高く（150／100），脈拍数は117 bpm，体温は37.2度だった。心電図はQRS 86，QTc 450msで洞頻脈を示していた。

標準的な尿検査および血液検査では，コカイン，アンフェタミン，マリファナ，フェンシクリジン（PCP），オピオイド，ベンゾジアゼピンはすべて陰性と出た。アルコールレベルは無視できる程度，血中尿素窒素値（BUN）は26 mg/dL，クレアチニンレベルは2.29 mg/dLとどちらも上昇していた。その他の包括的な生化学検査の結果と全血球計算は正常域内だった。クレアチニンホスホキナーゼ（CPK）レベルは400 U/Lと高かった。尿検査結果は正常域内に収まっていた。

当直の研修医は，ベンジャミンとともに救急外来へ来て治療を受けている若い女性が19歳で，ケリーという名前であることを知った。ケリーは非常に痩せており，髪を金髪に脱色していた。鼻にはピアスがあり，タトゥーも複数入れていた。ベンジャミンとはデート相手を探すサイトで知り合い，何度かインターネット上でやりとりをした後，近所のカフェで会うことになったという。ケリーは，両親が出かけていたので「いちゃいちゃする」ためにベンジャミンと自宅へ戻ってきたのだと語った。さらに質問を続けると，ケリーは「クラウドナイン」と呼ばれる物質をインターネットで購入していたこと，また，ベンジャミンが「ちょっと神経質になっているように見えた」ため，「リラックスできるように」とその使用をベンジャミンに勧めたことが明らかになった。しかし，いざというときになってベンジャミンが突然「興奮」状態になり，「（ケリーを）引っかいたり，噛んだり，つばを吐いたりしながら，枕で窒息させようと」し始めたという。

ベンジャミンには「不明の物質」中毒という推定診断が下り，尿と血液のサンプルが民間の検査機関へ送られた。そして最終的には血液サンプルのガスクロマトグラフ質量分析によって，MDPV陽性であることが判明した。その後，ベンジャミンは対症治療を受け，72時間以内には状態が安定

第 11 章　他の（または不明の）物質　215

したため，病院から警察へと引き渡された。

考　察

診断

　ひどい興奮状態の患者が救急外来へ運ばれてきたとき，その原因が物質乱用であることは多い。インターネットによって利用できる情報が増えたことで，気晴らしを求める人も，さまざまな合成物質を簡単に手に入れられるようになった。

　上記の臨床例では，29 歳の男性ベンジャミンが精神病的，暴力的な興奮状態で警察によって救急外来へと連れられてきた。バイタルサインは上昇傾向，EKG は洞頻脈を示しており，交感神経反応と考えられた。CPKおよび BUN／クレアチニンも上昇しており，それぞれから筋破壊と腎機能障害が示唆された。標準的な尿薬物検査も含め，他のすべての検査結果からは，いかなる物質中毒，感染症，脳症も示唆されなかった。最終的に，二次的な情報源（ケリー）まで視点を広げたことと患者の良好な既往歴が，「バスソルト」中毒という推定診断につながる鍵となった（Penders 2012；Penders & Gestring 2011）。この診断の妥当性は，そのわずか数日後，血液サンプルのガスクロマトグラフ質量分析によって MDPV 陽性であると判明したことで裏づけられた。ベンジャミンが運ばれた救急外来では，残念ながら迅速 ELISA 法を利用できなかったが，それがあればより早く診断を裏づけることができていただろう（Lehner & Baumann 2013）。

　本件の臨床像は，クリスタルメス，PCP，MDMA のせん妄症状あるいは中毒症状と似ている。他に，可能性は低くなるが考慮に値する診断として，短期精神病性障害，認知症，他の身体疾患に伴うせん妄，物質離脱が考えられる。

　DSM-5（American Psychiatric Association 2013）では，主たる作用が

神経刺激であるにもかかわらず，カチノン（チャットから抽出された化学物質および合成化学変異体も含む）は「他の（または不明の）物質」に分類されている。この措置は，強力な精神刺激薬であり，幻覚薬でもあり，PCP 似の物質でもあるという，カチノンの複雑な性質を反映したものである。

治療

　急性バスソルト中毒の治療の軸となるのは対症療法で，交感神経への過剰刺激を弱めることに力が注がれる。ベンゾジアゼピンの静脈内投与や静脈内輸液を行うほか，場合によっては患者自身にも周囲の人間にも危害がおよぶことのないよう，拘束という方法を取ることもある。また，転倒と発作に対する予防措置と併せて，常時一対一の監視も必要である。認知障害や危険行動が目立つ場合は，低用量の抗精神病薬の処方が行われることもある。

　患者が他の物質も摂取していた場合，特にそれがクリスタルメスなどの刺激薬であった場合，臨床像が複雑になることが多い（Levounis 2014）。しかし多くの例に漏れず，二次的な情報源（患者の友人，知り合い，配偶者や恋人，プライマリケア医など）を活用し，さらに患者の既往歴を丁寧に聴取すれば，往々にしてよい結果につながる。なお，バスソルトは標準的な尿薬物検査では検出されない。また過剰摂取は早急に措置を受けなければ，死に至る可能性がある。

　カチノンをはじめとするデザイナードラッグ使用障害の治療に焦点を当てた研究は，これまでほとんど発表されていない（Gunderson et al. 2013）。しかし，他の物質使用障害に対する心理社会的治療については多くの研究がなされており，その膨大なデータを参考にすれば，アルコール，鎮静剤，精神刺激薬，およびオピオイド使用障害の治療に有効とされる多くの介入手法が，ここで扱う薬物の治療にも応用可能であると信じるに足る。従来の個人または集団で行う薬物カウンセリング以外にも，効果の認

められた行動療法はたくさんある。認知行動療法，再発防止セラピー，コミュニティ強化アプローチ，多元的家族療法，動機づけ面接法，動機づけ随伴性マネジメントがその一例である(Levounis & Arnaout 2010)。また，物質使用障害患者には，部分入院プログラムや集中外来治療プログラムのほか，広範な入院リハビリプログラムも用意されている。より重篤な患者であれば，治療共同体のような長期入所型治療プログラムも高い効果が期待でき，考慮に値する。12ステッププログラムへの参加も，多くの患者に有効だろう。さらに，物質依存とともに身体疾患を抱える患者のためのグループや，ゲイ，レズビアン，バイセクシャル，トランスジェンダー患者，高齢者，女性，二重診断を受けた患者など，特定の患者に特化したグループも存在する（Levounis & Ruggiero 2006)。

一方，薬物療法は，使用されている物質に合わせて，いわばオーダーメイドの治療計画が必要となる。FDAの認可を受けた薬物療法が利用可能であるのは，（本稿執筆の時点では）アルコール，ニコチン，オピオイド使用障害のみである。そのため，本章で見ているような新しいデザイナードラッグに対する治療薬を期待して探しても，得られるものは少ない。しかし，各ドラッグに最も近い「プロトタイプ」を知っておけば，特に救急患者への治療の選択を行う際に役に立つはずである。以下に，よく見られるデザイナードラッグとそのプロトタイプの一例を挙げる（Lee & Levounis 2008)。

- バスソルト［プロトタイプ：メタンフェタミン］
- スパイス／K2［プロトタイプ：大麻］
- クロコディル［プロトタイプ：モルヒネ］
- ケタミン［プロトタイプ：フェンシクリジン］
- ガンマヒドロキシ酪酸（GHB）［プロトタイプ：γアミノ酪酸］

ある薬物の急性中毒および離脱症候群に対処する際，問題となっている

薬物に関する研究が見つからない場合には，「プロトタイプ」薬物に関する既知のエビデンスを参照し，そこから推測を行うことが可能である。

【要点のまとめ】
- バスソルトとは，βケトフェネチルアミン（カチノン）の合成変異体であるデザイナードラッグの総称である。
- バスソルトの使用効果として，多幸感，性欲の増大，活力の向上が報告されている。
- カチノン中毒患者は，典型的には交感神経刺激の症状を訴える。ときにはそれが，著しい興奮，精神病，高熱，筋けいれん，高血圧，頻脈といった症状を伴う医学的緊急事態につながることもある。
- カチノン使用障害は，DSM-5 では他の（不明の）物質使用障害に分類されている。これは，精神刺激薬であり，幻覚薬でもあり，フェンシクリジン似の物質でもあるという，カチノンの複雑な性質を考慮しての措置である。
- 急性カチノン中毒の治療は対症療法的で，コカイン中毒の治療に類似する。
- 現時点では，バスソルト使用障害の長期的治療に関する研究は行われていないが，動機づけ面接法など，より一般的な物質使用障害に対する効果と安全性が確認されている心理社会的介入方法を推奨するのは，理に適っているといえるだろう。

練習問題

11.1 バスソルトにはどんな化学物質が含まれているか。

A. ケタミン
B. 合成カチノン
C. リゼルグ酸ジエチルアミド（LSD）
D. フェンシクリジン

解答 ▶▶▶ B

カチノンは，チャット（学名 Catha edulis）という植物の葉から抽出される天然由来の成分である。合成カチノンはこの化合物の変異体で，バスソルトの主成分となる。バスソルトにケタミン，LSD，フェンシクリジンが含まれていた例は知られていない。

11.2 カチノンの変異体でない分子は次のうちどれか。

A. メチレンジオキシメタンフェタミン（MDMA，通称エクスタシー）
B. メチレンジオキシピロバレロン（MDPV）
C. メチレンジオキシメトカチノン（メチロン）
D. 4-メチル-メトカチノン（メフェドロン）

解答 ▶▶▶ A

MDMA は β ケト群を含まないが，カチノン変異体，つまりバスソルトと見なされる必須条件は，まさに β ケト群の含有である。その他の選択肢は，バスソルトの原型であるメフェドロンはもちろん，メチロンと MDPV もカチノン変異体である。

11.3 バスソルト中毒に典型的に見られる症状は次のうちどれか。
- A. 徐脈
- B. 呼吸困難
- C. クレアチニンホスホキナーゼ値の上昇
- D. 上記すべて

解答 ▶▶▶ C

バスソルトは主に交感神経刺激薬として作用するため，頻脈，高血圧，クレアチニンホスホキナーゼ値の上昇につながる。

11.4 重度のカチノン使用障害患者の治療において，合理的な選択といえないものは次のうちどれか。
- A. 動機づけ随伴性マネジメント
- B. 動機づけ面接法
- C. アルコホーリクス・アノニマス（AA）への参加の促進
- D. 個人クリニックでのブプレノルフィンの使用

解答 ▶▶▶ D

動機づけ随伴性マネジメントおよび動機づけ面接法は，精神刺激薬使用障害（コカインおよびクリスタル・メタンフェタミン使用障害）の治療における安全性と有効性が示されており，したがってバスソルト使用者に対する治療選択としても理に適っているといえる。AAはもちろん，アルコール中毒患者を主たる対象とした自助グループであるが，その支援体制は薬物依存で苦しむ患者にとっても大きな助けとなっている。そのメッセージのシンプルさ，組織の大きさ，世界中に広がった支部の多さ，そして会員の断酒や断薬物を助けてきた長い歴史を考えると，AAはどんな依存患者にも勧めることができるだろう。一方，ブプレノルフィン治療は，中等度または重度のオピオイド使用患者向けであることが厳格に規定されている。

第3部

非物質関連障害

第12章 ギャンブル

――未来予想に疲れた女性――

Mayumi Okuda, M.D.
Silvia Bernardi, M.D.
Carlos Blanco, M.D., Ph D.

　ギャンブルやそれに類する活動はどんな文化にもほぼ例外なく見られる。ほとんどの場合，ギャンブルをするからといってギャンブル関連の問題にまで発展することはない。しかし成人人口の1〜3％はギャンブル障害を抱えており，未成年では割合はさらに高い。DSM-5（American Psychiatric Association 2013）ではギャンブル障害を，重要な人間関係，仕事，教育または職業上の機会を失うことにつながる，進行性かつ問題となるギャンブル行為のパターン（抄出12-1）と説明している。障害と見なされるほどのギャンブルは本人自身が大きな苦しみを抱えるだけでなく，社会的負担にもつながる。ギャンブル障害の治療を受ける人は少なく，患者の約半数はいずれかの時点で自力で回復するようであるが，再発率がどの程度かはわかっていない。ギャンブラー・アノニマス（GA）がギャンブル障害において最も広く用いられている介入であるが，積極的に活動を続けている者は全参加者の10％以下にすぎず，ギャンブルを断つことのできる人の割合も低い。ギャンブル障害の治療薬として期待される薬剤はいくつかあるが，ランダム化対照試験の結果は一貫せず，現在までのところ，米国食品医薬品局（FDA）の認可が下りた薬剤はない。現時点でギャンブル障害の治療に関して最も強力な経験的証拠をもつのは，認知行動療

抄出 12-1. DSM-5 におけるギャンブル障害の診断基準

A. 臨床的に意味のある機能障害または苦痛を引き起こすに至る持続的かつ反復性の問題賭博行動で，その人が過去 12 カ月間に以下のうち 4 つ（またはそれ以上）を示している。

(1) 興奮を得たいがために，掛け金の額を増やして賭博をする要求
(2) 賭博をするのを中断したり，または中止したりすると落ち着かなくなる，またはいらだつ
(3) 賭博をするのを制限する，減らす，または中止するなどの努力を繰り返し成功しなかったことがある。
(4) しばしば賭博に心を奪われている（例：過去の賭博体験を再体験すること，ハンディをつけること，または次の賭けの計画を立てること，賭博をするための金銭を得る方法を考えること，を絶えず考えている）。
(5) 苦痛の気分（例：無気力，罪悪感，不安，抑うつ）のときに，賭博をすることが多い。
(6) 賭博で金をすった後，別の日にそれを取り戻しに帰ってくることが多い（失った金を"深追いする"）。
(7) 賭博へののめり込みを隠すために，嘘をつく。
(8) 賭博のために，重要な人間関係，仕事，教育，または職業上の機会を危険にさらし，または失ったことがある。
(9) 賭博によって引き起こされた絶望的な経済状況を免れるために，他人に金を出してくれるよう頼む。

B. その賭博行動は，躁病エピソードではうまく説明されない。

該当すれば特定せよ
挿話性：2 時点以上で診断基準に当てはまるが，ギャンブル障害の期間と期間の間に少なくとも数カ月間は症状の軽快がある。
持続性：持続する症状を経験し，何年もの間診断基準に当てはまる。

該当すれば特定せよ
寛解早期：過去にギャンブル障害のすべての基準を満たした後，少なくとも 3 カ月間以上 12 カ月未満の間はギャンブル障害のいずれの基準も満たしたことがない。
寛解持続：過去にギャンブル障害のすべての基準を満たした後，12 カ月以上の間，ギャンブル障害のいずれの基準も満たしたことがない。

現在の重症度を特定せよ
軽度：4〜5 項目の基準に当てはまる。
中等度：6〜7 項目の基準に当てはまる。
重度：8〜9 項目の基準に当てはまる。

Reprinted from *The Diagnostic and Statistical Manual of Mental Disorders*, 5th Edition, Washington, DC, American Psychiatric Association, 2013. Used with permission. Copyright ©2013 American Psychiatric Association. 日本精神神経学会（日本語版用語監修），高橋三郎，大野裕（監訳），染矢俊幸，神庭重信，尾崎紀夫，三村將，村井俊哉（訳）DSM-5 精神疾患の診断・統計マニュアル．医学書院，2014

法(CBT)である。

臨床例

　アマンダは62歳のハイチ人女性で，20代の頃米国に移住した。既婚で2人の子どもはすでに成人しており，孫も3人いた。初診の時点では秘書として働いていたが，退職間近だった。ギャンブル障害の治療のためにこのクリニックを訪れるまでに，ギャンブラー・アノニマス(GA)の集会に何度か出席したことがあった。初診の時点でアマンダには精神病の既往歴はなく，他のⅠ軸障害またはⅡ軸障害のいかなる基準も満たしていなかった。酒を飲まず，ドラッグもやっていなかった。唯一，糖尿病がある以外，一般的な身体疾患にも罹患していなかった。カラフルな普段着に身を包んだアマンダは，協力的で，感じがよく，診察中に認知の異常も見られなかった。
　アマンダがギャンブルを始めたのはかなり若い頃で，当時はまだハイチに住んでいた。その頃はドミノや宝くじにときどき少額をかける程度で，すぐに問題につながるようなことはなかった。しかし，一般集団では物質使用開始年齢の低さが物質使用障害の発生と関連するように，アマンダのこうした経歴も成人してからのギャンブル障害の発生率を高めた可能性はある。その後，米国に移り住んで数年が経った30歳のとき，経済状況を改善したいという思いからカジノ通いが始まり，費やされる額は徐々に増えていった。40歳になる頃には，週末ずっとスロットマシーンの前に座って過ごすことも珍しくなくなってしまった。そういうときはもちろん徹夜で，食事もスナックを食べる程度だった。スロットに熱中するあまり，インシュリン投与を忘れることもあった。そのうちに頻繁なカジノ通いが夫婦間の問題となり，スロットからは手を引くことができたが，数年後には街の至るところで売られている数字選択式の宝くじに手を出していた。
　今回も費やす金額は増加の一途をたどり，購入の頻度もかつてないほどに増えていった。それに伴い，賭けや数の組み合わせで頭がいっぱいにな

る時間も増えていった。アマンダによると，その頃はくじで選ぶべき数字を教えているとしか思えないような鮮明な夢を何度も見たという。ハイチで育ったアマンダは，夢のなかにメッセージを探す習慣がついていた。ハイチの文化では，夢は人生における重要なメッセージを伝えると信じられており，さらにそのメッセージは数字の形をとることが多いと考えられていたのである。

アマンダは，勝っている額よりも負けている額が多いことに気づいていたが，損失を取り戻すことを期待して（本人曰く，失ったお金を「追いかけて」），負けた翌日に賭けることも多かった。自分のギャンブル行為の実態と経済状況は，家族には隠していた。ギャンブルをやめるか減らすかしようとも試みたが，かえっていら立ちと不安を抱える結果に終わった。ときに自殺念慮を抱くこともあったが，実際に企図したことはなかった。

一連のギャンブル行為の結果，経済的な問題も生じた。治療を考えるようになった理由の1つも，ギャンブルが原因で経済的に苦しくなったせいで，夫とのいい争いが絶えない状況になったからであった。またアマンダが何年にもわたりギャンブルに費やしてきたお金は，もともとは退職後のための蓄えであり，今やそのほとんどを失ってしまったことについて恥と罪の意識を抱いてもいた。しかし，確かに金銭面の問題はあったものの，非合法な行いに手を染めてはおらず，問題の解決を他者に頼ろうともしていなかった。アマンダの場合，ギャンブルが仕事や家事の妨げになることはなかった。くじは自宅や職場の近くにあるコンビニで手に入るため，日中に数分を割くだけでよかったからである。くじの締め切りの数分前になると，職場でやや落ち着きを失うこともあったが，会社を休んだことはなく，仕事もきちんとこなしていた。ギャンブルの影響が顕著だったのは，社交面である。アマンダは自ら，人づき合いが減り，子どもや孫たちと過ごす時間が減ったと語った。また，彼女のいら立ちが家族内での議論の対象となることも増えていた。

問題行動の根底にはしばしば不合理な信念が存在している。そうした信

念を明らかにし，それがもたらす問題を指摘し，継続的に疑問を呈していくことこそ，CBTの鍵である（Okuda et al. 2009）。患者のなかには，特別な日付，その日遭遇した数字，ラッキーな日といったことについての不合理な信念によって，「自分は当選の確率を上げる特別な知識をもっている」という感覚を抱いている者もいる。このような信念は，長期間ギャンブルを断った後でも強力なトリガーとして作用し，再発につながることも多い。

アマンダはギャンブル障害のためのクリニックで，CBT治療を受け始めた。その一環として，自分がギャンブル行為に没頭する場面を想像し，ギャンブルの衝動を感じた瞬間に集中するよう促された。アマンダは自分のギャンブルに関する行動をふりかえりながら，宝くじを購入する直前に感じる不安と，結果が公表され失った金額を突きつけられたときに感じるフラストレーション，恥ずかしさ，罪悪感について語った。また，何度か勝つことがあったとしても，全体的に見ればいつも必ず損失が出て，負けた金額が膨らんでいくだけ，という状況を認識することもできた。そして次第に，勝ちを想像して感じる興奮が弱まっていった。

アマンダはセラピストとともに，強いフラストレーションを感じた経験を振り返った。それは，当選番号の夢を見たにもかかわらず，メッセージが弱かったと感じたときのことだった。そのときは結局アマンダは当選番号に全額をつぎ込まず，分散して賭けてしまった。この経験から，アマンダのなかに自身の能力に対する疑問が生まれた。そして，自分が「映像や夢として未来を予知する能力」だと考えていたものを，嬉しくない責任であると感じるようになった。過去には家族に嫌な出来事が起こる夢を見て，それが現実になったことも何度かあったが，いずれの場合もアマンダに現実を変えることはできなかった。ギャンブルでも同じように，正しい番号を「知る」ことは大勝にはつながらず，かえって経済状態は悪化したのである。

セラピーを通じてギャンブルのトリガーを自分で認識できるようになっ

たアマンダは，自己主張とギャンブルを拒否するスキルの練習として，数字を書いたリストを持ち歩くのをやめ，宝くじに関する会話も避けるようにした。そうした努力によって自尊心と自己効力感が高まった。さらに，数週間ギャンブルを断つことに成功すると，自分が以前よりも強くなったように感じ，自信も増した。アマンダのギャンブルへの衝動は穏やかなものとなった。そこでギャンブルに代わる楽しい活動にもっと時間を使うことを勧められ，運動や友人との外出，教会への出席，地域のお祭りの手伝いなどの地域活動に時間を割くようになった。夫と子どもたち，孫たちと過ごす時間も増やした。治療を始めた頃のアマンダは，ギャンブルが仕事に影響したことはないと話していたが，ギャンブルを断って数週間が経つと，前よりも仕事を効率よくこなせていることに気づいた。夫婦の関係も改善され，口論が減った。また，これまではギャンブルに費やしていたお金で家のための物や孫へのプレゼントを買えるようになったこともうれしい変化だった。

考　察

診断

　この症例にギャンブル障害の診断が適当であることは明らかである。アマンダのギャンブルは，満足できるだけの刺激を求めて，費やされる金額がどんどん増えていった。それを減らそうとしたときには，易刺激性が増した。カジノ通いはやめることができたが，その後は宝くじへと移行して，結局ギャンブルを続けた。そうした行動は，罪悪感，不安，ときおりの自殺念慮へとつながった。さらに賭け金を失った後も，消えたお金を追いかけるようにくじを買い続けた。またギャンブル行為の実態を隠し，家族との関係を危険にさらした。こうして考えると，アマンダはDSM-5が設け

た 9 つのギャンブル障害基準のうち，6 つを満たしているといえる（診断に必要な数は 4 つである）。

アマンダのギャンブル行為によって生じた苦痛や障害は，臨床的に重大である。家族との関係は危うくなり，退職後に備えた貯金のほとんどが失われた。DSM-5 の新しい分類では，病的ギャンブリング（pathological gambling）という名称がギャンブル障害（gambling disorder）へと改められ，「病的」という表現から連想されるマイナスイメージが軽減された。特筆すべきは，新しい定義では診断に必要な該当基準の数が従来の 5 つから 4 つへと減った点である。またギャンブル資金を調達するための偽造，詐欺，窃盗，横領などの違法行為への関与という基準項目は，DSM-5 では削除された。近年行われたある研究では，違法行為への関与という基準を削除しても，診断基準の内的整合性に影響はなく，むしろやや向上するという結果が出ている（Petry et al. 2013）。

基準 B では，ギャンブル行為が躁エピソードではうまく説明されないことを診断の条件としている。過剰なギャンブル活動が躁エピソードである場合，活力の増大，睡眠の必要性の低下，誇大妄想など，他にも躁に該当する症状が見られることが多い。しかし，気分の変化によって引き起こされているケースもあり，躁エピソードとしてのギャンブル行為と気分障害に起因するそれとを見分けるのはむずかしい。この 2 つの障害がギャンブル行為と一時的に結びつくことを念頭に置いてアセスメントを行えば，適切な診断につながりやすいかもしれない。

ギャンブル障害の患者は，精神障害の併存率が高く，特に精神障害の生涯罹患率が高い。DSM-IV（American Psychiatric Association 1994）の病的賭博と診断された人のうち，ほぼ 4 分の 3 にあたる 73.2％が生涯にわたるアルコール使用障害，38.1％が薬物使用障害，60.4％がニコチン依存，49.6％が気分障害，41.3％が不安障害，60.8％がパーソナリティ障害を併発している（Petry et al. 2005）。さらに，アルコール依存，薬物使用障害，ニコチン依存，大うつエピソードおよび全般性不安障害と病的ギャンブリ

ングとの関連性は，男性においてよりも女性において強いようである。しかしアマンダの例に限っていえば，いくらかの不安症状と易刺激性が見られた以外，過去または現在の併存精神障害（躁あるいは軽躁エピソードを含む）のいずれにも該当しなかった。

治療

ギャンブル障害の治療としては複数の治療アプローチが研究されており，GA（ギャンブラー・アノニマス），夫婦治療や家族治療，薬物療法，マニュアルを用いた治療などがある。

ギャンブラー・アノニマス（GA）

GAはギャンブル障害に対する介入として最も一般的である。参加者のうち少数が有益な効果を得られる可能性があることを示唆するエビデンスがいくらか存在する。離脱率が高く（70〜90％），1年以上ギャンブルを断つことができる参加者はわずか8％であることもわかっている。GAに参加するだけでなく，専門家のセラピーと組み合わせて行うことで，出席やギャンブル断ちを促すことができるかもしれない。実際，それにより64％の患者がギャンブル断ちを達成したとする研究もある。

夫婦治療，家族治療

ギャンブル障害の治療に際して，重要他者に参加してもらうことは広く推奨されている。GAにはギャマノン（Gam-Anon）と呼ばれる家族のためのグループがある。GA参加者のうち，家族がギャマノンに参加しているからといって，必ずしもギャンブルを断つことができる率が高いわけではないことを示す研究もあるが，家族に関わってもらうことは役に立つと感じる患者もいる。

薬物療法

　抗うつ薬，オピオイド・アンタゴニスト，気分安定薬，グルタミン酸作動性薬物など，いくつかの種類の薬物がギャンブル障害の治療として検討されている。オープン試験の結果から期待できると考えられたものもあるが，プラセボ対照試験の結果はまちまちであった。現在までのところ，ギャンブル障害の治療薬としてFDAの認可を受けたものはない。特定の患者に特定の薬物が効果を上げるということもあるであろうが，理論に基づいた薬物療法を開発するには，ギャンブル障害に関する神経生物学的な知見を早急に増やす必要がある。

マニュアルを用いた治療

　問題行動が不合理な信念に起因していることがしばしばあり，不合理な信念を特定し，そのもたらす結果を指摘して，不合理な信念に反論していく，というのがCBTの鍵となる考え方である。CBTマニュアルは一般に心理教育，認知の誤りに対する意識の向上，不合理な認知の正当性への反論，機能分析，認知再構成という要素からなる。CBTでは患者がギャンブル行動をやめられるように，特定のスキルを獲得させ，ライフスタイルの変化を促し，ギャンブル行動をとらないことからくる強化を高める環境作りを行う。現在のところ，ギャンブル障害に対する有効性のエビデンスが最も明確なのはCBTである。複数のランダム化比較試験で有効性が実証されており（Cowlishaw et al. 2012），ギャンブルの重症度や金銭的な損失，あるいはギャンブルの頻度を低下させる，寛解の可能性を高めるといった効果が示されている。

　短期動機づけ面接もギャンブル障害の治療に有効であろう。これは，治療を受けるかどうか迷っている人には特に役に立つ。動機づけ面接は，単独で行った場合も，CBTや個別フィードバックと組み合わせて実施した場合も，金銭的な損失とギャンブルの頻度を抑え，寛解の可能性を高めることが明らかになっている。

【要点のまとめ】
- ギャンブル障害は DSM-5 では物質関連および嗜癖障害群の項目に入った。
- ギャンブル障害は，他の依存症と同様に，その行動によって得られる興奮や快楽に影響を受ける。
- DSM-5 ではギャンブル障害の診断に必要な該当基準は 4 つに減った。
- ギャンブル資金を調達するための偽造，詐欺，窃盗，横領などの違法行為への関与という基準項目は削除された。
- ギャンブル障害は他の精神障害と併存することが少なくない。ただしギャンブル行動が躁エピソードではないものであるという点に注意する必要がある。
- ギャンブル障害に対してはさまざまな治療モダリティがあるが，現在最も有効性のエビデンスが明確なのは CBT である。

練習問題

12.1　ギャンブル障害の診断基準項目ではないのはどれか。
　　A．つらいことがあったときにギャンブルをすることが多い。
　　B．ギャンブルで負けが出たとしてもまたギャンブルをする。
　　C．ギャンブルにのめりこんでいることを隠そうとする。
　　D．ギャンブル資金のために違法行為に手を出す。
　　E．ギャンブルのために重要な人間関係，仕事，教育機会や職業上の好機を危機にさらしたり，ダメにしてしまったりする。

解答 ▶▶▶　D

ギャンブル資金を調達するための違法行為という基準項目はDSM-5で削除された。

12.2 ギャンブル障害で，生涯にわたるアルコール使用障害の併存がある人の割合は次のうちどれか。
    A. 1％未満
    B. 5〜10％
    C. 20〜30％
    D. 40〜60％
    E. 60％超

解答 ▶▶▶ E

ある大規模な疫学調査によると，DSM-IVの病的賭博に該当する人の73.2％が生涯にわたるアルコール使用障害を併発しているという。

12.3 ギャンブル障害でギャンブラー・アノニマスに参加している人で，1年以上ギャンブルを断つことができる人の割合は次のうちどれか。
    A. 1％未満
    B. 5〜10％
    C. 20〜30％
    D. 40〜60％
    E. 60％超

解答 ▶▶▶ B

GA参加者のうち1年以上ギャンブルを断つことができる人の割合は約8％である。

12.4 ギャンブル障害に対する有効性のエビデンスが最も明確な治療は次のどれか。
　A．ギャンブラー・アノニマス（GA）
　B．認知行動療法（CBT）
　C．支持的精神療法
　D．ケースマネジメント
　E．弁証法的行動療法

解答 ▶▶▶ B

　ギャンブル障害に対する有効性のエビデンスが最も有力なのはCBT である。GA は最も一般的な介入であるが，成果の上がる患者はごく一部のようである。支持的精神療法，ケースマネジメント，弁証法的行動療法は，ギャンブル障害に関してはエビデンスに基づく治療法ではない。

12.5 ギャンブル障害と正確に診断するためには，ギャンブル行動が以下の精神医学的状態により説明されないものでなくてはならない。
　A．アルコール使用障害
　B．躁エピソード
　C．大うつ病性障害
　D．強迫性障害
　E．大麻使用障害

解答 ▶▶▶ B

　ギャンブル障害の正確な診断としては，過剰なギャンブル行動が躁エピソードとして起こっているものであってはならない。アルコール使用障害，大うつ病性障害，強迫性障害，大麻使用障害はいずれもギャンブル使用障害と併存することがある。

第4部
今後の研究のための病態

第13章 インターネット

――ドラッグ中毒者もインターネット使用者も「ユーザー」――

Steven Joseph Lee, M.D.

　時とともに進化し，その技術はますます複雑になっているインターネットだが，今や日常生活のなかで，あって当然の，欠くことのできない普遍的なツールとなっている。しかし，絶え間なくインターネットにさらされ，数々の恩恵を受け，即座に満足を得て，多様な報酬による間欠強化を受ける――こうしたことのすべてが，インターネットを依存的に使用するようになるリスクを高めている。インターネット依存それ自体を臨床単位とみなすべきかについてはいまだ議論が続いているが，古典的な行動依存の兆候や症状が見られる人は少なくない。以下の臨床例から，インターネット依存がいかに深刻な障害をもたらすか，そしてこの状態を治療することがどれほど複雑なことかがみてとれる。

臨床例

　デイビッドは35歳，白人男性で，長いつき合いの心理療法士からの紹介で，不安および幼いころからずっと続いている集中の困難について評価を受けるためにやってきた。ごく幼い頃から非常に心配性だったといい，思春期に自分が同性愛者であることを受け入れた頃から，抑うつや孤独を感

じるようになった．高校生の頃は友人がほとんどおらず，もっぱら家で勉強をして過ごした．授業中に先生の話を注意深く聞くことがデイビッドには非常にむずかしく，じっとして本を読むといったことがきわめて困難であった．中学，高校と自分の部屋にこもって勉強して過ごしたが，これは人づき合いがなかったことと，学習の困難を補う必要があったからである．コツコツ勉強したため成績はよく，東海岸の有名大学に進学した．大学生の間は同性愛者であることを公言し，同性愛者の友人もできた．しかしデイビッドは相変わらずとにかく心配性で，また大学での講義や課題は高校よりもかなりむずかしく，そのせいでますます不安になった．同性愛者の友人グループは少人数だったが，それでも人づき合いではおおむね孤立していた．家族歴として，近親者の数人に大うつ病と全般性不安障害があった．

　デイビッドは幼稚園児のときに注意欠陥／多動性障害（ADHD）の診断を受けていた．しかし，薬物療法を受けたことはなかった．代わりに特殊学級に入り，高校では宿題に長時間費やすことで孤独な放課後や週末から気をそらし，自分の部屋で1人で過ごした．小学校から高校までは，教師はデイビッドの勤勉なことに感心していたが，彼らが期待するほどにすばらしい成績を上げることは一度もなかった．教師たちのコメントにより，もともと低かったデイビッドの自尊心はいっそう低くなり，自尊の低さや社会的な孤立は大学時代も続いた．同性愛者であることを家族や友人が受け入れてくれた後も，それは変わらなかった．大学卒業後はニューヨークの法科大学院で勉強を続けた．このときは勉学を楽しみ，学業上の困難もかなり減った．デイビッドはオールAの成績を収めたが，有名法律事務所に職を求めるのではなく，ニューヨーク市行政部の法務部門の法律家という，それほど大変でない職に就くことを選んだ．そこでは彼は，無名で誰にも見つからず，行政という大きな機械の小さな歯車のように働くことができると感じた．

　デイビッドが初めて精神医学的評価を求めて来院した際の主訴は，不安

と仕事に集中することがむずかしいというものだった。初回の面接の終わりに，他の話のついでに，帰宅後に長時間インターネットをして過ごすこと，そのせいで朝仕事に行くのにうんざりすることがあることに少し触れた。

　デイビッドはずっと精神科の薬物療法を受けることを渋ってきた。それまでの2年間，心理療法士は不安や集中の問題を緩和するために薬物療法を試すことを勧めてきたのだった。そうすればセラピーで得られた洞察をもっと生かすことができるはずであった。デイビッドは職務成績が悪くて職を失いそうになった後にようやく，薬物療法を試す気になった。エスシタロプラム 10 mg／日から始めた。これは，まずは不安のみを治療対象とし，集中の障害のうち不安や抑うつ気分からくるものがどの程度あるかを見るためであった。2カ月後，デイビッドの不安はかなり緩和された。職場で以前よりも気楽に過ごせるようになり，同僚や上司からの褒め言葉も受け入れやすくなった。以前はいつも褒め言葉は受け流していたのである。睡眠が改善し，彼を悩ませ頻繁に不眠を引き起こすいつもの不安の反芻を抱えたまま仕事を終えることもなくなった。不安が大きく減少したにもかかわらず，集中の問題は続いており，しばしば上司に仕事の出来が目立たないと叱責を受けた。直属の上司からはときに褒められることもあったが，デイビッドは批判に特に弱く，仕事が不十分だといわれるたびにひどく落ち込んだ。

　ADHDを標的としてメチルフェニデート（リタリン）を1日2回，1回 10 mgまで漸増したところ，集中や職務成績に著しい改善が見られた（デイビッドも上司も同様に述べている）。しかしこれにより深刻な食欲不振が引き起こされたため，徐放性の混合アンフェタミン塩に変更し，毎朝20 mgまで漸増した。集中は改善されたままだったが，性欲が増進し，メチルフェニデート服用時よりも強迫的な性行為への欲求があり，不快になると感じた。性欲と強迫衝動を減らすためにアンフェタミン用量を毎朝10 mgまで減量し，エスシタロプラムを 20 mg／日まで漸増した。このとき

また，薬物療法がインターネットのセックス関連サイトから離れさせてくれればいいのにと，帰り際にぼそっと述べた。

　エスシタロプラムと混合アンフェタミン塩の用量変更により，デイビッドの性欲を下げ，強迫的な性活動を減らすことに成功した。彼は初めて，自分の性生活の一部を明らかにした。以前はマスターベーションを毎日3～4回行っていたが，この1カ月は1日1～2回に減ったことを認めたのである。不安はさらに減少し，交際についての不安も以前より減っていた。

　当初，デイビッドの変化は勝利であるかに思えたが，過去のインターネットに関する言及について探求していくと，彼が長い間インターネットのことを話し合いたいと苦闘していたことがわかった。自分のインターネット使用に関する不安は膨らんできていたが，それについて話すのは恥ずかしいことだと感じていたのである。大学，そして法科大学院の間は，パソコンやインターネットは，課題をこなすためのツールとしてしか使っていなかった。Eメールを書いたり，宿題のためにデータベースを検索したり，ワープロや表計算などのインターネットに接続しないソフトを使って課題を完成するだけだったのである。しかし，この4年間，仕事から帰宅して孤独や不安の感情，失敗者だという自己認識をなだめるためにインターネットを使うことが増えていた。同性愛者の出会いサイトやチャットサイトに頻繁に出入りし，自分の新しい性的指向について熱心に探求した。間もなくデイビッドは，インターネットの匿名性によって，自分がさまざまな異なる人格になることができることに気づいた。自分のなりたい理想的な人格になるのである。金持ちだったり，スポーツマンだったり，かっこいい外見だったりで，そのほとんどは自信に満ちた男らしい人格であった。1つだけ女性の人格もあって，デイビッドはその人格を使って男性といちゃつくのであった。そうした相手と実際に会ったことはなく，実際に会おうと強くいわれると，唐突に連絡を取るのをやめてしまった。人柄や外見，その他生きてく上で改善していきたいと思う部分を実際に磨いていこうとするのではなく，デイビッドは自分の感じた欠点をすぐさま取り除けてし

まい，社会的に成功した魅力的な人として理想や夢で描くキャラクターになってしまうのであった。彼はそれまでに感じたことのない達成感を自分自身に感じた。一方で，こうした人格の変化は幻影にすぎず，核となる人柄は現実にはまったく前向きな変化を遂げてはいないということは，見て見ぬふりをしていた。

　やがてデイビッドは出会いサイトやチャットサイトに出入りすることはやめ，同性愛者のポルノサイトを見るようになった。週に何日もインターネットをしてポルノ写真を見ながらマスターベーションをし，マイナスの自己認識に取り組むことは忘れて純粋に性的な満足に集中した。インターネットでの性的な活動はリタリンの服用開始から増えたが，ポルノ写真は愉快だったのでそのことは気にならなかった。リタリンによる性欲や強迫衝動の高まりが，きまり悪さや自己不信に勝っていたのである。自分は自由になってアダルトサイトの快楽を楽しんでいるように感じていた。しかし，リタリンによる食欲不振が深刻で，体重が15ポンド（約6.8 kg）も減るに至って，本人の希望により徐放性の混合アンフェタミン塩に変更になった。毎朝20 mgまで用量を漸増したことで集中については順調だったが，インターネット接続の回数も時間も増えて，疲れて仕事の効率が落ちているか，それとも寝坊して仕事に遅刻しているか，毎日そのどちらかになっていることに気づいた。アンフェタミン塩の用量を毎朝10 mgまで減らし，エスシタロプラムを20 mg／日まで増やしたことである程度改善したが，それでもインターネットでの性的活動がまだ仕事に悪影響を与えていたので，アンフェタミン塩は中止し，代わりにアトモキセチンを開始して60 mg／日まで漸増された。

　精神刺激薬を完全に中止してアトモキセチンを開始したことで，デイビッドはインターネットをしながらマスターベーションをすることが顕著に減り，週末のみになった。平日の晩はテレビを見て過ごし，毎晩7時間も眠るようになった。昼間のエネルギーや集中は改善した。そしてアトモキセチンは，不安をさらに減少させるのにも役立った。

デイビッドは3カ月後のフォローアップで，精神刺激薬を服用していなくても，インターネット使用が次第に増えて以前と同じようになってしまったと報告した。デイビッドは，インターネットポルノやインターネットセックスが睡眠や仕事を妨げ，交友関係や恋愛関係を築く力を妨害していることに，頭では気づいていた。しかし，感情としてはこの習慣をやめたいとは思っていないことも認めた。インターネットで満足できそうな相手やポルノを見つけられると安心するのだった。一方で，自分が実際に人と向き合ってうまく交流する能力には強い不信を抱いており，現実に交友や恋愛の経験に取り組むことについての不安は高かった。それに対して夕方帰宅してパソコンに向かうことは安全に感じられた。

デイビッドは平日少なくとも3回は数時間しか眠らないことがあり，ほとんどはインターネットでインターネットセックスやポルノを探して過ごしていると述べた。最初にそうしたサイトを見るようになった頃にはマスターベーションをしてオルガスムに達するのも早かったが，しだいに何時間も検索し続けることが必要になった。ときには，そうして探し求めること自体が，インターネットセックスの相手を見つけるという目的を達成することと同じように，満足を与えるものであるように感じられることもあり，インターネットをして過ごす時間はほとんど一晩中というほどに長くなっていった。時計の針がどんどん進んでいるのを見ることで高まる緊張感が，いっそう自分をあおるようだった。仕事中に眠ってしまうことが何度かあり，ついに解雇されてしまった。デイビットはその時点でようやく，自分のインターネット行動が依存であるということをはっきりと認識した。それがわかると，嗜癖行動に焦点を当てた認知行動療法（CBT）によって自分の行動に取り組み，また同時に薬物療法を不安とADHDだけではなく性依存からの回復にも役立てようと試みることができた。嗜癖行動を治療対象とするCBTは毎週の個人セラピーと連携して行われた。個人セラピーでは，支持的精神療法により，自我の強さを強化し，自尊心を高め，性的指向の問題に対する取り組みを行った。

CBTを取り入れるのはデイビッドにはむずかしく感じられた。性的な満足や自尊心に寄与する経験といった強力な強化があって，毎晩パソコンに向かいたいという強い強迫衝動を感じたためである。一方で，自分はインターネット上での人格に投影した偽物の自分によって交流しているのだということはよくわかっていた。また，現実の社交という舞台で成功する可能性に強い不信を抱き続けており，繰り返し口実をつけてはCBTのホームワークを先送りにしていた。われわれはデイビッド固有の問題，特有のインターネットとのかかわり方を分析して，治療戦略を作りあげていった。インターネット使用のプラスマイナス，職場以外でのインターネット使用をやめることのプラスマイナスを分析する自己評価表を完成する，ノートパソコンはベッド（寝転がって何時間もアダルトサイトを見て回ってマスターベーションをするのに快適）ではなくダイニングテーブルに置く，性欲を減退させるためにパソコンに向かう前に想像でマスターベーションをする，決まった時間に友人に電話してもらったり23時にアラームをセットしたりしてパソコンを消すタイムリミットを作るといった戦略があった。
　これらの戦略がうまくいかなかったとき，デイビッドのノートパソコンとデスクトップパソコンのキーボードを職場の鍵つき収納に入れておく，あるいは友人宅で預かってもらうという方法を検討した。最初の提案は自宅でのインターネット使用を1カ月中止することだったが，これはとても考えられないということで，期間は1週間になった。それでもデイビッドはひるんでしまったので，まずは1日として，一晩インターネットなしで耐えられることを証明することにした。一晩パソコンを手放してもいいと思えるようになるまでに2カ月かかったが，これは成功した。毎週1日ずつパソコンなしの日を増やしていったが，週を追うごとに楽にできるようになった。パソコンを手放して数日は落ち着かなかったが，あらかじめその日の活動予定を立てておくことで，デイビッドが対応できるようにした。活動予定はできるだけ，友人と実際に会っての交流を含むストレスの少ない活動とし，ほとんどが，インターネット依存のせいで失っていた重要な

人生経験をデイビッドに思い出させてくれるプラスの経験となった。そうした体験が努力を続ける動機を高めた。夜のインターネットなしで1週間，平日も週末も含めて過ごすことに成功した頃には，インターネットを使いたいという強迫衝動は劇的に低下していた。さらにデイビッド自身の方から，ノートパソコンとデスクトップパソコンのキーボードを1カ月間職場の貴重品置き場にしまい込み，自宅ではパソコンなしで過ごすことを提案してきた。個人的なEメールやネットバンキング，ネットショッピングなどインターネットを使わなくてはならないことは，平日の仕事の前後に，職場で済ませるようにした。これは再発のトリガーとなるかもしれないインターネットのアダルトサイトを完全に避けるのに役立った。

　1カ月後，デイビッドはデスクトップパソコンのキーボードを自宅に持ち帰ることにした。しかしベッドの中にパソコンを持ち込みたいという誘惑を避けるために，ノートパソコンは職場に置いたままにした。使えるパソコンが自宅にあることで，夜にインターネットのことを考えることが増えた。アダルトサイトを見たいという渇望を感じることもあったが，その渇望に屈することはなかった。事前に話し合ったCBT戦略を実践できる程度の渇望だったのである。このとき用いた戦略は，(1)パソコンを消す時間がわかるようにアラームをセットする，(2)前もって友人との活動予定を入れておき，社会的な義務や責任をもち面と向かっての交流からプラスの強化を得られるようにすることであった。これが次第に自信や社交能力を築くことにつながった。

　デイビッドは，インターネット使用の強迫衝動については安定したままだったが，次第にアトモキセチンによる鎮静作用とエスシタロプラムの影響による性欲の低下と射精の遅れに悩まされるようになった。他の従来の精神刺激薬に変更するのではなく，アトモキセチンからモダフィニルに徐々に切り替えていった。これはアダルトサイトを閲覧したいという強迫衝動の感情を高めたため，徐放性ブプロピオン300 mg／日に変更した。この方法ではADHD症状への効果がわずかに下がったが，インターネッ

ト使用の渇望は低下した。36歳のときデイビッドは，初めて重要な恋愛関係をもち始めた。これは心躍るものであったが同時に不安も掻き立て，かつての不安感やマイナスの自己像を呼び起こした。その結果，インターネットのアダルトサイトを使いたい，つまり，過去の不安や低い自尊心への対処法を使いたいという渇望が高まり，インターネットセックスを行うという再発が数回あった。徐放性アルプラゾラム 1 日 2 回，1 回 0.5 mg で，不安をいくらか弱めることができ，現実世界の不安から作り物のインターネット世界に逃げ出してしまいたいと考えることは続いていたが，CBT スキルを活用してインターネットを節制することができた。新しい恋愛関係が進んでいくにつれ，個人セラピーのセラピストの注意深い探索と激励があって，デイビッドの自信は強くなっていった。さらに，不安に対処するコーピングスキルも新たに学び，自分がインターネットに逃げるのではなく，問題に積極的に対処していると感じるようになったことで，自分が強くなったと思えた。

　全体的にデイビッドのインターネット使用は以前と比べ顕著に少なくなったままであったが，インターネットとの関わり方そのものは変化しなかった。つまり，過去のインターネット使用のパターンに戻ってしまう兆候の警戒警報がつねに続いていたのである。ストレスがあったり不安が高まったりしたときには，インターネット使用，とくにインターネットセックスについての考えや渇望が戻ってきた。さらに，睡眠相が後退する概日リズム睡眠障害があり，就寝時間と起床時間が遅れていた。彼は夜ベッドに入っても目が冴えているときには，不眠そのものがインターネット使用やインターネットセックスのトリガーとなると述べた。厳格な睡眠衛生の治療計画を実行することに落ち着いた。就寝時にメラトニン 1 mg，10,000 ルクスのライトボックスによる高照度光照射を毎朝 30 分で，これは非常に効果的であった。

　エスシタロプラム 20 mg／日，朝に徐放性ブプロピオン 300 mg，徐放性アルプラゾラム 0.5 mg を 1 日 2 回の投薬を続け，デイビッドは 1 年以上，

不適切なインターネット使用をしないでいられた。医学校に入る準備のために地元のカレッジに参加するようになった。恋人との交際も1年以上続いていた。全体としては，自分の人生がより面白く，満足感，充実感があると感じると彼は報告した。恋人と別れたときには，動揺してはいたが，打ちのめされてはいなかったし，驚くべきことに，インターネットに慰めを求めようとしなかった。セックス依存のための12ステップグループに参加して，社会的サポートを増やし，インターネットセックスをしないでいるのに役立てようとした。そこで彼は，同じように性的な満足を得るために強迫的，衝動的にインターネットを使用している何人もの男性に出会った。今日の出会いはインターネット上からスタートすることが非常に多いので，デイビッドは心理療法でインターネットの出会いサイトを使うリスクと利点について徹底的に検討した。自宅のデスクトップパソコンで，自分で決めた制限を守るように，よく気をつけて出会いサイトを使うことに決めた。6カ月後，新たな相手とつき合い始めた。

　残念ながらデイビッドの新しいカレッジの医療保険では，ジェネリック製品の出ていないエスシタロプラムは対象外であった。保険会社の提案により，エスシタロプラムからシタロプラム 80 mg／日に徐々に切り替えることを希望した。この2つは関連する化合物ではあるが，シタロプラムはエスシタロプラムほど効果がなく，インターネット使用の強迫衝動が強くなって，インターネットセックスが再発した。デイビッドはやる気をなくし，強迫的なインターネット使用衝動が戻ってきたことにとても失望してしまい，薬物療法も心理療法もしばらく休むことに決めた。その後彼は追跡不能となり，現在インターネット依存がどのような状態にあるかは不明である。

考察

背景

　コンピュータどうしをつなぐネットワークは，1950年代に現代のようなコンピュータの生まれたときから存在したが，コンピュータネットワーキングが大規模に発展したのは1970年代になってからであった。そして正式に「インターネット」と呼ばれる世界的なコンピュータのネットワークが生まれたのは1980年代後半であった (Tanenbaum 1996)。それ以来，情報が簡単に手に入るようになり，その情報を活用するソフトウェアが開発されたことの影響は，国際社会を大いに変化させた。人々の学び，コミュニケーション，社交，ビジネスのやり方を変えたのである。インターネットは現代の生活になくてはならないものとして確立され，先進国では大多数の人が個人的にも，社交上も，また職業上も，日々すべきことをこなすために毎日インターネットを使っている。

　技術は急速に進歩し，インターネットにアクセスする方法は増えた。ノートパソコン，「スマートフォン」と呼ばれる新世代の携帯電話，iPadのようなタブレット，「スマートテレビ」，テレビゲーム機などである。このように情報を送受信できる機器は多様になって，人々の生活のなかにインターネットは溶け込んでいき，基本的なワープロ機能や経理ソフト，バンキングソフトなどから飛躍的な成長を遂げて，目覚まし時計や手帳といったごく基本的なものまで，インターネットを使ったものになっている。特にインターネットは人々の交流のあり方を変化させた。ソーシャルメディアにより，情報を交換したり，同じような興味をもつ人のグループに参加したり，個人的なこと，社会的なこと，政治的なことを公に発言したりすることができる。世界中の多くの国でも同じだが，米国の文化にもたらされた変化はあまりにも急速で，インターネットが自分たちの生活のなかでこれほど多くの場面に入り込んでいることに，多くの人は気づいてさえい

ない。今日, 携帯電話をなくしてしまうと, 個人的な情報のほとんどが入ったデータベースをなくし, 毎日のスケジュール帳をなくし, 仕事や人づき合いの連絡をもらう通信手段をなくし, 娯楽のための機器をなくし, 日常の基本的な事柄を行うのに毎日使っているコンピュータソフトをなくすことになる。インターネットは私たちの生活を改造し, 飛躍的に効率化することができる。インターネットやインターネットを用いた機器を失えば, 悲惨なことになるかもしれない。

　Pew Research Center の 2006 年調査では, 回答者の 73％（およそ 1 億 4 千 700 万人に相当する）が現在インターネットを使用しており, これは前年調査の 66％増であった (Madden, 2006)。その後の 2012 年の調査では, 7 万 5 千ドル以上の収入がある家庭の 95％がインターネットを使用している (Jansen, 2010)。

有病率

　問題あるインターネットの使用については, 早くも 1995 年には Ivan Goldberg により提唱されていた。Goldberg はインターネット使用を行動依存の病的ギャンブリングと対比している (http://web.urz.uni-heidelberg.de/Netzdienste/anleitungwwwtips/8/addict.html, accessed April 13, 2013)。しかしその後, インターネット使用を実際に行動依存としてとらえる考え方がかなり大きくなってきた。世界のインターネット使用者が増えるにつれて, インターネットを使いたいという衝動や強迫を経験する人も増えた。インターネットが心をつかんで離さず, 社会的に, 職業上, 性的に, さまざまな支障をきたす。さらには極端なインターネット依存のせいで食事や睡眠といった自分のための活動まで怠ってしまい, その結果, 身体的にも明らかな障害が起こってしまうこともある。インターネット依存者数の推計は, 国によって大きく異なる。これは国によって一般人口におけるインターネット使用の普及率が異なることと, インターネット依存を定義する統一された基準がないことによる。推計は 0.3％から 38％まで

さまざまである (Chakraborty et al. 2010)。Weinstein と Lejoyeux (2010) による，米国とヨーロッパにおける有病率を推定した研究のレビューによると，有病率は1.8%から8.2%であった。

DSM-5の診断

インターネットがこれほど普及しているにもかかわらず，インターネット使用および依存に関する医学的研究は驚くほど少ない。インターネット依存という独立した病態があるかどうかについては米国ではいまだに議論が続いており，正式な診断システムにインターネット依存障害を含めるかについては賛否両論がある (Pies 2009)。

DSM-5 の 第 III 部 (American Psychiatric Association 2013, pp.795-798) に「インターネットゲーム障害」が記載された。本編に正式に障害として記載を検討する前に，さらに臨床研究と経験が必要な状態とされたのである。しかしながら，「インターネット依存」は，うつ，不安，強迫性障害など他の精神障害の兆候ではなく独立した臨床単位であることを示すデータに欠けるとして，DSM-5 には含められなかった。おそらく将来的には，インターネット依存行動は(1)一次診断，(2)他の一次的な精神医学的症状に対する自己治療としての二次診断，(3)不適応なコーピング戦略とされる可能性がある。

本書執筆の時点では，インターネット依存の統一された定義はないため，この状態の有病率を合理的に推測したり，多様な治療モダリティに対する反応について意義ある研究をしたりすることはむずかしい。インターネットの依存的な使用という現象を指して使われる言葉としてよく見られるのは，インターネット嗜癖障害 (Internet addiction disorder)，インターネットの問題使用 (problematic Internet use；Davis 2001)，コンピュータ嗜癖 (computer addiction)，インターネット依存 (Internet dependence；Dowling & Quirk 2009)，強迫的インターネット使用 (compulsive Internet use)，インターネットの問題使用 (problematic Internet use；

Caplan 2002）などである。

特徴

　インターネット上で行われる活動のタイプはさまざまであるため，インターネット依は大きく5つのサブカテゴリに分かれる。(1)インターネットセックス依存（インターネット上のポルノ，成人向けチャットルーム，成人向け仮想ロールプレイングサイトなどが現実の人間関係を妨げてしまう），(2)インターネット人間関係依存（ソーシャルネットワーキング，チャットルーム，携帯メールなどで，インターネット上の人間関係の方が現実の人間関係〈性的な関係を除く〉よりも重要になる），(3)インターネット強迫衝動（インターネットゲーム，ギャンブル，株式取引，インターネットオークションなど），(4)情報過多（インターネットで情報を探したいという一般的な強迫衝動），(5)コンピュータ嗜癖（コンピュータゲームやソフトで，現実生活の行動や責任が二の次になる，インターネット以外の依存行動）（Saisan et al. 2013）。

　インターネット嗜癖について単一の定義が合意を得ているわけではないが，インターネット使用の問題としては多くが以下の基準を含んでいる。

1．インターネットを頻繁に，当初意図していたよりもはるかに長い時間使用する。
2．家庭や仕事ですべきことを犠牲にしてもインターネット使用を続ける。
3．インターネットを続けるために睡眠を犠牲にする。
4．家族，友人，恋人関係または性的関係の交流から孤立し，インターネット上での活動や人間関係がそれにとって代わる。
5．自分のインターネット使用の程度について，罪悪感をもったり，人に嘘をついたりする。
6．インターネット使用時に，気分が高揚する，あるいは抑うつまたは

不安な気分状態になる。
7. インターネットにアクセスできないとき，インターネット使用ができなくなるかもしれないという脅威を感じたときに，抑うつ，不安，苛立ち，怒り，不眠の感情がある（離脱）。
8. インターネット活動でよい気分になる効果を維持するために，インターネット使用時間が次第に長くなる（耐性）。

　中国では，経済の急成長により世界最大の人口を抱える文化が変化してきており，1億3千8百万人以上のインターネット使用者がいる。これは中国の人口13億5千万人からするとごく一部にすぎないが，それでも米国の総人口を超える数であり，そこまで多くの人がインターネット依存になっているとすれば，中国にとって社会的にも経済的にも深刻な脅威になりうる。中国は10年以上前からインターネット使用について懸念を示しているが，中国の報道の背後にある本当の意味を知ることはむずかしい。それは，中国政府は，中国人民に対する情報コントロールの急激な崩壊が理由で，インターネットを政治体制に対する脅威ととらえているという複雑な問題があるためである。中国の示すインターネット依存への懸念は事実上，社会的理由，健康上の理由ではなく，政治的な理由からインターネット使用を抑えるための戦略だという可能性もある。とはいえ，極端なインターネット依存の事例報告も数多く，それらは他国の事例とも矛盾しない。たとえば成都のインターネットクラブで『Legend of Mir 2』（インターネットゲーム）を20時間プレイし続けたゲーム中毒者が亡くなっている。重慶では2日間インターネットゲームをし続けて疲れきった2人の若者が線路で意識を失い，やってきた列車にひかれて亡くなった。清遠市では，少年がインターネット使用のしすぎを制限しようとした父親と口論になり，最終的に父親を殺害するという事件が起きている。中国政府の対応は迅速で，2004年には新たにインターネットカフェの営業許可を出すことを停止し，1万6千の違法なインターネット施設を閉鎖させた。2007年には，

インターネットカフェは利用客のゲームを 3 時間までに制限することを義務づけるなどのインターネット依存を防ぐ安全措置を求めた。2009 年，中国政府はインターネット依存を中国の医療体系のなかで正式に臨床的障害として取り上げることについて議論を開始した（Stewart 2010）。同年，北京軍区総医院が中国初のインターネット依存治療センターを設置し，心理療法，身体トレーニング，薬物療法を組み合わせて実施した。インターネット使用に関わる深刻な問題を起こしている膨大な数の人々に対応するために，中国各地に同様の「ブートキャンプ」方式の治療センターが急増した（Stewart 2010）。インターネットの悪影響についての有病率や重症度が中国政策によって歪曲されている可能性はあるが，韓国や台湾（中国とは政治的目標を異にしている）も同様にインターネット嗜癖は重大な公衆衛生の脅威だとしている。さらに，アジアでは中国以外にも韓国，タイ，ベトナムなど複数の国がインターネット依存治療センターを設立している。

病因学

インターネット嗜癖の病因については多くの説がある。インターネット使用の問題の認知行動モデル（Davis 2001），匿名性（anonymity）・利便性（convenience）・逃避（escape）の ACE モデル（Young 1999），アクセス（access）・手ごろさ（affordability）・匿名性（anonymity）のトリプル A エンジン（Cooper et al. 1999），インターネットの病的使用のフェイズモデル（Grohol 2011），インターネット依存の発症と維持の包括モデル（Winkler et al. 2011）などである。最後の包括モデルは，社会文化的要因，生物学的脆弱性，心理学的素因，インターネットに特有の属性を考慮してインターネット活動への過剰な没頭を説明している。

行動的に見れば，インターネットではユーザーは，ランダムな間欠強化と呼ばれる形で学習と反復を強力に強化する相互作用パターンに入り込むことになる。インターネット使用のたびに得られる，持続的で一貫した報酬よりも強力な，予測不可能な報酬が強化子として学習を促し，学習した

行動を反復したいという抗いがたい衝動を植えつける。

　きわめて重要なのは，依存に関する古典的な病態生理学理論（側坐核におけるドーパミン放出，異常な報酬経路）がインターネット使用においても実証されていることである。

評価

　インターネット使用の問題を同定するのに必要な兆候や症状は何かという公式の定義はないため，多くの臨床アセスメントスケールが開発されている（Demetrovics et al. 2008；Meerkerk et al. 2009；Widyanto et al. 2001；Young 2011；Young & Nabuco de Abreu 2011）。現在最も広く用いられているアセスメントスケールは Internet Addiction Test（IAT）で，5段階のリッカート尺度を用いた 20 項目の自己記入式テストである（Young 1998）。IAT はインターネット嗜癖のスクリーニングを行い，インターネット使用の問題の重症度を測定する。英語，フランス語（Khazaal et al. 2008），イタリア語（Ferraro et al. 2007）での有効性が立証されおり，その他いくつかの言語に翻訳されている。IAT はインターネット依存の問題が深刻さを増す各国で広く使用されている。

治療

　正式な臨床単位として認知されていないにもかかわらず，インターネット使用に起因する問題を訴える患者は多く，このためすでにインターネット嗜癖の治療に特化した治療センターが複数設立されている。Kimberly Young によるインターネット嗜癖回復センター（Center for Internet Addiction Recovery）や，ワシントン州シアトルの入所型治療プログラムのリスタート（reSTART, http://www.netaddictionrecovery.com/）である。他にも，ハーバードメディカルスクール系列のマクリーン病院（McLean Hospital）やイリノイ依存協会（Illinois Institute of Addiction）では，インターネット嗜癖回復のための集中通院治療プログラムが開発さ

れている。アリゾナ州のSierra Tucsonなどの伝統的な入所型依存治療プログラムはインターネット使用の依存に取り組む患者を受け入れており，また多くの大学が自分がインターネット嗜癖だと思う学生を手助けするためのサポートグループを作っている（Young 2007）。

　事例報告および小規模の非盲検研究から，他の行動依存や物質依存の治療に類似した認知行動アプローチが有効であることがわかっている。Young（2007）の提案する戦略は，インターネット使用を普段と違う時間にすることによって固定した使用パターンを壊す，インターネット使用時間を強制的に制限するために人との約束や時計のアラームなど外部事象を利用する，インターネット使用時間について合計時間を減らすというおおまかな目標ではなく，1日1時間以内といったように具体的な目標を決める，依存的なインターネット使用のマイナスの結果とそれをやめた場合のプラスの結果の両方を思い出せるようなヒントカードを作る，嗜癖的なインターネット使用をしていると失われるプラスの経験・活動・社会的つながりをすべてリストアップする，サポートグループや家族セラピーを利用するなどである。Young（2007）によるオンライン依存センター（Center for Online Addiction）で治療を受けたインターネット依存者114名の非盲検研究によると，6カ月のフォローアップで，CBTによる治療を受けた者はインターネット使用をよりよくコントロールすることができており，インターネット乱用をやめようとする動機づけが改善していると報告し，またコンピュータ使用のコントロール，インターネット外の人間関係での機能，性的なサイトの自制，インターネット外の活動への参加，および不適切なインターネット使用を回避する能力が改善していた。

　インターネット嗜癖障害の薬理学的治療に関する研究は，主に大うつ病性障害や全般性不安障害，ADHDなどの併存する精神医学的状態に焦点を当てている。選択的セロトニン再取り込み阻害薬（SSRI）はいくらか有効な作用があることが示されている（Arisoy 2009；Atmaca 2007；Huang et al. 2010；Sattar & Ramaswamy 2004；Wieland 2005）。

Dell'Ossoら（2008）による研究では，一次診断が強迫的なインターネット使用である患者14名を治療し，平均で36.8時間／週から16.5時間／週のインターネット使用時間の減少が見られた。Hanら（2010）の研究では，ブプロピオンによる治療を6週間継続後，インターネットゲームの渇望，ゲームプレイ時間，そして，背外側前頭前皮質における刺激誘発性の脳活動に減少が見られた。SSRI，気分安定化薬，非定型抗精神病薬とSSRIの組み合わせで成功した症例報告は複数存在し（Atmaca 2007；Sattar & Ramaswamy 2004；Shapira et al. 2000），ナルトレキソンによりインターネット嗜癖の治療が成功した症例報告（Bostwick & Bucci 2008）もある。

提示症例に見られる臨床的問題

　デイビッドは複雑だがよく見られるインターネット嗜癖の症状を示している。嗜癖行動が他の複数の精神医学的問題と絡み合っており，インターネット依存が一次診断になるのか，それともうつや不安，ADHD，OCD様の症候群の二次的な兆候なのか，あるいはネガティブな気分状態の極端な自己治療なのか，はっきりしないのである。とはいえ，この難問は他の依存の診断を行う場合とそれほど変わらない。嗜癖行動も物質依存も他の精神障害の兆候である可能性があるし，たいていの嗜癖行動には自己治療という面があると主張する者は多いであろう。筆者の意見では，たとえ併存する精神障害の症状があるとしても，物質依存にも当てはまる最も基本的な基準（耐性，離脱，制御不能，悪影響が増えているのに使用を継続・増加する；American Society for Addiction Medicine 2011）のすべてにデイビッドが該当するのは事実である。

　デイビッドのインターネット嗜癖に適用された精神療法アプローチは，動機づけ面接，個人に合わせたCBTなど，物質依存に対する治療と酷似している。しかしながら，デイビッドに対して行われた薬物療法は複雑であった。インターネット嗜癖の概念化の際，一次的に報酬系の機能不全であるとするか，不安やうつの自己治療とするか，強迫スペクトラム障害と

するかということは，治療に際しての薬理学的アプローチに重要な意味をもつ。さらに，精神刺激薬を用いた ADHD の治療は，不安や強迫の精神機能を増悪させる可能性もある。

　デイビッドの場合，最初のステップは不安への対処であった。不安は ADHD の症状である可能性も，そしてインターネットを用いた自己治療の標的症状である可能性もあった。SSRI を用いた治療は不安には素晴らしい効果を上げたが，集中やインターネット使用時間・頻度にはほとんど効果がなかった。一方，精神刺激薬は ADHD の症状にとても効果的であったが，不安はむしろ高まり，職務成績がいっそう下がる結果となってしまった。精神刺激薬にしろドーパミン作用性の娯楽用麻薬にしろ，強迫行動を悪化させる傾向があるが，デイビッドの場合にも同様の現象が見られた（Han et al. 2009）。このように，精神刺激薬はデイビッドの ADHD の治療には特に重要であったが，強迫的なインターネットの性的使用を加速させたため，全体的な臨床像は悪化した。デイビッドの臨床像全体のうちの，この要素に対処するためには，ADHD に対する治療を精神刺激薬以外の薬物に変更するほかに方法がなかった。SSRI，低用量の非定型抗精神病薬，低用量の徐放性ベンゾジアゼピンの組み合わせ（OCD の治療として一般的な組み合わせである）が，デイビッドの症状の多くに役立ったようであった。しかし，それでもなおインターネットの強迫的使用は再発した。これは，薬物療法が一次的な臨床問題を標的としていなかったせいなのか，他の症状に対する自己治療として始まったインターネット使用が，最終的に独立してエスカレートする状態になって，動機づけ面接や CBT を用いた依存の伝統的な心理療法の治療を必要とするまでになったのかは明らかではない。実際，最も著明かつ長期的な改善をもたらしたのは薬理学的介入と心理学的な介入の両方を組み合わせたときであった。残念ながら，経済的な問題で薬物を変更しなくてはならなくなったためにデイビッドの臨床上の改善は失われ，治療を中断してしまった。このデイビッドの例から，インターネット嗜癖の治療の複雑さ，そして，併存する精神医学的問題をすべ

て同時に治療することの重要性が見て取れるであろう。

> **【要点のまとめ】**
> ● インターネット嗜癖は他の嗜癖行動に見られる基本的な特徴——耐性，離脱，制御不能，悪影響にもかかわらず使用を継続するなど——を数多く示す行動症候群である。
> ● インターネット嗜癖は，インターネット使用が急増し，日常的にインターネットに触れる人が増えるにしたがって，出現頻度も重症度も高まっている症候群である。
> ● インターネット行動は，多様な間欠強化という古典的な行動モデルに沿ったものであり，学習された行動は持続的な正の強化のとき以上に，その行動を反復性の高い，より重篤な強迫へと発展させる可能性がある。

練習問題

13.1 テイラーは 27 歳，独身男性でクローン病である。毎晩数時間，水着姿のセクシーな女性の写真を集めては自分の写真ブログにアップしており，いつの間にか午前 3 時，4 時になっていることがしばしばある。最近，仕事の能率が落ちていることとデスクでうたた寝していたことで上司から叱責を受けた。胃腸科専門医より抑うつ気分の評価のために精神科に紹介され，最初の評価では重度〜中等度の ADHD，不注意優勢型と診断された。この ADHD の治療として最も適切な薬物はどれか。

A. メチルフェニデート
B. メタンフェタミン

C. ブプロピオン
D. リスデキサンフェタミン
E. 混合アンフェタミン塩

解答 ▶▶▶ D

　　精神刺激薬は，性欲や，性的なもの・性的でないものを含め強迫衝動行動を増やす可能性がある．この患者の場合，性欲と強迫行動の両方が高まれば，インターネット活動が悪化するであろう．さらに，昼間に精神刺激薬を服薬していると，疲労感を弱めて強迫的なインターネット使用のマイナスの影響を覆い隠してしまい，インターネット使用が続いたり，悪化したりするかもしれない．しかしブプロピオンは，クローン病をもつ患者に対しては安全な薬物とはいえない．ブプロピオンは深刻な電解質平衡異常を引き起こし，けいれん閾値を下げる可能性がある．これ以外の選択肢はすべて精神刺激薬である．メタンフェタミンはADHD治療薬として米国食品医薬品局の認可を得ているが，高度に依存性があり，一般に性行動亢進を引き起こし，強迫衝動も悪化する可能性がある（Lee 2006）．精神刺激薬の選択肢のなかでは，リスデキサンフェタミンがもっとも血中濃度のピークが緩やかで半減期が長いため，化学物質依存や強迫衝動行動を悪化させるリスクが低い．

13.2　マイケルは大企業の経理担当者で，仕事で求められることにうまく対応することがむずかしくなってきていた．報告書はいつも遅れ，最近では上司から仕事の能率が悪いとたびたび指摘されるようになってきた．彼がインターネットのポルノサイトを見ているのを2度見かけた同僚がマネージャーにそれを知らせた．IT担当スタッフがマイケルのパソコンを検査し，毎日仕事中に3～4時間，ポルノサイトを見ていることがわかった．マネージャーがまずとるべき行動はどれか．

A．ただちにマイケルを解雇する。
B．マイケルを従業員援助プログラムに紹介し，インターネット嗜癖障害および性的な強迫衝動の可能性について評価を求める。
C．米国障害者法に基づき，マイケルの雇用を継続し，インターネット嗜癖障害への対応措置として，毎日1時間のポルノサイト閲覧時間を与える。
D．マイケルのインターネット行動は無視して業績の数値のみに着目する。

解答 ▶▶▶　B

インターネット嗜癖は，精神医療従事者の間で現実に存在する臨床単位として受け入れられつつある。オンライン依存センター（Center for Online Addiction）所長であり St. Bonaventure University の経営科学教授でもある Kimberly Young は，インターネット嗜癖が臨床症候群あるいは嗜癖障害として正当性を得るにつれ，インターネットにアクセスできる環境をもつ企業がこうした間違った解雇要求を起こすことを危惧している（Young 2006）。Young は，すぐに解雇ではなく，雇用者はまず，従業員援助プログラムへ紹介して従業員が嗜癖とうまくつき合ったり克服したりするのを手助けするための行動を検討すべきであるとしている（McIlvaine 2007）。米国障害者法はアルコールやコカインなどの物質依存の従業員を守ってくれる一方で，従業員が勤務中に依存物質を積極的に使うことを許すものではない。したがって，インターネット嗜癖は物質依存ではないが，マイケルのマネージャーが対応措置として毎日1時間のポルノサイト閲覧時間を認めることを求められるとは考えにくい。

文　献

はじめに

American Psychiatric Association: Diagnostic and Statistical Manual of Mental Disorders, 4th Edition, Text Revision. Washington, DC, American Psychiatric Association, 2000
American Psychiatric Association: Diagnostic and Statistical Manual of Mental Disorders, 5th Edition. Washington, DC, American Psychiatric Association, 2013

第1章

American Psychiatric Association: Diagnostic and Statistical Manual of Mental Disorders, 4th Edition. Washington, DC, American Psychiatric Association, 1994
American Psychiatric Association: Diagnostic and Statistical Manual of Mental Disorders, 5th Edition. Washington, DC, American Psychiatric Association, 2013
Benowitz NL: Nicotine addiction. N Engl J Med 362(24):2295-2303, 2010
Budney AJ, Hughes JR: The cannabis withdrawal syndrome. Curr Opin Psychiatry 19(3):233-238, 2006
Casey M, Adamson G, Shevlin M, et al: The role of craving in AUDs: dimensionality and differential functioning in the DSM-5. Drug Alcohol Depend 125(1-2):75-80, 2012
Colgrove J, Bayer R, Bachynski KE: Nowhere left to hide? The banishment of smoking from public spaces. N Engl J Med 364(25):2375-2377, 2011
Copersino ML, Boyd SJ, Tashkin DP, et al: Cannabis withdrawal among non-treatment-seeking adult cannabis users. Am J Addict 15(1):8-14, 2006
Denis C, Fatseas M, Auriacombe M: Analyses related to the development of DSM-5 criteria for substance use related disorders: 3. An assessment of pathological gambling criteria. Drug Alcohol Depend 122(1-2):22-27, 2012
Grant BF, Harford TC, Muthen BO, et al: DSM-IV alcohol dependence and abuse: further evidence of validity in the general population. Drug Alcohol Depend 86(2-3):154-166, 2007
Guerri C, Bazinet A, Riley EP: Foetal alcohol spectrum disorders and alterations in brain and behaviour. Alcohol Alcohol 44(2):108-114, 2009
Hasin D, Paykin A, Endicott J, et al: The validity of DSM-IV alcohol abuse: drunk drivers versus all others. J Stud Alcohol 60(6):746-755, 1999
Hasin D, Hatzenbuehler ML, Keyes K, et al: Substance use disorders: Diagnostic and Statistical Manual of Mental Disorders, fourth edition (DSM-IV) and International

Classification of Diseases, tenth edition (ICD-10). Addiction 101 (suppl 1):59–75, 2006

Hasin DS, Fenton MC, Beseler C, et al: Analyses related to the development of DSM-5 criteria for substance use related disorders: 2. Proposed DSM-5 criteria for alcohol, cannabis, cocaine and heroin disorders in 663 substance abuse patients. Drug Alcohol Depend 122(1–2):28–37, 2012

Hubbard R, Simpson D, Woody G: Treatment research: accomplishments and challenges. J Drug Issues 39:153–166, 2009

Hughes JR, Helzer JE, Lindberg SA: Prevalence of DSM/ICD-defined nicotine dependence. Drug Alcohol Depend 85(2):91–102, 2006

Juliano LM, Evatt DP, Richards BD, et al: Characterization of individuals seeking treatment for caffeine dependence. Psychol Addict Behav 26(4):948–954, 2012

Kessler RC, Hwang I, LaBrie R, et al: DSM-IV pathological gambling in the National Comorbidity Survey Replication. Psychol Med 38(9):1351–1360, 2008

Krueger RF, Nichol PE, Hicks BM, et al: Using latent trait modeling to conceptualize an alcohol problems continuum. Psychol Assess 16(2):107–119, 2004

National Institute on Alcohol Abuse and Alcoholism: Consensus statement on recognizing alcohol-related neurodevelopmental disorder (ARND) in primary health care of children. Bethesda, MD, National Institutes of Health, 2011. Available at: http://www.niaaa.nih.gov/sites/default/files/ARNDConferenceConsensusStatement Booklet_Complete.pdf. Accessed November 12, 2013.

Pollock NK, Martin CS: Diagnostic orphans: adolescents with alcohol symptom who do not qualify for DSM-IV abuse or dependence diagnoses. Am J Psychiatry 156(6):897–901, 1999

Saunders JB, Schuckit MA (eds): Diagnostic Issues in Substance Use Disorders: Refining the Research Agenda. Addiction 101 (suppl 1):1–173, 2006

Schuckit MA, Danko GP, Raimo EB, et al: A preliminary evaluation of the potential usefulness of the diagnoses of polysubstance dependence. J Stud Alcohol 62(1):54–61, 2001

Shmulewitz D, Wall MM, Aharonovich E, et al: Validity of proposed DSM-5 diagnostic criteria for nicotine use disorder: results from 734 Israeli lifetime smokers. Psychol Med 43(10):2179–2190, 2013

Tiffany ST, Friedman L, Greenfield SF, et al: Beyond drug use: a systematic consideration of other outcomes in evaluations of treatments for substance use disorders. Addiction 107(4):709–718, 2012

Urbina I: Addiction diagnoses may rise under guideline changes. The New York Times, May 11, 2012, p A11. Available at: http://www.nytimes.com/2012/05/12/us/dsm-revisions-may-sharply-increase-addiction-diagnoses.html?_r=2. Accessed November 12, 2013.

World Health Organization: The ICD-10 Classification of Mental and Behavioural Disorders: Diagnostic Criteria for Research. Geneva, Switzerland, World Health Organization, 1993

第 2 章

Anton RF, O'Malley SS, Ciraulo DA, et al: Combined pharmacotherapies and behavioral interventions for alcohol dependence. The COMBINE study: a randomized controlled trial. JAMA 295:2003–2017, 2006

Hasin DS, Stinson FS, Ogburn E, et al: Prevalence, correlates, disability, and comorbidity of DSM-IV alcohol abuse and dependence in the United States: results from the National Epidemiologic Survey on Alcohol and Related Conditions. Arch Gen Psychiatry 64:830–842, 2007

Petrakis IL, Gonzalez G, Rosenheck R, et al: Comorbidity of alcoholism and psychiatric disorders: an overview. Alcohol Research and Health 26:81–89, 2002. Available at: http://pubs.niaaa.nih.gov/publications/arh26-2/81-89.pdf. Accessed February 28, 2013.

Substance Abuse and Mental Health Services Administration: Results From the 2010 National Survey on Drug Use and Health: Summary of National Findings, NSDUH Series H-41, HHS Publication No (SMA) 11-4658. Rockville, MD, Substance Abuse and Mental Health Services Administration, 2011

第 3 章

American Psychiatric Association: Diagnostic and Statistical Manual of Mental Disorders, 5th Edition. Washington, DC, American Psychiatric Association, 2013

Heatherley SV: Caffeine withdrawal, sleepiness, and driving performance: what does the research really tell us? Nutr Neurosci 14:89–95, 2011

Howland J, Rohsenow DJ: Risk of energy drinks mixed with alcohol. JAMA 309:245–246, 2013

Reissig CJ, Strain EC, Griffiths RR: Caffeinated energy drinks: a growing problem. Drug Alcohol Depend 99:1–10, 2009

Sepkowitz K: Energy drinks and caffeine: related adverse effects. JAMA 309:243–244, 2013

Substance Abuse and Mental Health Services Administration, Center for Behavioral Health Statistics and Quality: The DAWN Report: Update on Emergency Department Visits Involving Energy Drinks: A Continuing Public Health Concern. Rockville, MD, Substance Abuse and Mental Health Services Administration, 2013

第 4 章

American Psychiatric Association: Diagnostic and Statistical Manual of Mental Disorders, 5th Edition. Washington, DC, American Psychiatric Association, 2013

Conway KP, Compton W, Stinson FS, et al: Lifetime comorbidity of DSM-IV mood and anxiety disorders and specific drug use disorders: results from the National Epidemiologic Survey on Alcohol and Related Conditions. J Clin Psychiatry 67:247–257, 2006

Dutra L, Stathopoulou G, Basden SL, et al: A meta-analytic review of psychosocial interventions for substance use disorders. Am J Psychiatry 165:179–187, 2008

Elkashef A, Vocci F, Huestis M, et al: Marijuana neurobiology and treatment. Subst Abus 29:17–29, 2008

Grant I, Gonzalez R, Carey CL, et al: Non-acute (residual) neurocognitive effects of cannabis use: a meta-analytic study. J Int Neuropsychol Soc 9:679–689, 2003

Gray KM, Carpenter MJ, Baker NL, et al: A double-blind randomized controlled trial of N-acetylcysteine in cannabis-dependent adolescents. Am J Psychiatry 169:805–812, 2012

Haney M, Hart CL, Vosburg SK, et al: Marijuana withdrawal in humans: effects of oral THC or divalproex. Neuropsychopharmacology 29:158–170, 2004

Haney M, Hart CL, Vosburg SK, et al: Effects of THC and lofexidine in a human laboratory model of marijuana withdrawal and relapse. Psychopharmacology (Berl) 197:157–168, 2008

Hashibe M, Straif K, Tashkin DP, et al: Epidemiologic review of marijuana use and cancer risk. Alcohol 35:265–275, 2005

Kaminer Y: Adolescent substance abuse, in The American Psychiatric Publishing Textbook of Substance Abuse Treatment, 4th Edition. Edited by Galanter M, Kleber HD. Washington, DC, American Psychiatric Publishing, 2008, pp 527–545

Leggett T, United Nations Office on Drugs and Crime: A review of the world cannabis situation. Bull Narc 58:1–155, 2006

Leirer VO, Yesavage JA, Morrow DG: Marijuana carry-over effects on aircraft pilot performance. Aviat Space Environ Med 62:221–227, 1991

Meier M, Caspi A, Ambler A, et al: Persistent cannabis users show neuropsychological decline from childhood to midlife. Proc Natl Acad Sci 109:E2657–E2664, 2012

Moore TH, Zammit S, Lingford-Hughes A, et al: Cannabis use and risk of psychotic or affective mental health outcomes: a systematic review. Lancet 370:319–328, 2007

Swift W, Hall W, Copeland J: One year follow-up of cannabis dependence among long-term users in Sydney, Australia. Drug Alcohol Depend 59:309–318, 2000

von Sydow K, Lieb R, Pfister H, et al: The natural course of cannabis use, abuse and dependence over four years: a longitudinal community study of adolescents and young adults. Drug Alcohol Depend 64:347–361, 2001

World Health Organization: International Statistical Classification of Diseases and Related Health Problems, 10th Revision. Geneva, Switzerland, World Health Organization, 1992

第 5 章

Bakalar J, Grinspoon L: Psychedelic Drugs Reconsidered, 3rd Edition. New York, Lindemith Center, 1997

Galanter M, Kleber HD (eds): The American Psychiatric Publishing Textbook of Substance Abuse Treatment, 4th Edition. Washington, DC, American Psychiatric Publishing, 2008

Griffiths RR, Richards WA, McCann U, et al: Psilocybin can occasion mystical-type experiences having substantial and sustained personal meaning and spiritual significance. Psychopharmacology (Berl) 187:268–283; discussion 284–292, 2006

Miller WR, C'de Baca J: Quantum Change: When Epiphanies and Sudden Insights Transform Ordinary Lives. New York, Guilford, 2001

Sadock BJ, Sadock VA, Ruiz P (eds): Kaplan and Sadock's Comprehensive Textbook of Psychiatry, Vol 1, 9th Edition. Philadelphia, PA, Lippincott Williams and Wilkins, 2009

Vollenweider FX, Kometer M: The neurobiology of psychedelic drugs: implications for the treatment of mood disorders. Nat Rev Neurosci 11:642–651, 2010

第 6 章

Balster RL: Neural basis of inhalant abuse. Drug Alcohol Depend 51:207–214, 1998

Johnston LD, O'Malley PM, Bachman JG, et al: Monitoring the Future: National Results on Adolescent Drug Use. Overview of Key Findings, 2012. Ann Arbor, MI, Institute for Social Research, University of Michigan, 2013

Konghom S, Verachai V, Srisurapanont M, et al: Treatment for inhalant dependence and abuse. Cochrane Database of Systematic Reviews 2010, Issue 12. Art. No.: CD007537. DOI: 10.1002/14651858.CD007537.pub2, 2010

Kurtzman TL, Otsuka KN, Wahl RA: Inhalant abuse by adolescents. J Adolesc Health 28:170–180, 2001

Medina-Mora ME, Real T: Epidemiology of inhalant use. Curr Opin Psychiatry 21:247–251, 2008

Neumark YD, Delva J, Anthony JC: The epidemiology of adolescent inhalant drug involvement. Arch Pediatr Adolesc Med 152:781–786, 1998

第 7 章

Altice FL, Bruce RD, Lucas GM, et al: HIV treatment outcomes among HIV-infected, opioid-dependent patients receiving buprenorphine/naloxone treatment within HIV clinical care settings: results from a multisite study. J Acquir Immune Defic Synd 56(suppl):S22–S32, 2011

Ball JC, Ross A: The Effectiveness of Methadone Maintenance Treatment. New York, Springer-Verlag, 1991

Center for Substance Abuse Treatment: Clinical Guidelines for the Use of Buprenorphine in the Treatment of Opioid Addiction: Treatment Improvement Protocol (TIP) Series 40. DHHS Publication No. (SMA) 04-3939. Rockville, MD, Substance Abuse and Mental Health Services Administration, 2004

Coffin PO, Sullivan SD: Cost-effectiveness of distributing naloxone to heroin users for lay overdose reversal. Ann Intern Med 158:1–9, 2013

Cunningham CO, Giovanniello A, Li X, et al: A comparison of buprenorphine induction strategies: patient-centered home-based inductions versus standard-of-care office-based inductions. J Subst Abuse Treat 40:349–356, 2011

Fiellin DA, Weiss L, Botsko M, et al: Drug treatment outcomes among HIV-infected opioid-dependent patients receiving buprenorphine/naloxone. J Acquir Immune Defic Synd 56(suppl):S33–S38, 2011

Gunderson EW, Wang XQ, Fiellin DA, et al: Unobserved versus observed office buprenorphine/naloxone induction: a pilot randomized clinical trial. Addict Behav 35:537–540, 2010

Netherland J, Botsko M, Egan JE, et al: Factors affecting willingness to provide buprenorphine treatment. J Subst Abuse Treat 36:244–251, 2009

Walley AY, Alperen JK, Cheng DM, et al: Office-based management of opioid dependence with buprenorphine: clinical practices and barriers. J Gen Intern Med 23:1393–1398, 2008

Whitley SD, Sohler NL, Kunins HV, et al: Factors associated with complicated buprenorphine inductions. J Subst Abuse Treat 39:51–57, 2010

第 8 章

American Geriatric Society: American Geriatrics Society updated Beers criteria for potentially inappropriate medication use in older adults. J Am Geriatr Soc 60:616–631, 2012

American Society of Addiction Medicine: Principles of Addiction Medicine, 2nd Edition, Text Revision. Chevy Chase, MD, American Society of Addiction Medicine, 1999

Bogunovic O: Substance abuse in aging and elderly adults. Psychiatric Times 9:1–6, 2012

McCall W: Sleep in the elderly: burden, diagnosis, and treatment. J Clin Psychiatry 6:9–17, 2004

Substance Abuse and Mental Health Services Administration: Detailed Tables: National Estimates, Drug-Related Emergency Department Visits for 2004–2009. Rockville, MD, Office of Applied Studies, 2010. Available at: http://www.samhsa.gov/data/2k13/DAWN2k10ED/DAWN2k10ED.htm. Accessed October 27, 2013.

Substance Abuse and Mental Health Services Administration: The TEDS Report: Substance Abuse Treatment Admission for Abuse of Benzodiazepines. Rockville, MD, Substance Abuse and Mental Health Services Administration, June 2011

第 9 章

American Psychiatric Association: Diagnostic and Statistical Manual of Mental Disorders, 5th Edition. Washington, DC, American Psychiatric Association, 2013

Anglin D, Rawson R: The CSAT methamphetamine treatment project: what are we trying to accomplish? J Psychoactive Drugs 32:209–210, 2000

Carnes P: Out of the Shadows: Understanding Sexual Addiction. St. Paul, MN, Hazelden, 2001

Denning P: Practicing Harm Reduction Psychotherapy. New York, Guilford, 2000

Halkitis PN: Methamphetamine Addiction: Biological Foundations, Psychological Factors, and Social Consequences. Washington, DC, American Psychological Association, 2009

Levounis P, Ruggiero J: Outpatient management of crystal methamphetamine dependence: can it be done? Prim Psychiatry 13:75–80, 2006

Ley D: The Myth of Sexual Addiction. Baltimore, MD, Rowan and Littlefield, 2012

Miller WM, Rollnick S: Motivational Interviewing: Preparing People for Change, 2nd Edition. New York, Guilford, 2002

Reback CJ: The Social Construction of a Gay Drug: Methamphetamine Use Among Gay and Bisexual Men in Los Angeles. Los Angeles, CA, AIDS Coordinator for the City of Los Angeles, 2005

Reback CJ, Larsons S, Shoptaw S: Changes in the meaning of sexual risk behaviors among gay and bisexual male methamphetamine abusers before and after drug treatment. AIDS Behav 8:87–96, 2004

Shoptaw S, Reback CJ, Freese TE, et al: Behavioral Interventions for Methamphetamine Abusing Gay and Bisexual Men: A Treatment Combining Relapse Prevention and HIV Risk-Reduction Interventions. Los Angeles, CA, Friends Research Institute, 1998

第 10 章

American Psychiatric Association: Diagnostic and Statistical Manual of Mental Disorders, 5th Edition. Washington, DC, American Psychiatric Association, 2013

Centers for Disease Control and Prevention: Annual smoking-attributable mortality, years of potential life lost, and economic costs—United States, 1995-1999. MMWR 51:300-303, 2002

Centers for Disease Control and Prevention: Annual smoking-attributable mortality, years of potential life lost, and productivity losses—United States, 2000-2004. MMWR 57:1226-1228, 2008

Centers for Disease Control and Prevention: Current cigarette smoking among adults—United States, 2011. MMWR 61:889-894, 2012

Levounis P, Arnaout B: Handbook of Motivation and Change: A Practical Guide for Clinicians. Washington, DC, American Psychiatric Publishing, 2010

U.S. Department of Health and Human Services: The Health Consequences of Smoking: A Report of the Surgeon General. Atlanta, GA, U.S. Department of Health and Human Services, Centers for Disease Control and Prevention, National Center for Chronic Disease Prevention and Health Promotion, Office on Smoking and Health, 2004

U.S. Department of Health and Human Services: How Tobacco Smoke Causes Disease: The Biology and Behavioral Basis for Smoking-Attributable Disease. Atlanta, GA, U.S. Department of Health and Human Services, Centers for Disease Control and Prevention, National Center for Chronic Disease Prevention and Health Promotion, Office on Smoking and Health, 2010

第 11 章

American Psychiatric Association: Diagnostic and Statistical Manual of Mental Disorders, 5th Edition. Washington, DC, American Psychiatric Association, 2013

Gunderson EW, Kirkpatrick MG, Willing LM, et al: Substituted cathinone products: a new trend in "bath salts" and other designer stimulant drug use. J Addict Med 7:153-162, 2013

Lee SJ, Levounis P: Gamma hydroxybutyrate: an ethnographic study of recreational use and abuse. J Psychoactive Drugs 40:245-253, 2008

Lehner KR, Baumann MH: Psychoactive "bath salts": compounds, mechanisms and toxicities. Neuropharmacology 38:243-244, 2013

Levounis P: Case 16.3: addiction, in DSM-5 Clinical Cases. Edited by Barnhill JD. Washington, DC, American Psychiatric Publishing, 2014, pp 257-259

Levounis P, Ruggiero JS: Outpatient management of crystal methamphetamine dependence among gay and bisexual men: how can it be done? Prim Psychiatry 13:75-80, 2006

Levounis P, Arnaout B: Handbook of Motivation and Change: A Practical Guide for Clinicians. Washington, DC, American Psychiatric Publishing, 2010
Penders T: How to recognize a patient who is high on bath salts. J Fam Pract 61:210–212, 2012
Penders T, Gestring R: Hallucinatory delirium following the use of methylenedioxypyrovalerone (MDPV): "bath salts." Gen Hosp Psychiatry 33:525–526, 2011

第 12 章

American Psychiatric Association: Diagnostic and Statistical Manual of Mental Disorders, 4th Edition. Washington, DC, American Psychiatric Association, 1994
American Psychiatric Association: Diagnostic and Statistical Manual of Mental Disorders, 5th Edition. Washington, DC, American Psychiatric Association, 2013
Blanco C, Bernardi S: Treatment of gambling disorder, in Gabbard's Treatments of Psychiatric Disorders, 5th Edition. Edited by Gabbard GO. Washington, DC, American Psychiatric Publishing, 2014
Cowlishaw S, Merkouris S, Dowling N, et al: Psychological therapies for pathological and problem gambling. Cochrane Database of Systematic Reviews 2012, Issue 11. Art. No.: CD008937. DOI: 10.1002/14651858.CD008937.pub2
Okuda M, Balán I, Petry NM, et al: Cognitive-behavioral therapy for pathological gambling: cultural considerations. Am J Psychiatry 166:1325–1330, 2009
Petry NM, Stinson FS, Grant BF: Comorbidity of DSM-IV pathological gambling and other psychiatric disorders: results from the National Epidemiologic Survey on Alcohol and Related Conditions. J Clin Psychiatry 66:564–574, 2005
Petry NM, Blanco C, Stinchfield R, et al: An empirical evaluation of proposed changes for gambling diagnosis in the DSM-5. Addiction 108:575–581, 2013

第 13 章

American Psychiatric Association: Diagnostic and Statistical Manual of Mental Disorders, 5th Edition. Washington, DC, American Psychiatric Association, 2013
American Society of Addiction Medicine: Public Policy Statement: Definition of Addiction. Chevy Chase, MD, American Society of Addiction Medicine, 2011. Available at: http://www.asam.org/for-the-public/definition-of-addiction. Accessed October 20, 2013.
Arisoy O: Internet addiction and its treatment. Psikiyatride Guncel Yaklasimlar 1:55–67, 2009
Atmaca M: A case of problematic Internet use successfully treated with an SSRI-antipsychotic combination (letter). Prog Neuropsychopharmacol Biol Psychiatry 31:961–962, 2007

Bai Y-M, Lin C-C, Chen J-Y: Internet addiction disorder among clients of a virtual clinic (letter). Psychiatr Serv 52:1397, 2001

Bostwick JM, Bucci JA: Internet sex addiction treated with naltrexone. Mayo Clinic Proc 83:226–230, 2008

Caplan SE: Problematic Internet use and psychosocial well-being: development of a theory-based cognitive-behavioral measurement instrument. Comput Human Behav 18:553–575, 2002

Chakraborty K, Basu D, Kumar K: Internet addiction: consensus, controversies, and the way ahead. East Asian Arch Psychiatry 20:123–132, 2010

Cooper A, Putnam DE, Planchon LA, et al: Online sexual compulsivity: getting tangled in the net. Sexual Addiction and Compulsivity 6:79–104, 1999

Davis RA: A cognitive behavioral model of pathological Internet use (PIU). Comput Human Behav 17:187–195, 2001

Dell'Osso B, Hadley S, Allen A, et al: Escitalopram in the treatment of impulsive-compulsive Internet usage disorder: an open-label trial followed by a double-blind discontinuation phase. J Clin Psychiatry 69:452–456, 2008

Demetrovics Z, Szeredi B, Rozsa S: The three-factor model of Internet addiction: the development of the Problematic Internet Use Questionnaire. Behav Res Methods 40:563–574, 2008

Dowling NA, Quirk KL: Screening for Internet dependence: do the proposed diagnostic criteria differentiate normal from dependent Internet use? Cyberpsychol Behav 12:21–27, 2009

Ferraro G, Caci B, D'Amico A, et al: Internet addiction disorder: An Italian study. Cyberpsychol Behav 10:170–175, 2007

Grohol JM: Internet addiction guide. PsychCentral, 2005. Available at: http://psychcentral.com/netaddiction/. Accessed April 20, 2011.

Han DH, Lee YS, Na C, et al: The effect of methylphenidate on Internet video game play in children with attention-deficit/hyperactivity disorder. Compr Psychiatry 50:251–256, 2009

Han DH, Hwang JW, Renshaw PF: Bupropion sustained release treatment decreases craving for video games and cue-induced brain activity in patients with Internet video game addiction. Exp Clin Psychopharmacol 18:297–304, 2010

Huang X-Q, Li M-C, Tao R: Treatment of Internet addiction. Curr Psychiatry Rep 12:462–470, 2010

Jansen J: Use of the internet in higher-income households. Pew Internet and American Life Project, 2010. Available at: http://www.pewinternet.org/Reports/2010/Better-off-households.aspx. Accessed April 14, 2013.

Khazaal Y, Billieux J, Thorens G, et al: French validation of the Internet Addiction Test. Cyberpsychol Behav 11:703–706, 2008

Ko C-H, Liu G-C, Hsiao S, et al. Brain activities associated with gaming urge of online gaming addiction. J Psychiatr Res 43:739–747, 2009

Lee S: Overcoming Crystal Methamphetamine Addiction. New York, Marlowe and Co, 2006

Madden, M: Internet penetration and impact. Washington, DC, Pew Internet and American Life Project, 2006. Available at http://www.pewinternet.org/Reports/2006/Internet-Penetration-and-Impact.aspx. Accessed October 20, 2013.

McIlvaine AR: Internet addiction: the next disability? Human Resources Executive Online, Feb 28, 2007. Available at: http://www.hreonline.com/HRE/view/story.jhtml?id=9942461. Accessed May 5, 2013.

Meerkerk G, Van Den Eijnden R, Vermulst A, et al: The Compulsive Internet Use Scale (CIUS): some psychometric properties. Cyberpsychol Behav 12:1–6, 2009

Pies RP: Should DSM-V designate "Internet addiction" a mental disorder? Psychiatry 6:31–37, 2009

Saisan J, Smith M, Robinson L, et al: Internet and computer addiction: signs, symptoms, and treatment. Helpguide.org, 2013. Available at: http://www.helpguide.org/mental/internet_cybersex_addiction.htm. Accessed April 14, 2013

Sattar P, Ramaswamy S: Internet gaming addiction. Can J Psychiatry 49:871–872, 2004

Shapira NA, Goldsmith TD, Keck PE Jr, et al: Psychiatric features of individuals with problematic Internet use. J Affect Disord 57:267–272, 2000

Stewart CS: Obsessed with the Internet: a tale from China. Wired, Feb 2010. Available at: http://www.wired.com/magazine/2010/01/ff_internetaddiction. Accessed April 13, 2013.

Tanenbaum AS: Computer Networks. Upper Saddle River, NJ, Prentice Hall, 1996

Tao R, Huang X, Wang J, et al: Proposed diagnostic criteria for Internet addiction. Addiction 105:556–564, 2010

Weinstein A, Lejoyeux M: Internet addiction or excessive Internet use. Am J Drug Alcohol Abuse 36:277–283, 2010

Widyanto L, Griffiths MD, Brunsden V: A psychometric comparison of the Internet Addiction Test, the Internet-Related Problem Scale, and self-diagnosis. Cyberpsychol Behav Soc Netw 14:141–149, 2011

Wieland DM: Computer addiction: implications for nursing psychotherapy practice. Perspect Psychiatr Care 41:153–161, 2005

Winkler A, Dörsing B, Rief W, et al: Treatment of Internet addiction disorder: a meta-analysis. Clin Psychol Rev 33(22):317–329, 2011

Young KS: Caught in the Net: How to Recognize the Signs of Internet Addiction and a Winning Strategy for Recovery. New York, Wiley, 1998

Young KS: Internet addiction: symptoms, evaluation, and treatment, in Innovations in Clinical Practice, Vol 17. Edited by VandeCreek L, Jackson TL. Sarasota, FL, Professional Resource Press, 1999. Available at: http://treatmentcenters.com/downloads/internet-addiction.pdf. Accessed June 24, 2013.

Young KS: Internet addiction and wrongful termination. Center for Internet Addiction, December 2006. Available at: http://netaddictionrecovery.blogspot.com/2006_12_01_archive.html. Accessed October 20, 2013.

Young KS: Cognitive behavior therapy with Internet addicts: treatment outcomes and implications. Cyberpsychol Behav 10:671–679, 2007

Young KS: Clinical assessment of Internet-addicted clients, in Internet Addiction: A Handbook and Guide to Evaluation and Treatment. Edited by Young K, Nabuco de Abreu C. Hoboken, NJ, Wiley, 2011, pp 19–34

Young KS, Nabuco de Abreu C: Internet Addiction: A Handbook and Guide to Evaluation and Treatment. Hoboken, NJ, Wiley, 2011

訳者解題

はじめに

　本書は，『The Addiction Casebook』（米国精神医学会出版，2014）の全訳です。米国精神医学会は2013年に，これまでのDSM-IV-TRに代わる，最新版の診断分類「DSM-5」を公表しました。本書は，これを受けて刊行されたものであり，DSM-IV-TRからDSM-5という変化のなかで，物質乱用・依存領域で何がどう変わったのか，その背景にはどのような思考や根拠があったのかがわかりやすく説明されています。

　しかし，本書の価値は単なるDSM-5の「紹介本」にとどまっていない点にあります。本書には，DSM-5にリストされる依存症・嗜癖関連障害の症例12例が提示されており，それぞれの診断と評価，そして治療の状況が描かれています。症例は実にバラエティに富んでいて，アルコール，カフェイン，大麻，幻覚薬，吸入剤，オピオイド，睡眠薬・抗不安薬，精神刺激薬，タバコ，ギャンブル，インターネットがカバーされています。

　特に，本書ならではの記述もあります。第一に，「他の（または不明の）物質」として，わが国の「危険ドラッグ」に相当する物質の使用障害，第二に，精神刺激薬の章で覚せい剤（メタンフェタミン）使用と性的マイノリティとの関連，そして第三に，いまだ議論の多いカフェインをめぐる諸問題です。これらの問題に言及した文献は，少なくともわが国には他に見当たりません。その意味で，本書はアディクション問題の援助者にとって必読書といってよいでしょう。

　なお，それぞれの章末には，各章の内容に沿った選択式のクエスチョン（「練習問題」）が用意されています。実は，私は本書の内容を読むよりも

先に，このクエスチョンに取り組んでみましたが，なにしろ日本ではいっさい知られていない知見も少なくなく，恥ずかしながら，正答率はわずか50％程度でした。「日本の依存症専門医，レベル低すぎ！」と馬鹿にされそうですが，それだけ米国では嗜癖精神医学が進んでいるということなのでしょう。

さて，ここで，DSM-5 において依存症・嗜癖関連領域の診断にどのような変化があったのか，私なりの視点から整理しておきたいと思います。

依存症業界における DSM-5 の衝撃

2013 年に米国精神医学会は精神障害の新しい診断分類「DSM-5 (Diagnostic and Statistical Manual of Mental Disorders 5th edition：精神障害の診断・統計マニュアル第 5 版)」を発表しました。この新しい診断分類では，依存症領域の専門家にとっては衝撃的ともいえる 2 つの変更がなされました。

1 つは，前の版である「DSM-IV-TR」まで存在した，物質使用障害（アルコール・薬物を使うことの問題）の下位カテゴリー「依存／乱用」という区別をなくし，「使用障害」に一本化したことです（それに伴って，「依存 (dependence)」という用語も消失してしまいました)。

もう 1 つは，「物質関連障害」という診断カテゴリー名称が「物質関連障害および嗜癖性障害群 (Substance Related and Addictive Disorders)」に変更され，その「嗜癖 (addiction)」という用語に，いわゆる「ギャンブル依存」をはじめとする依存症的な行動障害が含意されるようになったことです。

いうまでもなく，物質関連障害の中核をなす病態は，「酒やクスリがやめられない，とまらない」という病気，すなわち物質使用障害です。しかし，この病態がれっきとした医学的疾患と見なされるに至ったのは，長い医学の歴史のなかではさほど昔のことではありません。そもそも，物質の逸脱的使用は道徳的な問題と見なされ,「嗜癖」という用語は,「アル中」や「ヤ

ク中」に近い蔑称として用いられてきた経緯があります。

　そうしたなかで，この病態が医学的疾患として市民権を得るには，動物実験から明らかにされた「耐性」や「離脱」といった生理的な依存現象を根拠にして，スティグマにまみれた「嗜癖」という看板を，「依存症（候群）」という中立的かつ医学的な看板にすげ替える必要がありました。そのような作業がWHO（世界保健機関）主導で行われたのが，今から40〜50年前の1960〜70年代のことでした。

　ところがDSM-5では，大胆にもこの「依存」という言葉を排除しているのです。物質関連障害に限っていえば，DSM-5の良し悪しは，この2つの変更点をどう考えるかによって大きく変わってきます。そのような観点から，以下にDSM-5物質関連障害の変更点を整理し，その功罪を検討してみましょう。

乱用／依存の「使用障害」への一本化

　すでに述べたように，DSM-5では，物質使用障害の下位カテゴリーであった，「依存」と「乱用」は一本化されて「使用障害」となりました。もちろん，そうするだけの理由は存在しました。従来のDSM-IV-TRにおける「依存」と「乱用」は，それぞれに着眼点が異なっており，概念として未成熟な部分がありました。すなわち，依存が「身体依存」に力点を置いた医学的概念であったのに対し，乱用は「文化」や「社会規範」，「法令」によって規定される社会学的概念であったのです。

　例をあげましょう。ほんの1回だけ覚せい剤を使用したら運悪くただちに逮捕されてしまい，それを契機に病院を訪れた人がいたとします。覚せい剤使用はわが国では犯罪を構成する，社会逸脱的な行動です。したがって，従来の診断基準では「覚せい剤乱用」と診断されます。しかし，この「乱用」が，アルコールのように合法的であり，使用経験者が非常に多い物質における「乱用」と同じ医学的な重症度を持っているのかといえば，それはちがいます。1回でもアルコールを摂取したらアルコール乱用になって

しまうとすれば，国民の大半はこの診断に該当してしまいます。

　DSM-5では，こうした依存と乱用との質的な不連続性をなくすために，診断に際しての耐性や離脱といった生理的依存の優位性を減じるとともに，乱用診断における社会規範に依拠する項目が削除されました。その一方で，DSM-IV-TRまでは採用されてこなかった「渇望」が，物質使用障害の診断基準に追加されました。

　もう少しくわしくみましょう。表1から明らかなように，DSM-5の物質使用障害の診断基準は，DSM-IV-TRの物質依存と物質乱用の診断基準を合わせて作られたものです。しかし，診断が成立するのに必要な該当項目数に大きな差があります。診断が成立する条件として，DSM-IV-TRでは，物質依存が7項目中3項目以上，物質乱用が4項目中1項目以上必要であったのに対して，DSM-5では，11項目中わずか2項目以上で診断が成立してしまうことになります。

　要するに，DSM-5の物質使用障害がカバーする物質使用の様態は，従来の物質依存に比べて広範であり，これまで医学的治療の対象と見なされなかった水準の物質使用が治療対象となってしまう可能性があります。このこと自体は，個人の健康被害や共同体への被害を減らすうえで有効な面があることは確かです。事実，ドメスティックバイオレンスや児童虐待，暴行・傷害，さらには自傷・自殺行動の背景に，依存症水準未満のアルコールや薬物の使用が影響していることは，めずらしくありません。

　依存症臨床における診断と治療が容易になることも期待されます。率直にいえば，これまでは，臨床場面において乱用と依存の区別はしばしばとてもやっかいな問題でした。特に覚せい剤やMDMAのように身体依存が不明瞭な薬物の場合，かなりのヘビーユーザーでも，耐性や離脱といった生理的な依存の症候は明らかではないことがまれならずあり，その場合，依存に対する専門的治療が必要にもかかわらず，「依存」の診断に該当しないという皮肉な事態がありました。しかし，DSM-5であれば，「使用障害」として専門的治療の対象とできるわけです。

表1 DSM-5の物質使用障害
（11項目中2項目以上。同じ12カ月以内のどこかで起こる）

項目	DSM-IV-TR依存・乱用の基準との関係	内容
1	依存	当初の思惑よりも，摂取量が増えたり，長期間使用する
2	依存	やめようとしたり，制限しようとする努力や，その失敗がある
3	依存	物質に関連した事象（入手，使用，影響からの回復）に多くの時間を費やす
4	新規追加項目	物質使用への渇望や強い欲求がある
5	乱用	物質使用の結果，社会的役割を果たせない
6	乱用	社会・対人関係の問題が生じたり，悪化しているにもかかわらず，使用を続ける
7	依存	物質使用のために，重要な社会的，娯楽活動を放棄または縮小する
8	乱用	身体的に危険な状況下で反復使用する
9	依存	心身に問題が生じたり悪化することを知っていながら，使用を続ける
10	依存	反復使用による効果の減弱，または，使用量の増加
11	依存	中止や減量による離脱症状の出現，または，その回避のために再使用

　ちなみに，私自身は，「乱用か，依存か」といった区別を明確にすることの治療上の意義に疑問を感じてきました。というのも，コントロール喪失を否認するアルコール依存患者は，ともすればこの診断をめぐって援助者と不毛な論争を展開し，その綱引きのようなやりとりの末に，「依存＝即断酒」という治療方針に納得できず，通院をやめてしまうからです。そのような事情から，最近では，「アルコール（もしくは薬物）の問題がある」というざっくりとした診断名（？）で，「ひとまず何度か通ってみませんか」という治療導入をすることが多くなりました。実際，近年では，アルコール依存治療は必ずしも断酒一本槍ではなくなり，患者の動機づけに応じて

柔軟に治療目標を設定し，まずは治療継続を優先することが主流となりつつあります。その意味では，DSM-5 は，こうした依存症治療のトレンドにも合致しているといえます。

　DSM-5 は，物質関連障害に苦手意識を持つ精神科医が，この種の患者を避けようとする際の口実を奪うというメリット（デメリット？）もあるかもしれません。実際，DSM-IV-TR までは，「依存は医学的治療の対象だが，乱用は司法的対応もしくは自己責任」などと，「治療しないことの弁明」として「乱用」診断を乱用する精神科医もいました。しかし，これからはそのような弁明はしづらくなります。

　しかしその一方で，DSM-5 の使用障害という診断概念には懸念もあり，すでにさまざまな批判に曝されています。なかでも，DSM-IV 作成作業部会責任者であったアラン・フランセス（Frances 2010）の批判はとても辛辣です。彼は，使用障害への一本化について，「酒を覚えたての若者から最重度のアルコール依存症者までを同じカテゴリーにひとまとめにしてラベリングしてしまうことが，若者の将来に与える影響が危惧される」と指摘しています。確かに，そういう可能性も全くないとはいえないでしょう。

「嗜癖（＝アディクション）」という用語の再登場

　冒頭に述べたように，これまで物質関連障害と総称されていた本診断カテゴリーは，DSM-5 では，「物質関連障害および嗜癖性障害群」という名称に変更されました。しかし実は，DSM-5 ドラフトの段階では，「嗜癖およびその関連障害（Addiction and the Related Disorders）」と，「嗜癖」という用語をかなり強く前面に押し出していた経緯があります（これは，パブリックコメントを受けて現在の名称へと修正がはかられました）。いずれにしても，米国精神医学会の DSM-5 物質関連障害作業部会としては，何としてもこの「嗜癖」を推したい意向があったようです。

　なお，この件について，1970 年代に WHO において「依存症」概念の確立に尽力したグリフィス・エドワーズは，「かつての蔑称を彷彿させる『嗜

癖』という用語を採用するのは歴史的逆行，退化ではないか」と激しく非難しています（Edwards 2012）。

　DSM-5物質関連障害作業部会が「嗜癖」という用語に執着したのは，耐性や離脱といった生理学的依存を伴わない，いわゆる「ギャンブル依存」をはじめとする反復性の行動障害をこの診断カテゴリーに含める意図があったからです。すでに「ギャンブル依存」については，物質使用障害と同様，12ステップにもとづく自助グループ（G.A.；Gamblers Anonymous）が活動しており，回復に関する成果を上げています。実際，わが国でも少数ながら存在するギャンブル依存症専門外来や各地の精神保健福祉センターには，病的なギャンブルに関する相談が殺到しています。しかし，現状では保険の適用病名とはなっておらず，医療的な支援資源が広がりにくい現実があるのです。

　DSM-5では，「嗜癖」は，渇望や衝動，コントロール喪失といった，物質に対する精神依存と類似した特徴を持つ行動障害を指す用語として用いられています。そして，数多くあるそうした行動障害のなかでも，ひとまずは，これまで病的ギャンブリングと呼ばれてきた病態を，「ギャンブル障害（Gambling Disorder）」という名称でこのセクションに含めることとなりました。ギャンブル障害だけがこのセクションに組み入れられた理由としては，(1)ギャンブル障害などの行動嗜癖と物質使用障害には症候学的な類似性が明らかであること，(2)ギャンブル行動においても，物質と同様に脳内報酬系が活性化されることを示す知見がすでに十分集積されていることが影響しています。

　それからDSM-5では，Section IIIという「将来，正式採用される可能性のある診断名」のなかに，「インターネット・ゲーム障害（Internet Gaming Disorder）」という診断名が新設されました。これは，インターネットを使用したギャンブル性の高い（賭金の発生する）ゲーム，職業としてのインターネット使用，フェイスブックなどの社会的交流のための使用，ポルノグラフィーなどの性的なサイトの利用などを除外した，イン

ターネット・ゲームを対象とした診断カテゴリーです。DSM-5 物質関連障害作業部会では，240 編以上の論文を検討してインターネット・ゲーム障害と物質使用障害やギャンブル障害とのあいだに，耐性，離脱，使用制御の試みの失敗，社会生活障害における共通点を見出しています（Petry & O'brien 2013)。確かにわが国でも，精神保健福祉センターや保健所にはいわゆる「ネット依存」に関する相談が多数寄せられていると伝え聞いており，この問題に対する支援ニーズは高まってはいます。

　以上を総合すると，次のようにいえます。すなわち，DSM-5 で「嗜癖性障害群」という行動障害が加わったことで，すでに地域における支援ニーズに対応してきた医療機関や援助機関にとっては，これによって自分たちの活動に根拠を与えてもらうことができたという点です。

　しかしその一方で，将来における懸念を感じさせる部分もあります。今回，ギャンブル障害がこのカテゴリーに加えられたことについて私はまったく異論はありませんが，インターネット・ゲーム障害については 2 つの問題を感じています。まず，オンライン上のゲームは，現在次々に新しいゲームが開発されている状況で，今回の定義された診断項目がある程度安定した症候なのかどうかが疑問です。また，地域の支援ニーズのなかには，フェイスブックなどの社会的交流のための使用，ポルノグラフィーなどの性的なサイトの利用に関してコントロールを失うといった病態も存在しますが，今後，これらも含められる方向なのかどうかが気になります。

　個人的には，そうしたインターネット関連の問題を無視することはできないものの，安易にひとまとめにするのは慎重にした方がよいと考えています。ゲームに対するコントロール喪失と，社交や性的活動に対するコントロール喪失とでは，単にインターネットというツールが共通しているだけで，本質的には次元が異なる問題である可能性は否定できません。

　近い将来，米国精神医学会では，ギャンブルやインターネット・ゲームだけでなく，病的な性的行動や病的な浪費といった，正常との境界が不明瞭な行動障害についても，物質関連障害および嗜癖性障害群に加えること

が検討されるでしょう。その際には，できる限りの実証的知見を収集し，根拠を確認し，吟味するプロセスを怠らないようにする必要があります。さもないと，将来，この分野は一種の「通俗精神医学（pop psychiatry）」に堕し，物笑いの種になってしまいかねません。

アディクション支援とは──「モノの管理」から「ヒトの支援」へ

　以上，物質関連障害に関してDSM-5における主要な変更点を概説するとともに，その変更による功罪を検討してみました。すでに述べてきたように，DSM-5における変更は，個人の健康被害や共同体の被害を減じるのに有益なものであり，また，人々の支援ニーズにも応えたものではありますが，他方で，問題の過剰な医療化や学術的体系をいたずらに混乱させるといった危険性もはらんでいます。その意味では，「功」と「罪」はまさに表裏の関係にあるといえるかもしれません。

　それはともかく，DSM-5物質関連障害における変更は，従来の依存症臨床の根幹を揺るがし，改めて，われわれに「依存症とは何なのか」と考えさせてくれます。印象的なのは，DSM-5物質関連障害作業部会の代表者オブライエンの言葉です（O'Brien 2012）。彼は，「依存」という用語を消した理由として次のように述べています。

　「鎮痛剤やβ-遮断薬，ある種の抗うつ薬やベンゾジアゼピン系抗不安薬のように，通常の医学的治療のなかで耐性を生じたり，中断によって離脱を引き起こしたりする薬剤は少なくない。こうした耐性や離脱は，中枢作用薬に対する神経適応という正常反応と見なされるべき現象であって，それ単独では病的意義がない。治療を要するかどうかの基準は，身体依存の有無に依拠せず，どのくらいその人が物質使用にとらわれ，逸脱的・不適応的な行動を引き起こしているかである」。

　要するに，DSM-5では，物質使用障害の中核的問題は，身体依存の有無ではなく，人の生活が物質にとらわれ，支配される事態であると捉えているわけなのです。個人的には，このコメントに私は溜飲の下がる思いが

しています。というのも，かねてより私は，物質使用障害の臨床とは，単にアルコールや薬物といった「モノ」を管理し，排除することではなく，痛みを抱えた「ヒト」に対する支援であると考えてきたからです。

　薬物依存症治療を専門とする立場から願っていることがあります。それは，この DSM-5 が，これまではともすると司法的対策一辺倒であったわが国の薬物対策を，精神保健福祉的施策へと転換させる，一種の起爆剤となることです。本当にそうなってほしいと思います。

編者について

　ここで本書の編者についてわかる範囲で情報を提供しておきたいと思います。

　インターネットで調べた情報によれば，編者の1人，ペトロス・ルヴォーニス（Petros Levounis）は，スタンフォード大学で化学と生物物理学を修めた後，ペンシルバニア大学医学校に進み，1994年に卒業しました。現在，彼は，ニューヨーク市にある聖ルカ・ルーズベルト病院の嗜癖精神医学科医長を務めています。また，米国精神医学会において，嗜癖問題治療委員会の副委員長や，同学会ニューヨーク支部長などの要職にも就いているようです。

　もう1人の編者，アビゲイル・J・ヘロン（Abigail J. Herron）は，ローワン大学整骨医学校を卒業した女性精神科医です（米国の整骨医学校では，医学校と同じく大学卒業後4年間の教育課程を提供しており，同校卒業者は一般の医学校卒業者と全く同等の権限と責任を持つ医師資格保持者となります）。その後，精神科医としてのトレーニングを受け，現在は，マウント・サイナイ病院ならびに聖ルカ・ルーズベルト病院に精神科医として勤務しています。

　要するに，2人ともニューヨーク周辺で臨床実践を行っている精神科医のようです。その意味では，本書には米国都市部における臨床経験や問題意識が反映されているのかもしれません。

おわりに

　今回，本書訳出は，星和書店社長の石澤雄司氏が本書の原書を紹介して下さったことに端を発しています。私は，本書にざっと目を通してすぐに，「本書はぜひ国内に紹介すべき一冊だ」と直感しました。

　すでにこの解題の冒頭でもいいましたが，本書の魅力は単に DSM-5 の紹介本にとどまっていない点にあります。わが国の精神医学の成書には，様々な物質の使用障害や嗜癖行動の概念や治療の進め方について，これほどわかりやすく，具体的に書かれたものはなく，嗜癖精神医学の入門書として非常に高い価値があります。このようなすばらしい書籍を訳出する機会を与えてくださった石澤社長に，この場を借りて，心からの感謝を捧げたいと思います。

　また，訳稿の作成には，星和書店編集部 近藤達哉氏をはじめ多くの方のご尽力をいただきました。心より感謝申し上げます。

　本書が，多くの精神科医療・精神保健の援助者に読まれ，本書を通じて，依存症・嗜癖領域の支援に対する苦手意識を払拭させるのに役立つことを祈念しています。

2015 年 8 月

訳者　松本俊彦

文献

Edwards, G.: "The Evil Genius of the Habit": DSM-5 Seen in Historical Context. J Stud Alcohol Drugs. 73: 699-701, 2012.

Frances, A.: Opening Pandora's Box: The 19 Worst Suggestions for DSM5. Psychiatric Times. February 11: 1-10, 2010.

O'Brien, C.P.: Rationale for changes in DSM-5. J Stud Alcohol Drugs. 73: 705, 2012.

Petry, N.M., O'Brien, C.P.: Internet gaming disorder and the DSM-5. Addiction, 108; 1186-1187, 2013.

さくいん

【記号・数字】
α4β2ニコチン性アセチルコリン受容体　199
αピロリジノンプロピオフェノン　208
γアミノ酪酸A　154
Δ-9-テトラヒドロカンビノール　64
μオピオイド受容体　144, 145
2,5-ジメトキシ-4-メチルアンフェタミン　84
2C-B　84
3,4-メチレンジオキシ-N-メチルアンフェタミン　84
3,4-メチレンジオキシアンフェタミン　84
4-ブロモ-2,5-ジメトキシフェネチルアミン　84
4-メチル-メトカチノン　208

【アルファベット】
A
addiction　4

C
CM　180, 181
Contingency Management　180
CYP1A2　43
　——阻害薬　44

D
Diagnostic and Statistical Manual of Mental Disorders　4
diagnostic orphans　6
DMT　84
DOM　84
DSM　4
　DSM-IV　4
　DSM-IV-TR　4
　DSM-5　4

G
GA（Gambler Anonymous）　223, 230
$GABA_A$　154
Gam-Anon　230
gambling disorder　4, 18, 229

H
HIV　171

I
IAT　253
in a controlled environment　12
independent　14
Internet Addiction Test　253

L
LSD　84

さくいん　285

M
MDA　84
MDMA　84, 91
　　──誘発性の悪性過高熱　104
MDMC　208
MDPV　208

N
Narcan　142
NMDA受容体　85
N-アセチルシステイン　72
N-メチル-D-アスパラギン酸受容体　85

O
on maintenance therapy　13

P
pathological gambling　18, 229
PPP　208
primary　14

R
Revia　142

S
substance-induced　14
substance/medication-induced　14
Substance-Related and Addictive
　　　　Disorders　19

T
THC（Δ-9-テトラヒドロカンビノール）
　　　　64

V
Vivitrol　142

Z
Zドラッグ　153

【かな】
あ
アカンプロサート　33, 38
亜酸化窒素　114
アデノシンA2A遺伝子　56
アデノシンA2A受容体　56
アヤフアスカ　89, 102
アルコール
　　── 依存の生涯有病率　23
　　── 使用障害　23
　　── 使用障害の合計生涯有病率　23
　　── 使用障害の治療　25
　　── の中毒症状　25
　　── の離脱症状　25
　　── 乱用の生涯有病率　23
アンヘドニア　178

い
維持療法中　13
依存　6
一次性　14
イボガイン　84
インターネット
　　── 依存　249
　　── 強迫衝動　250
　　── ゲーム障害　19, 249
　　── 嗜癖　250
　　── 嗜癖障害　249
　　── セックス依存　250
　　── 人間関係依存　250
　　── の問題使用　249
インドール　84

え

エナジードリンク 46

お

オピオイド
 ――アゴニスト 139
 ――アンタゴニスト 142
 ――依存 147
 ――依存症 138
 ――受容体 140
 ――使用障害 131, 138
 ――離脱症状 146

か

解離性麻酔薬 85
カチノン 207, 216
カッパ受容体 85
カフェイン 39
 ――過剰使用 56
 ――使用障害 15
 ――中毒 54
 ――の作用 41
 ――離脱 15, 54, 55
 ――離脱障害 15
カミングアウト 179
寛解 12, 13
 ――持続 12
 ――早期 12
カンナビノイド・アゴニスト 72
カンナビノイド受容体 85
管理された環境下にある 12

き

喫煙治療薬 199
揮発性亜硝酸エステル 114
揮発性溶剤 114

ギャマノン 230
ギャンブラー・アノニマス 223, 230
ギャンブル障害 4, 18, 223, 228, 229
急性バスソルト中毒 216
吸入剤 113
 ――使用 113
 ――使用障害 122
 ――使用障害の治療ガイドライン 123
強迫的インターネット使用 249

く

グッドトリップ 88
クラッシュ 170, 174, 175
クリスタル 169
クリスタルメス 170

け

ゲイとしてのアイデンティティ 179
ゲートウェイ・ドラッグ 67
ケタミン 84, 99
幻覚薬 83
 ――持続性知覚障害 90
 ――誘発性精神病 105

こ

行動依存 248
コンピュータ嗜癖 249, 250

さ

サイケデリック 83
サルビア 89

し

シート状エナジー食品 48
ジスルフィラム 33, 38

持続 12
シトクロム P450 1A2 43
ジメチルトリプタミン 84
出生前アルコール暴露に関連する神経行動障害 17, 18
笑気ガス 114
情報過多 250
徐放性注射型のナルトレキソン 142
シロシビン 84, 88, 89, 102
診断孤児 6

す
随伴性マネジメント 180

せ
精神疾患の診断・統計マニュアル 4
セクシャリティ 171
セッティング 88, 100
セット 88, 100
潜在特性重症度 6

そ
早期 12
総合病院救急外来に受診したエナジードリンク関連の患者 50
その他の衝動制御障害 18

た
タイプⅠ GABA$_A$ 受容体 154, 155
大麻 61
　　── 使用障害 66
　　── 草 61
　　── 中毒 65
　　── 離脱障害 16
　　── 離脱症候群 16, 69
　　── 離脱の兆候 69

タバコ使用障害 17, 191, 196
多物質依存 14
短期動機づけ面接 231

ち
中毒 13
長時間作用型の合成オピオイドアゴニスト 142

て
テオフィリン 43
テオブロミン 43
デザイナードラッグ使用障害 216

と
独立 14

な
内在化した同性愛恐怖 179
ナルコティクス・アノニマス 141
ナルトレキソン 33, 34, 38
ナロキソン 142

に
ニコチン
　　── 依存 16
　　── 置換療法 197
　　── パッチ 198

ね
燃料 114

は
ハームリダクション 71
バスソルト 207
　　── 中毒 209
バッドトリップ 88

パラノイド 175
ハルマリン 84
バレニクリン 199

ひ
非物質の行動嗜癖 4
非ベンゾジアゼピン系の鎮静剤 155
病的ギャンブリング 18, 229

ふ
フェネチルアミン 84
フェンシクリジン 84
物質依存 9
物質関連障害および嗜癖性障害群 19
物質中毒 13
物質／薬物誘発性 14
物質誘発性 14
　　──障害 13
物質乱用 9
ブプレノルフィン 137, 139, 144, 145, 148
ブプロピオン 198, 199
部分寛解 12
フラッシュバック 90

へ
ベニテングタケ 88
ペヨーテ 89
ベンゾジアゼピン受容体アゴニスト 153
　　──睡眠薬 154

ま
麻酔剤 114
マリファナ 61

む
無動機症候群 69

め
メサドン 142, 148
　　──維持療法 143
メスカリン 84, 89
メタンフェタミン 169
　　──使用障害 179
メチレンジオキシピロバレロン 208
メチレンジオキシメトカチノン 208
メチロン 208
メフェドロン 208

も
問題あるインターネットの使用 248

ら
乱用 6

り
リゼルグ酸ジエチルアミド 84
離脱 13
離脱症候群 13

れ
連日経口投与型のナルトレキソン 142

● 著 者 紹 介 ●

Michael Ascher, M.D.
Fellow, Department of Psychiatry, Hospital of the University of Pennsylvania Addictions Fellowship Program, Philadelphia Veterans Administration Medical Center, Philadelphia, Pennsylvania

Robbie Bahl, M.D.
Medical Director, Cedar Hill Hospital, Portland Oregon

Silvia Bernardi, M.D.
Postdoctoral Residency Fellow, Department of Psychiatry, New York State Psychiatric Institute/Columbia University, New York. New York

Saadiq J. Bey, M.S.W., CASAC, ICADC
Research Assistant, AIDS Community Research Initiative of America, New York, New York

Carlos Blanco, M.D., Ph.D.
Professor of Clinical Psychiatry, Department of Psychiatry, New York State Psychiatric Institute/Columbia University, New York, New York

Timothy K. Brennan, M.D., M.P.H.
Associate Director, Fellowship in Addiction Medicine and Attending Physician, Addiction Institute of New York, New York, New York

Faye Chao, M.D.
Unit Chief, Inpatient Service, Addiction Institute of New York, St. Luke's-Roosevelt Hospital Center, New York, New York

Elias Dakwar, M.D.
Assistant Professor of Clinical Psychiatry, Department of Psychiatry, New York State Psychiatric Institute/Columbia University, New York, New York

Erin M. Delker, M.P.H.
New York State Psychiatric Institute, New York, New York

Deborah S. Hasin, Ph.D.
Department of Psychiatry, College of Physicians and Surgeons and Department of Epidemiology, Mailman School of Public Health, Columbia University; New York State Psychiatric Institute, New York, New York

Abigail J. Herron, D.O.
Director, Fellowship in Addiction Medicine, and Acting Medical Director, Addiction Institute of New York, St. Luke's-Roosevelt Hospital Center, New York, New York

Claudie H. Jimenez, M.D., M.S.
Medical Director, Chemical Dependency Services, Harlem East Life Plan, New York, New York

Gary P. Katzman, M.D.
Clinical Assistant Professor, Icahn School of Medicine at Mount Sinai, New York, New York

Steven Joseph Lee, M.D.

Petros Levounis, M.D., M.A.
Chair, Department of Psychiatry, Rutgers New Jersey Medical School, Newark, New Jersey

Glenn Occhiogrosso, M.D.
Unit Chief, Impatient Detoxification Service, Kings County Hospital Center, Brooklyn, New York

Mayumi Okuda, M.D.
Postdoctoral Residency Fellow, Department of Psychiatry, New York State Psychiatric Institute/Columbia University, New York, New York

Aykut Ozden, M.D.
Clinical Assistant Professor of Psychiatry, Columbia University College of Physicians and Surgeons; Director, Comprehensive Assessment Center, Department of Psychiatry, St. Luke's-Roosevelt Hospital Center, New York, New York

Joe Ruggiero, Ph.D.
Assistant Clinical Director, Addiction Institute of New York; Director Crystal Clear Project, St. Luke's-Roosevelt Hospital Center, New York, New York

Shaneel Shah, M.D.
Child and Adolescent Psychiatry Fellow, Child and Adolescent Psychiatry Division, Department of Psychiatry, St. Luke's-Roosevelt Hospital Center, New York, New York

Suzan D. Whitley, M.D.
Director of Chemical Dependency Services, King County Hospital Center; Clinical Assistant Professor of Psychiatry and Family Medicine, State University of New York Downstate, Brooklyn, New York

● 訳者紹介 ●

松本　俊彦（まつもと　としひこ）
国立研究開発法人 国立精神・神経医療研究センター 精神保健研究所
薬物依存研究部 部長／自殺予防総合対策センター 副センター長

1993年佐賀医科大学医学部卒業後，神奈川県立精神医療センター，横浜市立大学医学部附属病院精神科，国立精神・神経医療研究センター 精神保健研究所 司法精神医学研究部などを経て，2015年より現職。

主著として，「薬物依存の理解と援助」（金剛出版，2005），「自傷行為の理解と援助」（日本評論社，2009），「アディクションとしての自傷」（星和書店，2011），「薬物依存とアディクション精神医学」（金剛出版，2012），「アルコールとうつ，自殺——「死のトライアングル」を防ぐために」（岩波書店，2014），「自分を傷つけずにはいられない——自傷から回復するためのヒント」（講談社，2015），「もしも死にたいと言われたら——自殺リスクの評価と対応」（中外医学社，2015）など。

アディクション・ケースブック
——「物質関連障害および嗜癖性障害群」症例集——

2015年10月21日　初版第1刷発行

編　者　ペトロス・ルヴォーニス　アビゲイル・J・ヘロン
訳　者　松本俊彦
発行者　石澤雄司
発行所　㈱星和書店
　　　　〒168-0074　東京都杉並区上高井戸1-2-5
　　　　電話　03(3329)0031（営業部）／03(3329)0033（編集部）
　　　　FAX　03(5374)7186（営業部）／03(5374)7185（編集部）
　　　　http://www.seiwa-pb.co.jp

Ⓒ 2015 星和書店　　Printed in Japan　　ISBN978-4-7911-0915-9

・本書に掲載する著作物の複製権・翻訳権・上映権・譲渡権・公衆送信権（送信可能化権を含む）は（株）星和書店が保有します。
・JCOPY 〈(社)出版者著作権管理機構 委託出版物〉
本書の無断複写は著作権法上での例外を除き禁じられています。複写される場合は，そのつど事前に(社)出版者著作権管理機構（電話03-3513-6969,

人はなぜ依存症になるのか

自己治療としてのアディクション

エドワード・J・カンツィアン
マーク・J・アルバニーズ 著
松本俊彦 訳
A5判　232p　2,400円

依存症は、自らの苦痛を「自己治療」するための究極の選択なのか。今日最も関心を寄せられている障害のひとつ、依存症。その発症と一連の経過を説明する理論のなかで、特に注目すべきが本書の主題・自己治療仮説である。依存症者は、おそらく無意識のうちに自分たちの抱える困難や苦痛を一時的に緩和するのに役立つ物質を選択し、その結果、依存症に陥るという。生得的な脆弱性、心理的苦悩、ライフイベントを発達論的視点から統合的に捉えているこの理論的アプローチを知ることは、依存症者と依存症が果たしている役割を理解するうえで非常に有用である。

発行：星和書店　http://www.seiwa-pb.co.jp　価格は本体(税別)です

アディクションとしての自傷

「故意に自分の健康を害する」行動の精神病理

松本俊彦 著
四六判　340p　2,600円

　自傷は、苛酷な状況を生き延びるための行動であるが、皮肉にも、繰り返されるたびに少しずつ死をたぐり寄せてしまう。著者は、自傷に関する豊富な臨床経験と研究知見にもとづいて、従来、演技的・操作的行動とされてきた自傷概念を否定し、「アディクションとしての自傷」という新しい作業仮説を提唱し、自傷に対して積極的に介入することの重要性を主張してきた。本書は、多くの援助者に自傷と向き合う勇気を与えてくれるであろう。

発行：星和書店　http://www.seiwa-pb.co.jp　価格は本体(税別)です

精神科治療学 第28巻 増刊号

〈特集〉
物質使用障害とアディクション臨床ハンドブック

編集:「精神科治療学」編集委員会
B5判　432p　5,900円

アルコール・薬物依存といった物質使用障害や、ギャンブル依存、インターネット依存といった行動のアディクションに対する現時点での最も包括的で最新の臨床実践集。これら、今日的な精神障害に苦手意識を持つ精神医療現場は多いと思われるが、本書を読めば、基本的な知識が得られるのみならず、必ずしも自分のところで治療することが難しくても、適切な支援資源が何かがわかるので、そこへつなげることができ、結果として患者に最善の治療を提供することができるようになる。執筆陣は経験豊富な臨床家、支援者を揃えた。わが国の物質使用障害とアディクション臨床のスタンダードとなる書。

発行：星和書店　http://www.seiwa-pb.co.jp　価格は本体(税別)です